U0343611

国家出版基金项目

盲人按摩师职业技能提高丛书

盲人医疗按摩职业诊疗规范

赖 伟 主编

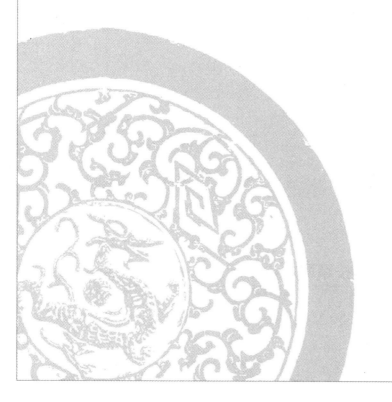

中国盲文出版社

图书在版编目（CIP）数据

盲人医疗按摩职业诊疗规范／赖伟主编. —北京：中国盲文出版社，2012.8

（盲人按摩师职业技能提高丛书）

ISBN 978 – 7 –5002 –3887 –4

Ⅰ.①盲… Ⅱ.①赖… Ⅲ.①盲人—按摩疗法（中医）—诊疗—规范—盲文 Ⅳ.①R244.1 –65

中国版本图书馆 CIP 数据核字（2012）第 202272 号

盲人医疗按摩职业诊疗规范

主　　编：赖　伟
出版发行：中国盲文出版社
社　　址：北京市西城区太平街甲 6 号
邮政编码：100050
电　　话：(010) 83190019
印　　刷：北京中科印刷有限公司
经　　销：新华书店
开　　本：787×1092　1/16
字　　数：283 千字
印　　张：27.25
版　　次：2012 年 8 月第 1 版　2012 年 8 月第 1 次印刷
书　　号：ISBN 978 – 7 –5002 –3887 –4/R·612
定　　价：28.00 元

《盲人按摩师职业技能提高丛书》编委会

出版说明

为了满足广大盲人按摩师提高职业技能、强化能力建设的需要，在国家出版基金的大力支持下，我们组织编写了这套《盲人按摩师职业技能提高丛书》。

近几十年来，随着经济社会发展和人们康复保健意识的不断提高，社会对保健、医疗按摩人员的需求不断增长，数以百万计的健全人进入按摩行业，使得该领域的竞争日趋激烈，盲人按摩师面临越来越严峻的挑战。为了帮助盲人按摩师更好地适应日益升级的市场竞争，本丛书着眼于强化盲人按摩师的综合能力建设，旨在充实盲人按摩医疗知识储备、丰富盲人按摩手法和技法，以便帮助广大盲人按摩师更好地提高理论水平和实践技能，推进盲人按摩事业科学健康发展。

本套丛书共计 23 种，内容包括以下 5 个方面：第一，总结盲人按摩专家特色技法经验，挖掘与整理我国近 50 年来较具代表性的百位盲人按摩专家的特色技法，为盲人按摩师提供宝贵借鉴，如《百位盲人按摩师特色技法全书》；第二，着眼于提高临床按摩技能，深化盲人按摩师临床技能培训，如《颈肩腰腿病名家按摩技法要旨》、《内科按摩名家技法要旨》、《妇科按摩名家技法要旨》、《儿科按摩名家技法要旨》及《医疗按摩误诊误治病案总结与分析》；第三，挖掘与整理古今按摩学理论与实践经验，夯实盲人按摩师专业功底，如《古代经典按摩文献荟萃》、《中国按摩流派技法精粹》、《名家推拿医案集锦》及《现代名家按摩技法总结与研究》；第四，强化盲人按摩师综合能力建设，消除盲人按摩师与患者的沟通障碍，如《盲人怎样使用计算机》、《盲人按摩师综合素质培养》及《盲人按摩师与患者沟通技巧》；第五，拓宽盲人按摩师视野，为盲人按摩师掌握相关知识和技能提供帮助，如《实用康复疗法手册》、《美容与减肥按摩技法要旨》、《美式整脊疗法》、《亚洲各国按摩技法精髓》与《欧式按摩技法精髓》。

　　本丛书编撰过程中，得到中国盲人按摩指导中心、中国盲人按摩协会、中国中医科学院、中国康复研究中心、北京中医药大学、长春中医药大学、辽宁中医药大学、黑龙江中医药大学、天津中医药大学、中山大学、北京按摩医院等专业机构相关专家的指导和帮助，编委会成员、各分册主编和编者为本丛书的编撰付出了辛勤的劳动，在此谨致谢意。

　　鉴于本丛书集古今中外按摩学知识之大成，信息量大，专业性强，又是首次对全国数百位盲人按摩专家的经验进行系统挖掘和整理，在编写过程中难免存在不足甚或错漏之处，衷心希望各位读者在使用中给予指正，并提出宝贵意见，以便今后进一步修订、完善，更好地为盲人按摩师职业技能提高提供切实帮助。

《盲人按摩师职业技能提高丛书》编委会

2012 年 8 月

前　言

　　近年来，盲人按摩队伍逐渐发展壮大，尤其《盲人医疗按摩管理办法》出台后，盲人可以通过参加考试等渠道取得医疗按摩的职业资格，并申请执业，为盲人医疗按摩事业的发展提供了新契机。为适应盲人医疗按摩的发展，促进盲人医疗按摩的规范化服务，我们组织相关人员博采众长、刻意求索，编写了这本《盲人医疗按摩职业诊疗规范》。

　　本书介绍了按摩临床常用检查方法、常用按摩手法操作规范、骨伤科疾病按摩手法技术操作规范、内科疾病按摩手法技术操作规范、妇科疾病按摩手法技术操作规范、儿科疾病按摩手法技术操作规范以及推拿练功等内容，在疾病的按摩手法治疗方面，突出中医特色，具有较强的临床适用性和可操作性。

　　本书综合性、实用性强，希望它的问世，能对从事盲人医疗按摩人员按摩手法技巧的提高、常见按摩治疗疾病的诊断及治疗等方面会有所帮助，也希望能对盲人医疗按摩的规范化起到抛砖引玉的作用。

　　由于参编人员水平有限，书中难免有不足之处，希望广大读者在使用过程中提出宝贵意见，以便进一步修订。

《盲人医疗按摩职业诊疗规范》编委会
2012 年 8 月

目　录

绪　　论

　　按摩，又称推拿，是在中医理论指导下，结合现代医学理论，运用按摩手法施术于人体特定的部位和穴位，以达到防病治病的目的。

　　按摩起源于远古时代人类的生产劳动和生活实践。因撞击、扭挫、跌损等而引起疼痛时，人们会很自然地用自己的双手去抚摩、按压受伤部位以减轻疼痛；或通过摩擦身体以抵御寒冷。经过不断实践和总结，逐渐认识到这些抚摩、按压摩擦等动作能够起到一定的治疗作用，后来这便被视为推拿按摩手法的起源。因此可以说，自从有了人类即有了推拿按摩手法。在长期的实践中，按摩手法从原来简单的下意识动作，发展成为需要经过刻苦训练才能掌握的一种具有高度技巧性的医疗活动，成为中医学中别具特色的一种治疗保健方法。

　　远在 2000 多年前的春秋战国时期，按摩就被广泛地应用于医疗实践，当时民间医生扁鹊运用按摩、针灸，成功地抢救了尸厥患者。我国现存最早的医学著作，秦汉时期的《内经》中记载了按摩可以治疗痹证、痿证、口眼㖞斜和胃脘痛，并描述了有关的按摩工具，如"九针"中的"圆针"、"锃针"。按摩的显著作用是止痛，《素问·举痛论》："寒气客于肠胃之间、膜原之下，血不得散，小络急引，故痛，按之则血气散，故按之痛止"。又说："寒气客于背俞之脉，则脉泣，脉泣则血虚，血虚则痛，其俞注于心，故相引而痛。按之则热气至，热气至则痛止矣。"从这一论述可以看出，按摩具有散寒、行气、活血的作用，通过按摩手法的作用，使寒气流散、气血通畅，从而达到止痛的效果。《素问·血气形志篇》："形数惊恐，经络不通，病生于不仁，治之以按摩醪药。"论述了按摩的另一作用为疏经通络。《灵枢·刺节真邪篇》："大热遍身，狂而妄见、妄闻……以两手四指夹按颈动脉，久持之，卷而切推，下至缺盆中，而复止如前，热去乃止，此所谓推而散之者也。"这是《内经》中对按摩治疗疾病记载最详尽的一段内容，不仅介绍了操作方法，对夹、按、卷、切的手法和"推而散之"的原理亦予以论述，同时说明按摩具有退热的作用。

魏、晋、隋、唐时期，按摩的治疗范围也逐渐扩大，用按摩治疗急症的内容很有特色，如晋代葛洪在《肘后方》中记载：指针疗法抢救昏迷不醒的患者，捏脊疗法治疗小儿疳积，颠簸疗法治疗小儿腹痛等。《诸病源候论》："两手相摩令热，以摩腹，令气下"，"以手摩腹，从足至头，正卧蜷臂，导引，以手持引，足住任臂，闭气不息十二通"，把摩腹法作为保健按摩手法。隋唐时期，盛行将药物和按摩手法结合使用，并根据不同病情选择相宜的药物和手法。这一时期，正骨按摩也有了进步，特别是骨折脱位的手法整复。如《肘后方》首次记载下颌关节脱位的按摩手法整复。蔺道人《仙授理伤续断秘方》是我国现存最早的骨伤科专著，书中介绍了肩、髋关节脱位，以及肋骨骨折、前臂骨折和颅骨骨折的整复方法，第一次系统地将按摩手法运用到骨伤科治疗中，是骨伤推拿疗法的雏形。同时，我国按摩（推拿）医学在这一时期传入了朝鲜、日本、印度等国家。

宋、金、元时期，按摩治疗应用的范围更加广泛。如宋代医生庞安时运用按摩法催产："为人治病率十愈八九……有民家妇孕将产，七日而子不下，百术无所效……令其家人以汤温其腰腹，自为上下按摩，孕者觉肠胃微痛，呻吟间生一男子"。宋代苏轼、沈括撰写的《苏沈良方》载："视小儿上下断，及当口中心处，若有白色如红豆大，此病发之候也，急以指爪正当中掐之，自外达内令断……恐伤儿甚"，这是我国按摩史上用掐法治疗新生儿破伤风的最早记载。金元四大家对按摩疗法介绍最多的，当首推张从正，他在其著作《儒门事亲》中，将按摩列为汗法之一："灸、蒸、薰、洗、熨、烙、针刺、砭射、按摩，凡解表者，皆汗法也"。

明代是小儿按摩体系形成和发展的鼎盛时期，提出了小儿按摩特定穴"点"、"线"、"面"的特点和主要集中在两肘以下的理论，对小儿按摩手法以及手法补泻的认识有了很大的进步，主张"旋推为补，直推为泻"、"缓摩为补，急摩为泻"、"左揉为补，右揉为泻"，强调手法操作要平稳着实、轻快柔和。小儿按摩（推拿）专著《小儿按摩经》、《小儿推拿方脉活婴秘旨全书》、《小儿推拿秘诀》等，为后世小儿推拿提供了宝贵的资料。

清代对按摩治疗伤科疾病做了较系统的总结，强调了手法正骨的重要性，同时强调医生必须重视人体解剖结构。对正骨推拿手法，《医宗金鉴》将摸、接、端、提、按、摩、推、拿列为伤科八法。对跌仆损伤，除用手法调治外，还设计了许多治疗器具；对按摩的适应证和治疗法则，也有了比较系统和全面的阐述。

民国时期，尽管按摩（推拿）学术处于发展的低潮，但明清所奠定的学术基础，在民间得到广泛传播，涌现了大批临床按摩医家。近、现代出现的以手法为特征的按摩学术流派，虽萌生于清代，昌盛于新中国，但民国时期却是承上启下、形成学术流派的关键时期。这一时期，出版了不少小儿按摩和成人按摩专著，如《推拿全书》、《推拿指掌》、《幼科推拿术》、《推拿秘要》等，对按摩的普及起到了一定的推动作用。

新中国成立后，推拿按摩得到了重视，推拿按摩学术得到了前所未有的发展。在古医籍的整理和出版方面，做了大量工作。同时，也出版了不少推拿按摩专著。有的以临床专科为特色，如《小儿推拿新法》、《小儿推拿学概要》、《外伤中医按摩疗法》等；有的以流派和独到经验见长，如《点穴疗法》、《捏筋拍打疗法》、《齐鲁推拿医术》等；有的以理论和临床相结合，如《推拿疗法》、《中医按摩疗法》、《按摩疗法》等。近年来，推拿按摩著作大量出现，如《推拿学》、《中国推拿》、《实用推拿学》、《小儿推拿》、《伤科推拿》等。近20年来，推拿学科更加注重继承和创新相结合，重视运用现代医学的诊断方法和技术与中医传统诊断方法并举，治疗手法更为丰富，疗效不断提高。在各类期刊杂志发表了数以万计的推拿按摩论文，这些论文，有的从疾病治疗的角度，有的从推拿按摩手法角度，对推拿按摩理论和临床经验进行了广泛的总结、归纳和探讨。反映了推拿按摩在内、外、妇、儿、伤、五官、保健等各科中的广泛应用，显示了推拿按摩在临床中的重要作用。目前，国内推拿按摩研究的主要方向有：推拿按摩手法生物力学原理研究、推拿按摩镇痛的机理研究、推拿按摩对改善微循环的作用、推拿按摩抗衰老机理的研究、推拿按摩文献的整理和研究等，这些研究成果对推拿按摩医学乃至其他各医学学科的发展必将产生深远的影响。

推拿按摩具有独特的医疗作用，属于自然疗法范畴。随着我国国际地位的不断提高，推拿按摩已引起国际医务界的重视，许多国家纷纷选派人员到我国学习进修，不少欧美国家已经开展推拿按摩疗法的临床和实验研究。中国古老的推拿按摩医学，正在为人类的医疗保健事业做出新的贡献。

盲人由于视力缺陷，具有触觉灵敏、注意力集中等特点，按摩是这一群体最适合的职业之一。目前，我国有12万余盲人从事保健按摩，3万余盲人从事医疗按摩。为加强和规范盲人医疗按摩活动，提高盲人医疗按摩人员的素质，保障盲人医疗按摩人员和患者双方的合法权益，2009年4月，卫生部、国家中医药管理局、中国残疾人联合会、人力资源社会保障部联合制定了《盲人医疗按摩管理办法》（卫医政发〔2009〕37号），该办法于2009年9月1日正式实施。随着《盲人医疗按摩管理办法》的出台，盲人医疗按摩行为将越来越规范，这一群体的医疗行为势必将为祖国医学的发扬光大做出新的贡献。

本书将为盲人医疗按摩从业人员在保障医疗按摩质量、确保医疗安全、防范盲人医疗按摩风险方面提供重要参考，并对规范盲人医疗按摩行为提供规范性文本。

第一章 概 述

第一节 按摩治疗的作用

长期以来，按摩的临床应用一直以传统的中医学理论为指导，随着医学发展和按摩现代研究的深入，对按摩的作用和机理有了更进一步的认识。本章从中医学理论出发，总结了按摩治疗的四大作用；从现代医学理论出发，总结了按摩对人体各个系统的作用机理，是现代按摩医生必须了解和掌握的基础知识。

一、按摩治疗的基本作用

按摩治疗的主要手段是手法，手法在按摩治疗中起着关键的作用。规范、熟练、适当的手法，并将其操作的方向、频率的快慢、用力的轻重、手法刺激的性质与治疗的部位、穴位以及具体病情、患者体质强弱等相结合，就能发挥调整脏腑、疏通经络、行气活血、理筋整复等作用。

（一）调整脏腑

脏腑是化生气血，通调经络，主持人体生命活动的主要器官。按摩具有调整脏腑功能的作用。脏腑功能失调后，所产生的病变通过经络传导反映在外，如精神不振、情志异常、食欲改变、二便失调、汗出异常、寒热、疼痛以及肌强直等，出现各种不同的症状，即所谓"有诸内，必形诸外"。按摩是通过手法刺激相应的体表穴位、痛点（或疼痛部位），并通过经络的连属与传导作用，对内脏功能进行调节，达到治疗疾病的目的。如：按揉脾俞、胃俞穴可调理脾胃，缓解胃肠痉挛，止腹痛；一指禅推法在肺俞、肩中俞穴上操作能调理肺气，止哮喘。临床实践表明，不论是阴虚、阳虚，还是阴盛、阳亢，也不论是虚证或实证、寒证或热证，只要在相宜的穴位、部位上选用相宜的按摩手法进行治疗，均可得到不同程度的调整，如：肾阳不足可用擦命门穴达到温补肾阳的作用；肝阳上亢者可用强刺激点按太冲穴，达到平肝潜阳的作用；现代研究证实，在足三里穴上运用按揉或一指禅推法，既能使分泌过多的胃液减少、抑制胃肠的功能，也可使分泌不足的胃液增多、兴奋胃肠的功能；用较强的按法、拿法刺激内关，可使心率加快，用于治疗心动过缓；用较弱的按法、揉法刺激内关，又可使心率减慢，用于治疗心动过速；按揉肝俞、胆俞、胆囊穴，可抑制胆囊收缩，减少胆汁排出，使胆绞痛缓解。这些说明了按摩不仅可以调整阴阳、补虚泻实，而且对脏腑功能具有良好的双向调节作用，这种作用一是直接作用，即通过手法刺激体表直接影响脏腑功能；二是间接作用，即通过经络与脏腑间的联系来实现。

（二）疏通经络

经络是人体内经脉和络脉的总称，是人体气血运行的通路，它内属脏腑，外连肢节，通达表里，贯穿上下，像网络一样分布全身，将人体的脏腑组织器官各部分联系成一个统一协调而稳定的有机整体。具有"行血气而营阴阳，濡筋骨，利关节"之功能。人体就是依赖它来运行气血，发挥营内卫外的作用，使脏腑之间及其与四肢百骸保持动态平衡，使机体与外界环境协调一致。当经络的正常生理功能发生障碍时，外则皮、肉、筋、脉、骨失养不用，内则五脏不荣、六腑不运、气血失调，不能正常地发挥营内卫外的生理作用，则百病由此而生。

经气是脏腑生理功能的动力，经气的盛衰，直接反映了脏腑功能的强弱，按摩手法作用于体表的经络穴位上，可引起局部经络反应，起到激发和调整经气的作用，并通过经络影响到所连属的脏腑、组织、肢节的功能活动，以调节机体的生理、病理状况，达到百脉疏通，五脏安和，使人体恢复正常生理功能的目的。经络包含经脉、络脉、经筋和皮部，因此，按摩具有疏通经络的作用，意义非常广泛，在临床各科疾病的治疗作用中均有体现。所谓"经脉所至，主治所及"就是这个道理。如推桥弓可平肝阳而令血压下降；搓摩胁肋可疏肝理气而使胁肋胀痛缓解；掐按合谷穴可止牙痛；按揉角孙穴可治偏头痛。现代研究证实，长时间柔和的按摩手法，可使中枢神经抑制、周围神经兴奋等，说明按摩对经气的调整作用，是通过调节神经系统的兴奋和抑制，并通过神经的反射作用，进而调整内脏功能来实现的。其调整、疏通作用的大小，与按摩时手法操作的经络、穴位（或部位）的准确与否、手法作用时间的长短、刺激量大小等，有明显的关系。又如风、寒、湿邪侵入人体，客阻经络，则产生肌肉酸痛，此属经络"不通则痛"；通过按摩手法治疗，使风寒湿邪外达，经络疏通而痛消，此属"通则不痛"。故《素问·举痛论》

说："寒气客于背俞之脉则脉泣，脉泣则血虚，血虚则痛，其俞注于心，故相引而痛。按之则热气至，热气至则痛止矣。"《医宗金鉴·正骨心法要旨》说："……按其经络，以通郁闭之气……"均说明了按摩的疏通经络作用。

（三）行气活血

气血是构成人体和维持人体生命活动的基本物质，是脏腑、经络、组织器官进行生理活动的基础。"血"具有营养和滋润作用，气血周流全身运行不息，促进人体的生长发育和新陈代谢。人体一切疾病的发生、发展无不与气血相关，气血调和能使阳气温煦，阴精滋养；气血失和则皮肉筋骨、五脏六腑均失去濡养，以致脏腑组织等人体正常的功能活动发生异常，而产生一系列的病理变化。《素问·调经论》说："血气不和，百病乃变化而生。"

按摩具有调和气血，促进气血运行的作用。其途径有三：一是按摩对气血的生成有促进作用。按摩通过手法的刺激可调节与加强脾胃的功能，即健运脾胃。脾胃有主管饮食消化和运输水谷精微的功能，而饮食水谷是生成气血的重要物质基础，故有脾胃是"后天之本"和"气血生化之源"之说，按摩可引起胃运动的增强，促进脾的运化功能，进而增强脾胃的升降，有利于气血的化生。二是通过疏通经络和加强肝的疏泄功能，促进气机的调畅。气血的运行有赖于经络的传注，经络畅通则气血得以通达全身，发挥其营养组织器官，抵御外邪，保卫机体的作用；肝的疏泄功能，关系着人体气机的调畅，气机条达舒畅，则气血调和而不致发生瘀滞。三是通过手法的直接作用，推动气血循行，活血化瘀。按摩对气血运行的促进作用，是通过手法在体表经穴、部位的直接刺激，而使局部的毛细血管扩张，肌肉血管的痉挛缓解或消除，经脉通畅，血液循环加快，瘀血消除等来实现的。

（四）理筋整复

中医学中所说的筋，又称经筋，是指与骨相连的肌筋组织，类似于现代解剖学的四肢和躯干部位的软组织，如肌肉、肌腱、筋膜、韧带、关节囊、腱鞘、滑液囊、椎间盘、关节软骨盘等软组织。因各种原因造成的有关软组织损伤，统称为筋伤或伤筋。筋伤后，由筋而连属的骨所构成的关节，亦必然受到不同程度的影响，产生"筋出槽、骨错缝"等有关组织解剖位置异常的一系列病理变化，出现诸如小关节紊乱、肌腱滑脱、不全脱位、关节错缝、椎间盘突出、肌肉或韧带、筋膜等部分纤维撕裂等病证，目前对这些病证的治疗，有赖于按摩手法。筋伤后，通过医生认真检查，从压痛点、形态、位置变化等，可以了解损伤的部位、性质。《医宗金鉴·正骨心法要旨》中说："以手扪之，自悉其情"，同时记载了筋歪、筋断、筋翻、筋转、筋走等各种病理变化。

肌肉、肌腱、韧带完全断裂者，须用手术缝合才能重建，但部分断裂者则可使用适当的按、揉、推、擦等手法理筋，将断裂的组织抚顺理直，然后适当加以固定，这样可使疼痛减轻并有利于断端的生长吻合。肌腱滑脱者，在疼痛部位能触摸到条索样隆起，关节活动严重障碍，若治疗不当，可转化为肌腱炎，产生粘连。为此，须及时使用弹拨或推扳手法使其恢复正常。

关节内软骨板损伤者，往往表现为软骨板的破裂或移位，以致出现关节交锁不能活动或肢体活动困难。通过适当的按摩手法可使移位嵌顿的软骨板回纳，解除关节的交锁，疼痛明显减轻。

腰椎间盘突出症患者，由于突出物对神经根的压迫，继发无菌性炎症，每见下腰痛与下肢坐骨神经放射痛，致腰部活动受限，行走不便，运用适当的按摩手法，例如牵引拔伸、一指禅推法、滚法、按法、扳法、摇法等，可消除无菌性炎症，改变突出物与神经根的位置关系，从而解除或减轻突出物对神经根的压迫，使疼痛减轻或消除。

脊柱后关节紊乱患者，棘突常偏向一侧，关节突关节间隙常有宽窄改变，致关节囊及邻近的韧带因受牵拉而损伤，运用推扳、斜扳、脊柱旋转复位及旋转拔伸复位法等，可整复其紊乱。

骶髂关节错位者，因关节排列紊乱，关节滑膜受到嵌顿挤压及局部软组织受到牵拉，继发无菌性炎症而出现骶髂部剧烈疼痛并可伴有丛性坐骨神经痛，通过各种扳法及髋膝关节的屈伸等被动活动手法，将错位整复，疼痛便随之减轻或消失。

总之，对筋伤和骨缝错位、紊乱等，按摩可以通过手法的作用进行理筋整复，纠正解剖位置的异常，使各种组织各守其位，才能有利于软组织痉挛的缓解和关节功能的恢复。由此可见，理筋整复可使经络关节通顺，从而达到治疗目的。

二、按摩治疗的作用机理

按摩是通过手法作用于人体体表的经络、穴位、特定部位，以调节机体的生理、病理状况，来达到治病目的的。各种手法从表面上看是一种机械性力的刺激，但熟练而高超的手法便产生了"功"，这种功是医生根据具体病情，运用各种手法技巧而操作的：一方面直接在人体起着局部治疗作用；另一方面还可以转换成各种不同的能量和信息，通过神经-体液调节，对人体的神经、循环、消化、泌尿、免疫、内分泌、运动等系统及镇痛机制都有一定的影响，从而治疗不同系统的疾患。

（一）对神经系统的作用机理

因手法不同，用力轻重，操作时间长短，施治部位、经穴之不同，都会对神经系统产生不同的影响。

按摩对神经系统有一定的调节作用。手法刺激可通过反射传导途径来调节中枢神经系统的兴奋和抑制过程。例如较强的手法刺激健康人的合谷和足三里穴后，发现脑电图中"α"波增强，说明强手法的经穴按摩能引起大脑皮层的抑制；在颈项部施用有节律性的轻柔手法可使实验者脑电图出现"α"波增强的变化，表明大脑皮层的电活动趋向同步化，有较好的镇静作用，可以解除大脑的紧张和疲劳状态；对脑动脉硬化患者的脑电阻图进行观察，发现治疗后，其波幅增加，流入时间缩短，改善了脑动脉搏动性供血；研究发现，轻柔的按摩手法可降低交感神经的兴奋性，颈项部用轻柔手法操作后，脑血流量显著增加；有人用肌电图测定颈椎病患者颈部两侧肌肉的放电情况，发现手法治疗后，患者紧张性肌电活动消失或明显减少，故患者常在按摩治疗后感到神清目爽、精神饱满、疲劳消除。用肌电图观察手法治疗急性腰扭伤的患者，其腰部肌肉神经的电生理变化情况，也得出了上述结论。

失眠患者接受按摩治疗时，常常在按摩过程中即可进入睡眠状态；嗜睡患者在按摩后可感头清目明，精力充沛。该现象和按摩手法对神经系统产生的抑制与兴奋作用是分不开的。不同的按摩手法对神经系统的作用也不同，如提、弹、叩击手法起兴奋作用，表面抚摸则起抑制作用。同一手法，若运用的方式不同，如手法频率的快慢、用力轻重、时间长短等，其作用也不同，如轻的、短时间的手法可改善大脑皮层的机能，并通过植物神经反射，调整疲劳肌肉的适应性和营养供求状况；重的、长时间的手法则起相反的效果。

在沿神经走行方向按压时，可使神经暂时失去传导功能，起到局部镇痛和麻醉作用；在缺盆穴处的交感神经星状结处按压，能使瞳孔扩大，血管舒张，同侧肢体皮肤温度升高；按压下腹部和捏拿大腿内侧，可引起膀胱收缩而排尿，尿量增加，机体内的蛋白分解物——尿酸、尿素等同时排出体外，尿中氮的排泄量也随之增加。

各种按摩手法的刺激部位和治疗穴位，大多分布在周围神经的神经根、神经干、神经节、神经节段或神经通道上。手法的刺激作用，可改善周围神经装置及传导径路，可促使周围神经产生兴奋，以加速其传导反射。如振颤法可使脊髓前角炎患者对感应电流不产生反应的肌肉，重新产生收缩反应，已消失的膝腱反射和跟腱反射重新出现。同时手法还具有改善局部血液循环，改善局部神经营养状况，促使神经细胞和神经纤维恢复的作用。再者手法还具有改变同一节段神经支配的内脏和组织的功能活动，促使其加强或改善的作用，如手法刺激第五胸椎，可使贲门括约肌扩张，而刺激第七胸椎，则其作用相反。

各种手法用力之轻重不同，将对神经产生强弱不同的作用，而引起不同的反应。例如轻度用力的手法，其刺激作用软弱而柔和，可使中枢神经系统产生抑制且产生轻松舒适之感，具有放松肌肉、缓解痉挛、镇静止痛的作用；重度用力的手法，其刺激作用较强烈，可使中枢神经系统产生兴奋，且产生酸麻胀重之感，可促使精神振奋，肌肉紧张，呼吸心跳及胃肠蠕动加快，腺体分泌增强等。过强、过长时间的重度手法虽易使神经兴奋，但很快可转入抑制状态，故患者可有疲劳思睡的感觉。

（二）对循环系统的作用机理

按摩治疗可以扩张血管、促进血液循环、改善心肌供氧、加强心脏功能，从而对人体的体温、脉搏、血压等产生一系列的调节作用。

1. 对血管的作用机理

（1）扩张毛细血管：各种按摩手法对血管的作用，主要表现在促使毛细血管扩张，使储备状态下的毛细血管开放。实验证明，按摩可引起一部分细胞内的蛋白质分解，产生组织胺和类组织胺物质，使毛细血管扩张开放。说明按摩手法不仅能使毛细血管的开放数量增加，而且直径和容积也扩大，渗透性能有所增强，增加了血流量，改善了肢体循环，因而大大地改善了局部组织的供血和营养。施行大面积的按摩手法治疗，可使全身血液得以重新分配，降低血流阻力，减轻内脏瘀血，有助于静脉回流，降低中央动脉的压力，减轻心脏负担。

（2）促进血管网重建：将家兔跟腱切断后再缝合，术后进行按摩治疗，发现治疗组跟腱断端间有大量的小血管生成，而对照组家兔仅跟腱周围组织中有一些管壁增厚并塌陷的小血管，血管中还有血栓形成，可见按摩能促进病变组织血管网的重建。

（3）恢复血管壁的弹性功能：按摩手法对人体体表组织的压力和所产生的摩擦力，可大量地消耗和清除血管壁上的脂类物质，减缓血管的硬化，对恢复血管壁的弹性、改善血管的通透性能、降低血液流动的外周摩擦力，都具有一定的作用。

总之，按摩治疗对血管的作用，除了刺激作用之外，与血管本身的机能状态以及人体整体的机能状态都有一定的关系。也是按摩治疗循环系统疾病的机理所在。

2. 对血液循环的作用机理

（1）加速血液流动：按摩手法虽作用于体表，但其压力却能传递到血管壁，使血管壁有节律地被压瘪、复原，当复原后，受阻的血流骤然流动，使血流旺盛，流速加快。但由于动脉内压力很高，不容易压瘪，静脉内又有静脉瓣的存在，不能逆流，故实际上是微循环受益较大，使血液从小动脉端流向小静脉端的速度得到提高。微循环是血液与组织间进行物质及气体交换的场所，而动脉、静脉只是流通的管道，可见促进微循环内的血液流动，对生命具有重要意义。例如用按摩治疗颈椎病，发现椎动脉血流图均有不同程度的波幅升高，说明按摩可缓解椎动脉受压程度，使椎动脉中血液流动的速度加快，从而改善了脑血管的充盈度；按摩在单侧委中穴上操作，可引起双侧小腿血流量增加；通过血流动力学参数来测定按摩后的作用，发现按摩能使脉率减慢，每搏输出量增加，从而有节省心肌能量消耗、提高心血管机能、改善血液循环等作用。

（2）降低血液黏稠度：在瘀血状态下，由于血液流速降低，而使血液黏稠度增高，黏稠度的增高又进一步使流速降低，二者如此恶性循环，终使血液凝集、凝固。通过按摩手法有节律的机械刺激，迫使血液重新流动及提高血液流速，从而降低了血液黏稠度，使流速与黏稠度之间进入良性循环状态。

总之，按摩治疗通过放松肌肉，改变血液高凝、黏、浓、聚状态，可加快血液循环，改善微循环和脑循环；因此，可广泛地用于治疗高血压、冠心病、动脉硬化等疾病。

3. 对心脏功能的作用机理

按摩手法对心率、心律、心功能都有调节作用。研究证实，按摩可使冠心病患者的心率减慢，由于心率减慢，心脏做功减轻，氧耗减少，同时还可使冠心病患者的左心室收缩力增加，舒张期延长，使冠状动脉的灌注随之增加，从而改善了冠心病患者的心肌缺血、缺氧状态，缓解了心绞痛的症状。手法按揉灵台、神道穴治疗心绞痛，心电图恢复正常者可达 33.30%。手法按揉心俞、肺俞、内关、足三里穴可以治疗心肌炎后遗症，缓解胸闷、心慌等症状。指压腕背阳池穴能治疗房室传导不完全性阻滞而引起的心动过缓。

总之，按摩对心脏功能的作用机理，主要是与降低外周阻力、改善冠状动脉供血、提高心肌供氧、减轻心脏负担、改善心脏功能有关。

4. 对血压的作用机理

按摩后人体肌肉放松，肌肉紧张缓解，引起周围血管扩张，循环阻力降低，从而减轻心脏负担，并通过对神经、血管、血流改变的调节作用，从而影响人体的血压。有人对46例原发性高血压患者进行按摩后，发现患者的收缩压、舒张压、平均动脉压均有明显下降，与治疗前相比，$P < 0.001$，且外周总阻力下降率达80.43%，血管顺应性改善率达78.2%，心搏出量增加，射血分数增高，心肌耗氧量减少率达80.4%，从而达到降低血压和改善临床症状的目的。

总之，对高血压患者进行按摩治疗，确能降低其血压；经过多次按摩治疗后，可使血压恒定在一定水平。

另外，按摩合谷穴有明显的升压作用，按摩次数多，其血压上升幅度大且平稳。停止按摩操作，即使血压下降，其速度也较缓慢。

由此可知，按摩手法对血压的影响及其降压作用机理，与降低周围总阻力、改善血管顺应性，以及通过节段神经的传导反射而起的调节作用等因素有关。

（三）对消化系统的作用机理

按摩对消化系统有直接作用和间接作用两个方面。

直接作用，是指手法的直接作用力，可促使胃肠管腔发生形态改变和运动，促使其内容物的运动和变化，即促使胃肠蠕动速度的加快和力量的加大，从而加快或延缓胃肠内容物的运动排泄过程。

间接作用，是指手法的良性刺激，通过神经、经络的传导反射作用，可增强胃肠的蠕动和消化液的分泌，促进对食物的消化吸收过程，加强消化系统的功能。

1. 对胃肠蠕动的作用机理

按摩的直接作用和间接作用，都可刺激到胃肠，使平滑肌的张力、弹力和收缩能力增强，促进胃肠蠕动。按摩手法直接刺激穴位，可增强胃壁的收缩能力，如按摩中脘、脾俞、胃俞等穴位治疗胃下垂患者，经钡餐检查，大部分轻、中度患者胃下垂程度均有明显改善，有的甚至恢复正常；如持续用力按压中脘穴，可引起胃壁蠕动加快，甚至痉挛而出现恶心呕吐；直接刺激腹部，可增强肠蠕动，如持续用力按压气海穴，可引起肠蠕动加快，甚至引起肠痉挛，并使肠中气体和粪便迅速排出体外。同时，有的实验还证明，按摩对胃蠕动有双向调节作用，即原来表现胃蠕动次数多的可以减少，使排空延长；原来表现胃蠕动次数少的可以增加，使排空加速。按摩所起的作用，与胃的功能状态有关，穴位有相对的特异性，例如推脾经有明显的促进胃运动作用，而逆运内八卦，对胃运动的调节作用，往往是双向的，即胃肠蠕动处于亢进状态时（如胃肠痉挛），按摩可使其转入抑制状态（即缓解其痉挛）；而当胃肠蠕动处于缓慢抑制状态时，按摩则可使其蠕动增强。

2. 对胃肠分泌吸收功能的作用机理

按摩手法的刺激信号，通过植物神经的反射作用，使支配内脏器官的神经兴奋，促进胃肠消化液的分泌；同时按摩手法能改善胃肠血液和淋巴液的循环，从而加强胃肠的吸收功能。例如推补脾经后，胃液酸度有明显增加，而胃液分泌量的变化则不明显。运用按摩手法治疗疳积患儿，其尿淀粉酶由治疗前的（47.00±32.00）μ 提高到治疗后的（57±41）μ；捏脊疗法可以提高对蛋白质、淀粉的消化能力，增加小肠吸收功能，促进食欲，增强脾胃功能，对小儿疳积有很好的治疗作用。运用捏脊与按揉足三里相结合的方法，亦可以对脾虚泄泻患儿小肠功能有影响，患儿较低的木糖排泄率经按摩后较前增加。

此外，按摩可促进胆汁排泄，降低胆囊张力，抑制胆道平滑肌痉挛，从而取得缓解胆绞痛的作用。超声波检查结果可以证实上述病证的手法治疗作用。

（四）对泌尿系统的作用机理

按摩手法可调节膀胱张力和括约肌功能。如按揉肾俞、丹田、龟尾、三阴交等穴位可以治疗小儿遗尿症，又可治疗尿潴留。动物实验证实，按揉半清醒状态下家兔的"膀胱俞"，可使平静状态的膀胱收缩，内压升高。

（五）对免疫系统的作用机理

按摩可以调节免疫功能。如对实验性接种肿瘤的小白鼠选取中脘、关元、足三里穴进行手法治疗，发现按摩能抑制实验性小白鼠移植性肿瘤细胞的增殖，且治疗组按摩后其一般状况明显好于对照组；同时又对小白鼠的免疫功能进行了测定，发现治疗组的自然杀伤细胞值明显高于对照组，说明按摩能提高机体的免疫功能，从而发挥抑制肿瘤细胞的作用。又如对健康者背部足太阳膀胱经处施用平推法10分钟，可以使白细胞的吞噬能力有不同程度的提高，淋转率、补体效价也增高。对苯污染造成的白细胞减少症患者，选用足三里、"四花穴"等穴进行按摩治疗后，其白细胞总数增加，白细胞吞噬指数升高，患者的临床症状和体征亦得到改善。此外，临床上尚有用推鼻旁、摩面、按揉风池、擦四肢等防治感冒的，效果亦很好。

（六）对内分泌系统的作用机理

对糖尿病患者行按揉脾俞、膈俞、足三里、擦背部足太阳膀胱经并配合少林内功锻炼后，部分患者的胰岛功能增强，血糖有不同程度的降低，尿糖转阴，"三多一少"的临床症状有明显改善。在患者颈3～5棘突旁寻找敏感点，施用一指禅推法治疗甲状腺机能亢进患者，可以使其心率较手法治疗前有明显减慢，其他症状和体征都有相应改善。按摩还具有增高血清钙的作用，故可治疗因血钙过低所引起的痉挛。对佝偻病患者施用掐揉四缝穴、捏脊等按摩手法治疗后，其血清钙、磷均有上升，有利于患儿骨骼的发育和生长。

（七）对运动系统的作用机理

人体肌肉、肌腱、筋膜、关节囊、韧带等软组织受到撞击、扭转、牵拉或不慎跌仆闪挫，或劳累过度、持续活动、经久积劳等因素所引起的损伤，而无骨折、脱位、筋断及皮肉破损的，均为软组织损伤，按摩治疗对这一类软组织损伤的运动系统疾病具有以下独特的疗效。

1. 改善肌肉的营养代谢

肌组织可因运动过度而发生变性、坏死、结构紊乱等病理改变，按摩手法的直接或间接作用，可促进肌纤维的收缩和伸展活动，肌肉的活动又可促进血液、淋巴等体液的循环活动，从而改善了肌肉的营养状况，增强了肌肉的张力、弹力和耐受力。但肌肉的主动运动，会消耗能量、消耗氧，产生乳酸等有害代谢物质，而使组织液变为酸性，可产生局部组织的酸中毒，出现酸胀疲劳；运用按摩手法可促使肌肉得到充分的氧及营养物质，并将组织液中的乳酸等有害代谢产物吸收或排出体外，从而消除肌肉的疲劳，提高肌肉的活力和耐受力。

根据"腰背委中求"的循经取穴原则，在足太阳膀胱经的委中、承山、志室及臀部阿是穴等施以按法、揉法等手法，通过神经 – 体液因素，改变了体内生化过程和酶系统的活动，改善了神经根及神经纤维的微循环，从而使局部组织的营养代谢得以改善，获得明显缓解患者腰腿痛症状的效果。有动物实验表明，将腓肠肌萎缩型猴子分组观察，发现未经手法治疗的猴子腓肠肌在 4～6 周后有明显的结缔组织增生，形成纤维条索状组织；手法组则不出现或出现少量病变软组织，其恢复较好。

总之，按摩对这些软组织病的疗效，主要是在手法作用下，通过加快局部血液循环、促使滑液分泌增加、改善组织营养来实现的。

2. 促进组织修复

临床上对肌肉、肌腱、韧带部分断裂者采用适当的按摩手法理筋，将断裂的组织抚顺理直，有利于减轻疼痛并与断面生长吻合，因此，按摩手法对损伤组织的修复具有良好的作用。例如将家兔被切断的跟腱缝合后约 2 周，开始给予按摩手法治疗，发现其能明显促进跟腱的修复，且其胶原纤维排列的方向亦接近正常的肌腱，结构强度亦高。又如对犬作肌腱修补术后，给予持续性制动或保护性被动活动，通过光镜、透射电镜和扫描电镜观察对肌腱组织修复的影响，发现保护性被动活动产生的机械分离作用打断了肌腱修复区域与周围组织之间的粘连，阻止了鞘管组织的内生，刺激了肌腱细胞本身的再生，并且还能抑制和消除修复肌腱区域内炎症组织的产生，从而使肌腱修复的结构比制动组更接近于正常，鞘管的恢复也更好，肌腱的机械性能和功能恢复也较制动组好。尚有人对肌腱损伤后完全制动与早期被动活动的组织学和生物力学进行研究，发现制动组肌腱损伤区域愈合时间延长，肌腱发生了一定程度的粘连；早期保护性被动活动组的肌腱表面形态接近于正常，扫描电镜下仅可见少量粘连形成，没有发现瘢痕存在，胶原纤维虽还不成熟，但排列与肌腱纵轴平行，并且比制动组的胶原纤维粗大，损伤区域内的细胞数目和血管都明显少于制动组；同时尚对两组分别进行了肌腱滑动功能，断裂力量、强度，以及能量吸收进行了实验，发现被动活动组的以上各种指标均优于制动组。由此说明，按摩手法可以帮助损伤组织的修复。

3. 松解粘连

软组织损伤后，瘢痕组织增生，互相粘连，对神经血管束产生卡压，是导致疼痛与运动障碍的重要原因。运动关节类按摩手法可间接松解粘连，而按、揉、弹、拨等手法则可直接分离筋膜、滑囊之粘连，促使肌腱、韧带放松，起到松动关节的作用。如对关节活动障碍的肩关节周围炎患者，在肩髃、臑俞等穴位施以揉、按、揉、拨等手法并配合适当的被动运动，经过一定阶段的治疗后，患者的肩关节活动度均有不同程度的改善，有些患者则完全恢复了正常。有人用肩关节造影观察到手法对肩关节粘连的作用时，发现手法治疗后，肩关节囊粘连松解。由此证明，按摩手法对分离、松解粘连具有一定的作用。

4. 纠正错位（解剖位置异常）

由急性损伤所导致的骨错缝、筋出槽是许多软组织损伤的病理状态，运用各种整复手法，使关节、肌腱各入其位，解除了对组织的牵拉、扭转、压迫刺激，使疼痛消失，故按摩对此有显著作用。例如，脊柱后关节急性错位，其棘突偏歪引起关节囊和邻近韧带损伤，功能障碍，按摩治疗可迅速纠正错位；按摩对脊柱后关节滑膜嵌顿，有立竿见影的效果。有人用 X 线摄片证实，对寰枢关节错位的患者，施用颈椎旋转复位法或旋转拔伸复位法，可以恢复寰枢关节的正常解剖结构。临床资料表明，按摩可治疗肱二头肌长头肌腱滑脱、颞颌关节脱位、肩关节脱位、肘关节脱位、小儿桡骨头半脱位、颈椎后关节紊乱、胸椎后关节紊乱、腰椎后关节紊乱、骶髂关节错缝、耻骨联合分离症等病证。一些腰椎滑脱的患者经过按摩手法治疗后，其上、下椎体的位置异常情况得到恢复。

5. 改变突出物的位置

按摩对改变突出物的位置具有一定的作用。大量的临床资料证明，大部分腰椎间盘突出症患者，在接受按摩手法治疗后，可改变突出物与神经根之间的空间关系，从而使疼痛得到消除或减轻。尸体研究也证明，按摩手法可以改变突出物与神经根的相对位置，从而为临床治疗腰椎间盘突出症提供了实验证据。对关节内软骨损伤以致关节交锁不能活动者，通过适当的按摩手法，使嵌顿的软骨板回纳，解除关节交锁。

6. 解除肌肉痉挛

按摩手法具有很好的放松肌肉的作用。肌肉痉挛是一种自然的保护机制，但持久的肌肉痉挛可挤压穿行于其间的神经血管，形成新的疼痛源。按摩手法放松肌肉、解除肌肉痉挛的机理有三个方面：一是加强局部血液循环，使局部组织温度升高，致痛物质含量下降；二是在适当的手法刺激作用下，局部组织的痛阈提高；三是将紧张或痉挛的肌肉通过手法使其牵张拉长，从而直接解除其紧张或痉挛，也可通过减轻或消除疼痛源而间接解除肌肉痉挛。由于消除了肌肉痉挛这一中间病理环节，使疼痛得以减轻，使软组织损伤得以痊愈。例如，急性腰扭伤患者，按摩前在舒适姿势下均有不同程度的紧张性肌电活动，但按摩后绝大部分患者的紧张性肌电活动和疼痛随之消失或减轻；有人报道，对痉挛的肌肉用拉伸手法持续操作 2 分钟以上，可刺激肌腱中的高尔基体，诱发反射，从而使疼痛减轻或消失。因此临床上遇见腓肠肌痉挛者，医生常充分屈曲其踝关节，并在小腿后侧处用按摩手法，可迅速解除痉挛。这说明按摩确有解除肌肉痉挛的作用。

7. 促进炎症介质分解、稀释

软组织损伤后，血浆及血小板分解产物形成许多炎症介质，这些炎症介质有强烈的致炎、致痛作用。在按摩手法作用下，肌肉横断面的毛细血管数比手法前增加 40 余倍，微循环中血液流速、流态改善，体内活性物质的转运和降解加速，炎性产物得以排泄。如对急性腰扭伤患者观察表明，按摩对肾上腺皮质功能有刺激作用，使白细胞上升，嗜酸性粒细胞减少，并释放较多的 17 - 羟皮质类固醇，这些物质对消除局部无菌性炎症有重要意义。

按摩能促进静脉、淋巴回流，加快物质运转，也促进了炎症介质的分解、稀释，使局部损伤性炎症消退。有人通过对腰椎间盘突出症患者按摩前后血浆中 5 - 羟色胺（5 - HT）和 5 - 羟色胺的前体色氨酸（TrP）及其代谢产物 5 - 羟吲哚乙酸（5 - HIAA）含量的测定，发现首次按摩后，患者血浆中的 5 - HT、5 - HIAA 和 TrP 的含量呈现非常显著的下降，证明了按摩可促进致痛物质的分解、稀释。另外，动物实验也证明，单肢软组织损伤的家兔，其血浆中组织胺含量明显高于损伤前，经按摩委中穴 1 小时，其含量明显低于治疗前，而对照组的组织胺含量此时仍在继续上升（$P < 0.05$）。

8. 促进水肿、血肿吸收

按摩手法具有良好的活血化瘀作用，可加快静脉、淋巴的回流，由于局部肿胀减轻，降低了组织间的压力，消除了对神经末梢的刺激而使疼痛消失，有利于水肿、血肿的吸收。实验研究表明，在狗的粗大淋巴管内插入套管，可发现按摩后其淋巴流动比按摩前增快 7 倍；在颈项部施以按、揉、推、搔等按摩手法，对患者的皮肤微循环进行检测，发现皮肤微循环有明显改善（$P < 0.01$）。

（八）镇痛作用机理

临床上有许多疾病，尤其是软组织损伤，有一个比较突出的症状，即疼痛。按摩手法对于许多疼痛病证，具有良好的镇痛作用，如腰椎间盘突出症、急性腰扭伤、肩周炎、颈椎病、骶髂关节错位、梨状肌损伤综合征、胃脘痛、痛经、胆囊炎、网球肘及四肢关节伤筋等病证，运用按摩治疗皆能取得良好的镇痛效果。按摩镇痛作用的原理，有以下几个方面：

一是镇静止痛。某些疼痛症状，是由于感觉神经受到恶性刺激，这种恶性刺激的信号传入大脑皮层，表现为异常兴奋状态，而产生兴奋灶。在某些部位或穴位上，使用按摩手法，使之产生一种良性刺激信号，传入大脑皮层的相应部位，产生新的良性兴奋灶，当新的兴奋灶足以抑制原有的兴奋灶时，便起到镇静止痛的作用。

二是解痉止痛。某些疼痛症状，是由于肌肉遭受到恶性刺激产生痉挛而造成的。使用某些手法，可减轻或消除某些恶性刺激，促使肌肉放松，使痉挛得以缓解，从而起到解痉止痛的作用。

三是消肿止痛。某些疾病或损伤，造成一定部位的出血或组织液的渗出，而出现肿胀。由于肿胀的压迫刺激，而出现疼痛症状。某些手法，在加强循环的基础上，促使其血肿、水肿的吸收和消散，从而发挥消肿止痛的作用。

四是活血止痛。某些部位的气滞血瘀，也可引起该部位的疼痛。运用某些手法可促使毛细血管扩张，加速血液循环，改善局部营养供给，加速有害物质的吸收、排泄等，通过活血化瘀，而起到活血止痛的作用。

在临床实践中，往往是几种止痛机制相互为用、相互协同而发挥其作用的，因此很难截然分开。按摩的镇痛作用，以往的解释，虽有镇静止痛、解痉止痛、消肿止痛、活血止痛及散风止痛、理气止痛、消炎止痛等，但真正的镇痛作用机理，并非能用"不通则痛，通则不痛"的简单道理所能解释得了的。运用现代生化检查实验方法，研究按摩手法对人体内某些物质的实质性改变，以探求手法镇痛的作用机理，是证实手法镇痛作用机理的重要手段之一。综合国内外的研究情况，主要从按摩促使体内止痛物质内啡肽增加、体内致痛物质的含量减少（调节 5 - 羟色胺的代谢、促使乙酰胆碱分解和失活、促使外周血浆中的儿茶酚胺下降而尿中的儿茶酚胺升高）、恢复细胞膜巯基及钾离子通道结构的稳定性及按摩对神经系统产生的抑制调节作用等方面对按摩镇痛作用进行研究，其结果提示：按摩手法能引起、激发神经、体液调节机能等一系列的改变，影响到体内与疼痛相关的神经介质、激素的分泌代谢和化学物质的衍化释放过程，从而起到镇痛作用。

第二节　按摩治疗的原则与治法

按摩是中医学的重要组成部分。按摩的治疗原则，是在中医基础理论、辨证论治原则的基础上，对临床病证制订的具有普遍指导意义的治疗规则。与中医的治疗原则相同，但又具有自身特点。

治疗原则和具体的治疗方法不同，任何具体的治疗方法总是由治疗原则所规定，并从属于一定的治疗原则。如各种病证以邪正关系来讲，离不开邪正斗争、消长盛衰的变化。因此，扶正祛邪即为治疗原则。而在此原则指导下，采取的补肾、健脾、壮阳等法，就是扶正的具体方法；发汗、涌吐、通下等法，就属于祛邪的具体方法。

由于疾病的证候表现多种多样，病理变化极为复杂，且病情又有轻重缓急的差别；不同的时间、地点，不同的个体差异，体质、年龄状况等不同，其病理变化和病情转化不尽相同，故按摩手法亦随之千变万化。有成人按摩手法、小儿按摩手法，有单式手法、复式手法，有兴奋性手法、抑制性手法，有温热法、寒凉法，各具特色和特性。因此，在复杂多变的疾病现象中，必须抓住疾病的本质，并根据正邪虚实、阴阳盛衰、病变的轻重缓急、个体发病时间和地域的不同，因人、因时、因地制宜，并且选择正确的手法操作，辨证论治，才能获得满意的效果。

一、按摩治疗原则

（一）治未病

治未病的原则是按摩的治疗原则之一，早在《内经》中就有"不治已病治未病、不治已乱治未乱"的论述。古人很早就认识到流水不腐、户枢不蠹的道理。华佗创五禽戏并提出"人体欲得劳动，但不当使极耳，动摇则谷气得消，血脉流通，病不得生。譬犹户枢，终不朽也"的观点。《五十二病方》中载药巾按摩法，即先秦时期运用的养生保健和性保健法。张仲景在《金匮要略》中将膏摩、导引、吐纳、针灸一并列入养生保健方法。葛洪《抱朴子》提出固齿聪耳法。陶弘景《养性延命录》有熨眼、搔目等养生保健按摩法。巢元方力主摩腹疗病养生。孙思邈注重日常保健，"每日必须调气补泻，按摩导引为佳，勿以康健，便为常然；常须安不忘危，预防诸病也。"《千金要方》也指出："小儿虽无病，早起常以膏摩囟上及手足心，甚避寒风。"将膏摩列为小儿保健方法。

《诸病源候论》中所载自我按摩内容，多是关于养生保健的，说明按摩疗法重视预防，注意发挥患者与疾病做斗争的主观能动性。《金匮要略》中说："夫治未病者，见肝之病，知肝传脾，当先实脾；四季脾旺不受邪，即勿补之。"提出医生治病首先要考虑脏腑传变的疾病变化规律，从而达到"治未病"的目的。临床上多运用五官保健、五脏保健和肢体保健，以及自我保健按摩以预防疾病。

（二）治病求本

"治病必求其本"是中医按摩辨证施治的基本原则之一。求本，是指治病要了解并正确辨别疾病的本质、主要矛盾，针对其最根本的病因病理进行治疗。任何疾病的发生发展，总是通过若干症状显现出来的，但这些症状只是疾病的现象，并不都是反映疾病的本质，有的甚至是假象，只有在充分了解疾病的各个方面，包括症状表现在内的全部情况的前提下，通过综合分析，才能透过现象看到本质，找出病之所在，确定相应的治疗方法。如腰腿痛，可由椎骨错缝、腰腿风湿及腰椎间盘突出等原因引起，治疗时就不能简单地采取对症止痛的方法，而应通过病史、症状、体征、综合检查结果，全面分析，找出最基本的病理变化，分别采用不同手法进行治疗。如运用扳法纠正错缝；用疏经通络的手法，如擦、摩等手法祛除风湿；以及对腰椎间盘突出症的相宜疗法进行治疗，方能取得满意的疗效。这就是"治病必求其本"的意义所在。

在临床运用治病求本这一原则的同时，必须正确处理"正治与反治"、"治标与治本"之间的关系。

1. 正治与反治

所谓"正治",就是通过对证候的分析,辨明寒热虚实后,采用"寒者热之"、"热者寒之"、"虚则补之"、"实则泻之"等不同的治疗方法。正治法是按摩临床中最常用的治法之一。如寒邪所致胃痛,临床常采用擦法、摩法以达温阳散寒的作用;而胃火炽盛所致的胃痛,即采用挤压类、摆动类手法以达泻热通腑的作用。

所谓"反治",是顺从证候而治的方法,也称"从治法"。这一治法常应用于复杂、严重的疾病。临床中有些疾病往往表现出来的证候与病变的性质不相符合,出现假象,如伤食所致的腹泻,治疗时不能用止泻的方法,而必须用消导通下的方法去除积滞才能止泻,此便是"通因通用"的反治法。又如气虚所致的便秘,虽然症状表现的是"实证",但在治疗中却不能单用攻下法,必须采用补气泻下的方法治疗,才能使症状彻底消除。因此,临床辨证非常重要,不但要观察疾病的外在表现,而且要认清疾病的本质,在治病求本原则指导下,有针对性地治疗。

2. 治标与治本

在复杂多变的病证中,常有标本主次的不同,因而在治疗上就应有先后缓急之分。一般情况下,治本是根本原则。但在某些特殊情况下,如旅游中或不具备完善的医疗设施时,标症甚急,不及时解决可危及患者生命,或可引起其他严重并发症等,我们就应该贯彻"急则治标"的原则,先治其标,后治其本,或为其他疗法争取时间,这是按摩治疗急症中的基本原则。如急性胆绞痛发作,在没有确定是急性胆囊炎，或是胆石症时，首先应以止痛为主，采用抑制性手法，以短时、重刺激点按右侧背部压痛点及胆囊穴，或用胸椎定位扳法以止痛，为其他治疗争取时间，其后可对胆石症等进行常规的手法治疗。又如小儿惊风，是中医儿科四大证之一，属来势迅猛的一种危重急症，应治以开窍醒神、镇静止惊的方法。发作时，急则治标，当掐人中、老龙、十宣、威灵等，待缓解后，再审证求因、辨证施治。

综上所述，治标只是在应急情况下，或是为治本创造必要条件的权宜之计，而治本才是治病的根本之图。所以说标本缓急，从属于治病求本这一根本原则，并与之相辅相成。

病有标本缓急，治有先后顺序。若标本并重，则应标本兼顾，标本同治。如骶髂关节错缝，疼痛剧烈，腰肌有明显的保护性痉挛，治疗应在放松肌肉、缓解痉挛的前提下，实施整复手法，可使错缝顺利回复，而达到治愈的目的，这便是标本兼顾之法。

临床上疾病的症状是复杂多变的，标本的关系也不是绝对的，而是在一定条件下相互转化的。因此，临证时还要注意掌握标本转化的规律，不为假象所迷惑，始终抓住疾病的主要矛盾，做到治病求本。

（三）扶正祛邪

疾病的过程，在一定意义上可以说是正气与邪气矛盾双方相互斗争的过程。邪胜于正则病进，正胜于邪则病退。因此治疗疾病就是要扶助正气，祛除邪气，改变邪正双方的力量对比，使之向有利于健康的方向转化。所以扶正祛邪也是按摩治疗的基本原则。

"邪气盛则实，精气夺则虚"，邪正盛衰决定病变的虚实。"虚则补之"、"实则泻之"。补虚泻实是扶正祛邪这一原则的具体应用。扶正即用补法，具有温热等性质的手法为补，如摩丹田、擦命门、推三关、揉外劳宫等，用于虚证；祛邪即用泻法，具有寒凉等性质的手法为泻，如退六腑、清天河水、水底捞月等，用于实证。一般来讲，具有兴奋生理功能、作用时间长、手法轻柔的轻刺激，具有补的作用；具有抑制生理功能、作用时间短的重刺激，具有泻的作用。扶正与祛邪，虽然是相反的两种治疗方法，但它们也是相互为用，相辅相成的。扶正，使正气加强，有助于抗御和祛除病邪；祛邪则祛除了病邪的侵犯、干扰和对正气的损伤，而有利于保存正气和正气的恢复。如小儿疳积，多由小儿脏腑娇嫩，脾常不足，不识饥饱，内伤乳食或喂养不当，使乳食积滞，损伤脾胃，而致的脾胃运化失司，积聚留滞于中，久积成疳，从而影响小儿的生长发育。正气不足，积聚难化；积聚不化，正气难复。此时即应以扶正祛邪之法，以健脾和胃、消积导滞。扶正健脾以促运，祛邪消积以恢复脾之功能，气血得以化生，则疳积必除。

临床工作中，要认真细致地观察、分析正邪双方相互消长盛衰的情况，根据正邪在矛盾斗争中所占的地位，决定扶正与祛邪的主次先后，或以扶正为主，或以祛邪为主，或是扶正与祛邪并重，或是先扶正后祛邪，或是先祛邪后扶正。并要注意扶正祛邪同时并用时，应采取扶正而不留邪、祛邪而不伤正的原则。

（四）调整阴阳

《景岳全书》曰："医道虽繁，可一言以蔽之，曰阴阳而已"。察其阴阳，审其虚实，推而纳之、动而伸之、随而济之、迎而夺之，泻其邪气，养其精气。疾病的发生发展，从根本上说是阴阳的相对平衡遭到破坏，即阴阳的偏盛偏衰代替了正常的阴阳消长，所以调整阴阳，是按摩治疗的基本原则之一。

阴阳偏盛，即阴或阳邪的过盛有余。阳盛则阴病，阴盛则阳病，治疗时应采用"损其有余"的方法。阴阳偏衰，即正气中阴或阳的虚损不足，或为阴虚，或为阳虚。阴虚不能制阳，常表现为阴虚阳亢的虚热证；阳虚则不能制阴，多表现为阳虚阴盛的虚寒证。阴虚而致阳亢者，应滋阴以制阳；阳虚而致阴寒者，应温阳以治阴；若阴阳两虚，则应阴阳双补。如高血压，属阴虚阳亢者，除常规手法外，可采用补肾经的方法，即自太溪始沿小腿内侧面推至阴谷穴，或按揉涌泉穴等。又如阳虚致五更泻，应以温阳止泻的方法，即摩揉下丹田，或擦肾俞、命门，或推上七节骨等。

由于阴阳是相互依存的，故在治疗阴阳偏衰的病证时，还应注意"阴中求阳，阳中求阴"，也就是在补阴时，应佐以温阳；温阳时，配以滋阴；从而使"阳得阴助而生化无穷，阴得阳升而泉源不竭"。

阴阳是辨证的总纲，疾病的各种病机变化也均可用阴阳失调加以概括。表里出入、上下升降、寒热进退、邪正虚实，以及营卫不调、气血不和等，无不属于阴阳失调的具体表现。因此，从广义上讲，解表攻里、越上引下、升清降浊、寒热温清、虚实补泻，以及调和营卫、调理气血等治疗方法，也皆属于调整阴阳的范畴。

（五）因时、因地、因人制宜

因地、因时、因人制宜是指治疗疾病要根据季节、地区及人的体质、年龄等不同而制定相应的治疗方法。全面考虑，综合分析，区别对待，酌情施术。

如秋冬季节，肌肤腠理致密，治疗时手法力度应稍强，按摩介质多用葱姜水、麻油；而春夏季节，肌肤腠理疏松，手法力度要稍轻，夏季可用滑石粉以防汗，介质可用薄荷水等。又如地域不同，北方寒冷，南方潮湿，居住环境等不同，对疾病的影响也不同，治疗时也要区别对待。另外治疗环境也要注意，手法中及手法后患者不可受风，环境要安静而不可嘈杂等。因人制宜最为重要，根据患者的年龄、性别、体质、胖瘦和部位等不同，选择不同的治疗方法。以年龄论，小儿按摩时多用介质。体质强者手法可稍重，体质弱者手法可稍轻；肌肉丰厚部可稍重，头面胸腹的肌肉薄弱部手法可稍轻；病变部位浅者手法稍轻，病变部位较深者手法可稍重。另外，对患者的职业、工作环境、条件，是否来自疫区，有无传染病，有无皮肤破损等，在诊治时也要注意。同时医者和患者的体位要正确选择。

二、按摩基本治法

按摩是医者在医学理论指导下，以手或身体的其他部位，在患者的某些体表部位施行特定的按压动作，以调整人体生理、病理状况而达到防病治病、保健养生、强身健体目的的治疗方法，属中医外治法的范畴。

按摩手法的治疗作用，决定于两个要素，一是手法作用的性质和量，二是被刺激部位或穴位的特异性。手法的性质，指不同的手法性质不同，有温热性质的手法，有寒凉性质的手法。如小儿手法的推三关，性属热；退六腑，性属寒等。手法的作用量，则包括作用力的大小、作用部位的深浅、作用时间的长短、手法频率的快慢等。作用部位和穴位的特异性，则是要根据疾病的性质状况，选择相应的部位和穴位。如诊疗网球肘，要取肱骨外上髁的局部和前臂伸肌群；而穴位的选择则要依据辨证选穴，如运用五输穴，虚则补其母，实则泻其子的选穴原则等。在同一部位或穴位用不同性质和量的手法，作用不同；用同一性质和量的手法在不同部位和穴位操作，作用也不同；二者必须有机地结合运用，才能收到较好的治疗效果。

根据手法的性质和作用量，结合治疗部位和穴位，按摩治疗有温、通、补、泻、汗、和、散、清八法。

（一）温法

温，即温热。温法是用于虚寒证的一种方法。多使用摆动、摩擦、挤压类手法。治疗时手法多缓慢、柔和，作用时间较长，患者有较深沉的温热等刺激感。有温经散寒、补益阳气的作用，适用于阴寒虚冷的病证。按摩手法中，产热最强的应属擦法，尤以小鱼际擦法最甚。临床可用摩揉丹田，擦肾俞、命门等温补肾阳；可按摩中脘、关元，拿肚角等温中散寒止痛；分推肩胛骨，揉肺俞，摩中脘，揉足三里等温肺化饮；摩关元，擦八髎，揉龟尾等温阳止泻。揉外劳宫，温经散寒、升阳举陷效果最佳，用以治疗泻痢、脱肛、遗尿；推三关，性温热，治一切虚寒证等。《幼科铁镜》："寒热温平，药之四性；按摩掐揉，性与药同，用推即是用药。推上三关，代却麻黄、肉桂；退下六腑，替代滑石、羚羊……"。

（二）通法

通，即疏通。通法有祛除病邪壅滞的作用。《素问·血气形志篇》："形数惊恐，经络不通，病生于不仁，治之以按摩醪药。"指出按摩可治疗经络不通所引起的病证。《医宗金鉴》："按其经络，以通郁闭之气……。"《厘正按摩要术》："按能通血脉"，"按也最能通气"。故经络不通，按之可解，即通经络、行气血。临床中，在四肢上多用推、拿、搓、揉等手法，以通其穴道；点按背俞穴可调畅脏腑之气血；擦摩胁肋以疏肝气；掐拿肩井，以通气行血；手法中以击法最有疏通的效果，可以通调一身阳气，多施用于大椎、八髎、命门、腰阳关等处，故经络不通、气血不畅皆可用击法。

（三）补法

补，即滋补，补气血津液之不足、脏腑机能之衰弱。"虚则补之"和"扶正祛邪"，是按摩临床的指导思想。《素问·离合真邪篇》："不足者，补之奈何？……推而按之。"因气不足而患病者可用按摩方法补气，使精神得复。

按经络循行，有"顺经为补、逆经为泻"，"推而纳之、动而伸之、随而济之、迎而夺之"；按手法刺激强度，有"轻揉为补、重揉为泻"；按手法频率，有"急摩为泻、缓摩为补"；按手法旋转方向有"顺转为补、逆转为泻"；按手法操作时间，有"长时为补、短时为泻"；按手法运动方向，有"推上为补、推下为泻"；按手法性质，有"旋推为补、直推为泻"；按血液循环方向，有"向心为补、离心为泻"之说。虚证皆可用补法。临床中补五脏，以督脉、膀胱经背俞穴、腹部特定穴为主；手法以摆动、摩擦类手法为主；多轻柔、长时、弱刺激。气血双补，以健脾益气生血为主，增强脾胃功能、疏理肝气、促进气血生化之源，多采用摩揉中脘、关元、脾俞、胃俞、肾俞，按揉膻中、膈俞等；补脾胃以健脾和胃、加强胃腑功能为主，多采用摩腹，揉脐，按揉足三里等；补肝肾以滋阴壮阳为主，多采用擦命门、腰阳关，揉关元、气海等穴；补肾经，摩揉涌泉穴等。

（四）泻法

泻，即泻下。泻法，可用于下焦实证。由于实热结滞，引起下腹胀满或胀痛、食积火盛、二便不通等皆可用本法治疗。按摩之泻，不同于药物峻猛，故体质虚弱、津液不足、气虚无力致大便秘结者，均有较好效果。临床上一般用摆动、摩擦、挤压类手法，力量稍重，治疗方法与补法相反。对胃肠燥热者，多采用推揉中脘、天枢、大横，重揉时短、逆时针摩腹，推下七节骨，力点向下揉按长强等；对食积便秘者，多采用揉板门，清大肠，揉天枢，运外八卦，摩腹，揉脐等法。如心胃火盛见烦渴、口舌生疮、小便黄、大便干结等，可施揉内劳宫，退六腑，揉总筋，打马过天河，清小肠等法；如肺火盛，见鼻衄、喘咳等，可清肺经，施揉列缺、大椎，刮推肺俞等穴。

（五）汗法

汗法即发汗、发散的方法，可使病邪从汗而解。有祛风散寒的作用。

汗法多用于风寒外感和风热外感两类病证。临床以肩井、风池为主穴。外感风寒可用拿法，先轻后重，使汗逐渐透出，达到祛风散寒解表的目的。外感风热用轻拿法，使腠理疏松，微汗解表，施术时，患者感觉汗毛竖起，周身舒适，肌表微汗潮润；贼邪自散，病体则霍然而愈。汗法以挤压类和摆动类手法为主，多配合一指禅推风池、风府以疏风；按拿合谷、外关以祛风解表；推按揉大椎、风门、肺俞以散热通经、祛风宣肺。小儿外感则要配合开天门、推坎宫、掐二扇门及黄蜂入洞法。《幼科按摩秘书》："黄蜂入洞，此寒重取汗之奇法也。"

（六）和法

和法即和解、调和之法。凡病在半表半里，且不宜汗、不宜吐、不宜下者，均要运用和解之法。

调和之法，以和阴阳为重。同时，和脏腑、和经络、和气血、和营卫、和脾胃、和肝胃、和脉气、和经血、和筋脉均为常用之法。和法多用摆动、振动、摩擦类手法，操作时平稳柔和、频率较缓，并注意经络的特性，以达到阴阳平衡的目的。推揉膀胱经背俞穴，可和脏腑阴阳；揉板门，可和脾胃，消食化滞，运达上下之气；揉中脘、章门、期门，搓胁肋可和肝胃；揉按关元、中极，搓擦八髎等可和经血；拿揉肩井，运外八卦，可和一身气血。分腕阴阳，可和阴阳、气血，行滞消食，治寒热往来，烦躁不安；分腹阴阳，可健脾和胃，理气消食，治呕吐，腹胀，厌食；推四横纹，和上下之气血，治身体瘦弱，不欲饮食；小儿捏脊，有调阴阳、理气血、和脏腑、通经络、培元气的功效。

（七）散法

散法，即消散、疏散的方法。按摩的散法很有独到之处，其主要作用是"摩而散之，消而化之"，使结聚疏通，临床中对于气滞、血瘀、积聚均可运用散法。按摩所用的散法一般以摆动类及摩擦类手法为主，手法要求轻快柔和。如饮食过度、脾失健运所致的胸腹胀满、痞闷，可用摩擦类手法散之。《素问·举痛论》："寒气客于肠胃之间，膜原之下……小络急引故痛，按之则血气散，故按之痛止。"气郁胀满则施以轻柔的一指禅推、摩法散之；肝气郁滞所致的胁肋疼痛，常以抹双肋的方法散之；有形的凝滞积聚，可用一指禅推、摩、揉、搓等手法散之，频率由缓慢而转快，可达消结散瘀的作用。诸如脏腑之结聚、气血之瘀滞、痰食之积滞，运用散法可达气血疏通、结聚消散的目的。

（八）清法

清法，即清除热邪的方法，具有清热凉血、清热祛暑、生津除烦等作用。按摩用清法，无苦寒伤脾胃之虞。按摩介质多用寒凉之水、滑石粉等。清法以摩擦类、挤压类手法为主，操作时多快速、重施、具有爆发力，但要刚中有柔。施术部位多见皮肤红、紫等郁热外散之象。

临床中热性病的症状极其复杂，必须辨其卫气营血、表里虚实，是表热还是里热，是实热还是虚热，是气分热还是血分热，要根据不同情况采取相应的治疗方法。如病在表者，当治以清热解表，多用开天门、推坎宫手法；表实热者，逆经轻推背部膀胱经，揉大椎等；表虚热者，顺经轻推背部膀胱经，顺揉太阳穴等；病在里且属气分大热者，当清其气分之邪热，逆经轻推脊柱，掐揉合谷、外关等；阴亏虚热者，轻擦腰部，推涌泉，摩下丹田，清天河水等；血分实热者，逆经重推脊柱，退六腑等。

第三节　按摩基本常识

一、按摩疗法的性质和特点

1. 按摩疗法的性质

什么是按摩疗法，前人对此作过许多阐述，如《史记·索隐》："挢者，谓为按摩之法，夭挢引身，如熊顾、鸟伸也；抔音玩，亦谓按摩而玩弄身体使调也。"《圣济总录》："可按可摩，时兼而用，通谓之按摩。"张志聪云："导引者，擎手而引欠也；按跷者，乔足以按摩也。"总之，按摩疗法是以中医基本理论为指导，运用各种手法或借助一定的器具，刺激患者体表的经络、穴位或特定的部位，加以特定的肢体活动，从而防治疾病的一种外治法。

2. 按摩疗法的特点

由于按摩疗法不同于以内服药为主的内治法，和针灸、药物外用等外治法也不完全相同，所以，按摩疗法具有很多不同于内治法和其他外治法的特点。

（1）操作方便：运用按摩疗法治疗疾病，不需要特殊的医疗设备，仅凭医生的双手或肢体的其他部分，运用各种不同的手法技巧进行。因而不受设备条件的限制，使用极其方便。

（2）适应范围广：临床常见的内、外、妇、儿、伤等各科的多种疾病都可以用按摩疗法进行治疗。

（3）疗效显著：按摩疗法对某些病证不仅有独特的疗效，为其他疗法所不及，而且还可以作为一种辅助手段弥补其他疗法之不足。

（4）施术安全：在运用按摩疗法时，只要手法应用恰当，操作仔细认真，一般不会出现不良反应及副作用，而且患者一般感觉比较舒适，易于接受。

（5）易于推广：按摩疗法的手法内容丰富多彩，而且大多数手法易于操作，便于推广应用。

（6）保健强身：按摩疗法能用于治疗、预防、康复、健美等许多方面，无需服药，不扰乱人体的生理功能，是一种较为理想的祛病强身、延年益寿的自然疗法。

二、按摩适应证

（1）骨伤科疾病：落枕、项痹病、岔气、胸椎小关节错缝、急性腰扭伤、慢性腰肌劳损、腰痛病、骶髂关节损伤、肩凝症、肱骨外上髁炎、桡骨茎突狭窄性腱鞘炎、梨状肌综合征、膝痹病、踝关节扭伤、跟痛症等。

（2）内科疾病：胃脘痛、泄泻、便秘、胁痛、不寐、头痛、中风后遗症、面瘫病等。

（3）妇产科疾病：月经不调、痛经、绝经前后诸证、带下病、乳癖等。

（4）儿科疾病：小儿泄泻、疳积、便秘、咳嗽、夜啼、遗尿、能近怯远证、小儿肌性斜颈、桡骨头半脱位、分娩性臂丛神经损伤、五迟等。

三、按摩禁忌证

（1）骨折、关节脱位、骨与关节结核、骨髓炎、严重骨质疏松症。

（2）急性脊柱损伤或有脊髓症状诊断不明确者。

（3）严重心、脑、肺、肾、肝等疾病。

（4）恶性肿瘤。

（5）急腹症。

（6）有出血倾向疾病。

（7）传染病、化脓性疾病。

（8）烧伤、烫伤、溃疡等皮肤异常部位。

（9）月经期腰骶、腹部慎用；妊娠期腰骶、腹部禁用。

（10）饥饿、过劳及醉酒后。

（11）不能配合治疗的精神病患者。

四、按摩注意事项

（一）按摩手法操作注意事项

1. 体位的选择

操作前要选择好恰当的体位。对患者而言，宜选择感觉舒适，肌肉放松，既能维持较长时间、又有利于医者手法操作的体位。对医者来说，宜选择一个手法操作方便，并有利于手法运用、力量发挥的操作体位。同时要做到意到、身到、手到，步法随手法相应变化。在整个操作过程中，术者身体各部动作要协调一致。

2. 手法刺激强度的把握

手法刺激强度主要与手法的压力、作用部位、着力面积、受力方式及操作时间有关。

一般而言，刺激强度与手法压力成正比关系，即压力越大刺激越强。手法刺激量与作用部位的敏感性和治疗部位的肌层厚度有关。如用同样压力的手法，在经络、穴位较敏感的部位操作，就显得刺激较强，而在非经络、穴位处应用，则刺激相对较弱；作用在胸腹部等肌肉不太发达部位刺激较强，作用于腰臀部等肌肉发达部位则刺激较弱。所以，青壮年肌肉发达，手法的力量相对适当地加重，以增强刺激；老年人或儿童肌肉松软者，手法力量应减轻，以免造成不必要的损伤。软组织损伤的初期，局部肿胀、疼痛剧烈，手法的压力宜轻；宿痛、劳损，或感觉迟钝、麻木者，手法刺激宜强。久病体弱，用力以轻为宜；初病体实，用力应适当加重。手法的刺激强度一般与着力面积成反比。相同的压力，着力面积大，则刺激强度小；反之，着力面积小，则刺激强度大。如双掌按法，压力较大，但刺激并不强，而掐法和点法的压力并不太大，而刺激非常强。一般冲击力量的施力形式要比缓慢形式的施力刺激强烈得多。如叩击类手法的拳背击法、点穴法，以冲击力方式作用于人体，此类手法刚劲有力，操作时特别要注意动作的技巧性和选择适当的力度。一般而言，操作时间短，手法刺激强度小；操作时间长，手法刺激量大。故操作时间太短则达不到治疗效果，但操作时间过长也可对局部组织产生医源性损伤。所以操作时间要根据手法和疾病的性质以及操作范围大小而定。

3. 手法操作过程中的施力原则

就一个完整的手法操作过程而言，一般应遵循"轻—重—轻"的原则，即前、后 1/4 的时间手法刺激量轻一些，中间一段时间手法刺激量相对重一些，体现出一定的轻重节奏变化。而具体在某一部位操作时，又需注意手法操作的轻重交替，以及点、线、面的结合运用。不可在某一点上持续性运用重手法刺激。

4. 手法的变换与衔接

一个完整的手法操作过程往往由数种手法组合而成，操作时需要经常变换手法的种类，它要求术者的步法要根据手法的需要而变化，使手法变换自然、连续，而不间断，如同行云流水，一气呵成。要做到这一点，一方面要求术者对手法的掌握和运用十分熟练；另一方面，要充分集中注意力，做到意到手到，意先于手。

（二）按摩医生注意事项

（1）尊重患者的知情权，告知患者治疗相关情况。

（2）详细诊察病情，排除按摩禁忌证。

（3）选择适当的体位。

（4）随时询问和观察患者的反应，以保持适宜的按摩强度。

（5）按摩过程中出现异常情况时，应立即停止按摩治疗。

（6）月经期、妊娠期按摩，应掌握适宜的部位与刺激量。

（7）按摩时要保持手的温暖和清洁，经常修剪指甲，勿戴戒指，以免损伤患者皮肤。

（三）患者注意事项

（1）过饥、过饱、过劳或精神紧张、情绪不稳定时不宜立即接受按摩。

（2）按摩时要呼吸自然，肌肉放松。

（3）按摩过程中如有不适，如心慌、胸闷、过度汗出等，应立即告知医生。

（4）功能锻炼的强度、范围均应量力而行，切忌过量。

第二章　按摩临床常用检查方法

按摩疗法在临床中可广泛应用于骨伤、内、外、妇、儿等各科疾病，然而正确的诊断是运用按摩手法进行治疗的前提。因此临床进行诊察时必须遵循中医诊疗整体概念，结合现代医学基本知识，运用六诊（望、闻、问、切、动、量）方法，全面查体，分清主次，判断病情。必须强调的是，临床物理检查只是一种诊断方法，必须结合病史、X线（包括 CT、MRI）检查、实验室辅助检查等所获得的各项资料，加以综合分析，才能全面了解患者的全身情况和局部症状、体征，得出正确的诊断，为按摩治疗打下基础。

第一节　头颈部检查

一、头面部检查

（一）望诊

头面部望诊主要观察神色和头面部的形态变化。头为诸阳之会，精明之府，中藏脑髓，与脏腑气血关系密切。因此，通过头面部望诊可了解机体内部的变化。

1. 望神色

神是人体生命活动的总称，亦是对人体精神意识、思维活动以及气血、脏腑功能外在表现的高度概括。《素问·移精变气论》指出："得神者昌，失神者亡。"说明察神可判断正气的盛衰在疾病过程中的转化情况。面部的色泽，是脏腑气血的外荣。色与泽两方面的异常变化，是人体不同病理反应的表现。不同的色反映着机体精气盛衰，所以察颜面肤色的润泽与否，对辨别疾病的性质和推断病情的轻重，有较重要的意义。

一般而言，神志清楚，反应灵敏，双目灵活，明亮有神，鉴识精明，气色鲜明，面色清润者，说明正气未伤，病变轻浅，脏腑功能未衰，即使病情较重，预后亦多良好；反之精神萎靡，反应迟钝，目光晦暗，瞳仁呆滞，面色晦暗枯槁者，为正气已伤，说明病变深重，预后欠佳。若出现神志昏迷，神昏谵语，面色苍白，目黯睛迷，瞳孔散大或缩小，四肢厥冷，汗出如油，形羸色败者，则为危候，提示预后不佳。如久病、重病、精气极度衰弱的患者，突然出现精神转"佳"等虚假现象，称为"假神"，通常比喻为"回光返照"，应予以特别注意。

临床上如见面色㿠白、虚浮，多属阳气虚，可见于大失血后及哮喘等症。面色淡白无华，形容消瘦，多属血虚。急性病中突然面色苍白，多属阳气暴脱，可见于各种原因引起的休克。面、目、身俱黄，称为黄疸。色鲜明者为阳黄，多属湿热；色晦暗者为阴黄，多属寒湿。面赤多见于热证。面色青灰，口唇青紫，多为气滞血瘀。小儿蛔虫病，面上可出现灰白色圆形的"虫斑"。小儿惊风或癫痫发作时，面色多为青而晦暗。风寒头痛和受寒腹痛，疼痛剧烈时，面色苍白而带青。午后两颧潮红，多属阴虚阳冗的虚热证。目眶周围见黑色，多见于肾虚水泛的水饮病，或寒湿下注的带下症。

如为创伤患者，通过观察患者面部表情，可初步推知伤情之轻重：轻伤神志清楚，言语如常；重伤则面色苍白，表情淡漠或神志昏迷。

2. 望形态

机体外形的强弱，与五脏功能的盛衰是统一的。一般来说，内盛则外强，内衰则外弱。额骨及颧骨双侧凸出，顶部扁平，呈方形（图2-1），多见于佝偻病患儿，头发稀疏不华。一侧不能闭眼，额部皱纹消失，做露齿动作时，口角斜向健侧，鼻唇沟消失，多为面神经麻痹；中枢性的面瘫主要表现为颜面下半部瘫痪，口角歪向病侧（图2-2）。头部不自主地震颤，可见于震颤麻痹患者或老年人。下颌关节强直，如发生于单侧，则颏部偏斜于患侧，面部不对称，患侧丰满，健侧扁平；如病发生于双侧，自幼得病者，则整个下颌骨发育不良，颏部后缩，形成"鸟面"畸形（图2-3）；成年得病者，则畸形不显著，但张口困难。

外伤患者应检查鼻骨有无歪斜或塌陷，有无鼻部血肿及瘀斑，呼吸道是否有堵塞现象（鼻骨骨折时，局部压痛明显，可触到下陷鼻骨）。两眼有无充血，眶周有无瘀斑及肿胀，视物是否清楚，瞳孔有无散大、缩小或变形，两侧是否对称，对光反射是否存在。若耳漏、鼻漏或咽喉血肿常提示有颅底骨骨折发生。下颌关节脱位的患者，口呈半开状（图2-4），咬合困难。

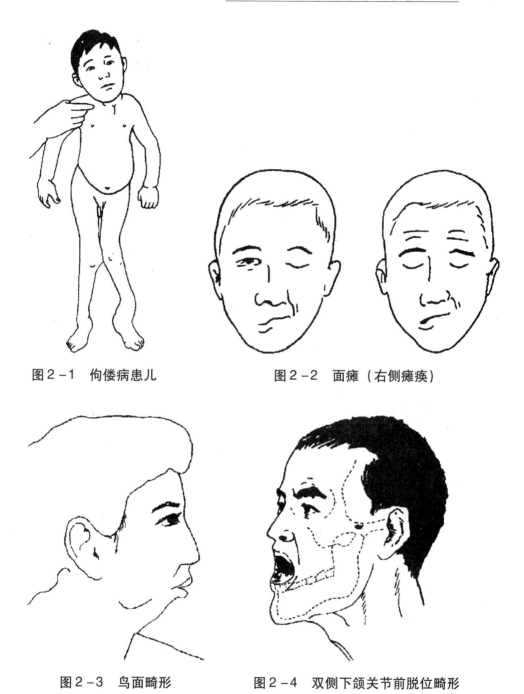

图2-1　佝偻病患儿　　　　图2-2　面瘫（右侧瘫痪）

图2-3　鸟面畸形　　　图2-4　双侧下颌关节前脱位畸形

（二）触诊

触诊属切诊的范畴，即检查者用于触摸患者体表的一定部位，分辨其寒、温、润、燥、肿、胀、疼痛，并观察患者对按压的反应。

1. 婴儿囟门检查

两手掌分别放在左右颞部，拇指按在额部，用中指和食指检查囟门。正常前囟门可触及与脉搏一致的跳动，囟门与颅骨平齐，稍有紧张感。如前囟隆起，除在小儿哭叫时，多见于高热、颅内出血等颅内压增高的疾病。前囟门应在出生后 12～18 个月闭合，如迟闭，见于佝偻病等。如前囟凹陷，多见于吐泻后大伤津液的患儿。

2. 张口度测定

张口时，上、下颌牙齿之间的距离，相当于自己 2～4 指三指并拢时末节的宽度，如下颌关节强直，则宽度减小或牙关紧闭。

3. 外伤患者检查

对头部外伤患者，如外观无明显改变，要认真细致地触诊，重点要摸清颅骨有无塌陷，特别要注意有皮下血肿者深层是否有骨折存在，有无头皮开放创口，或头皮撕脱伤，有无头皮出血或皮下血肿，其颅骨有无凹陷畸形等。下颌关节脱位时，关节窝空虚，其前方可触到隆起的髁状突（图2-5）。

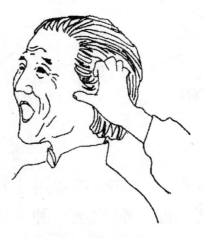

图2-5　下颌关节脱位检查

二、颈部检查

（一）望诊

患者一般宜取坐位，对病情严重不能支撑头部的特殊患者，可卧位检查。由于颈椎疾病多数涉及上肢感觉和运动，所以检查时需要脱去上衣，露出颈部和两侧肩部及上肢，患者两肩放平，两臂下垂，双目前视。

（1）颈部皮肤有无瘢痕、窦道、寒性脓肿（寒性脓肿多为颈椎结核）。高位者应注意观察咽后壁有无脓肿，低位病变则脓肿多在颈部出现。颈部两侧软组织有无局限性肿胀或隆起。

（2）颈椎的生理前凸是否正常，有无平直或局限性后凸、侧弯、扭转等畸形，如颈椎结核、骨折的患者常出现角状后凸畸形。颈部肌肉有无痉挛或短缩。

（3）颈部有无畸形，颜面是否对称，斜颈（小儿先天性肌性斜颈）患者头部向一侧倾斜，颜面多不对称，一侧胸锁乳突肌明显隆起（图2-6）；头轻度前倾位，

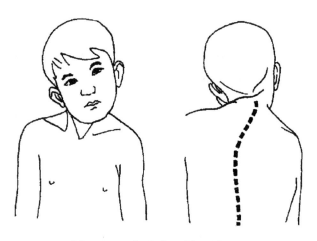

图2-6　小儿先天性肌性斜颈

姿势牵强，多为落枕、颈椎病；颈椎关节紊乱或脱位的患者，下颌偏向一侧，头部不能转动，感觉沉重，需用手扶持头部，加以保护；强直性脊柱炎颈椎强直的患者，垂头驼背，头部旋转不灵，视侧方之物困难，必全身随之转动；颈椎结核椎体破坏较重的患者，头部不能自由转动。

（二）触诊

（1）触诊方法：进行颈部切诊时，嘱患者颈部前屈约30°左右，检查者用左手扶住前额固定头部，自枕骨粗隆开始向下逐个棘突依次进行触摸，其中第二、六、七颈椎棘突较大，易触摸到。触摸棘突、棘突间隙及两侧肌肉。

（2）主要检查内容：注意检查棘突是否偏歪，压痛是在棘突的中央区还是在两侧，由轻而重地测定压痛点是位于浅层还是深部，一般浅层压痛多系棘间韧带、棘上韧带或皮下筋膜之疾患。若压痛点在颈椎的横突部位，则表示关节突关节可能有炎症或损伤，如关节突关节紊乱。若在下颈椎棘突旁以及肩胛骨内上角处有压痛，同时向一侧上肢有放射性疼痛，多为颈椎病。在棘间韧带或项肌有压痛，可能为扭伤或落枕（图2-7）。若在锁骨上方，颈外侧三角区有压痛，则说明可能有颈肌筋膜炎。落枕、颈椎病患者，常可在颈项部触摸到肌肉强硬痉挛。对于颈椎后凸畸形的病例，触摸时不宜用力过重，如怀疑为颈椎结核时，应检查咽后壁，以观察有无咽后壁脓肿形成。颈椎棘突连线上若触摸到硬结或条索状物，可能为项韧带钙化。

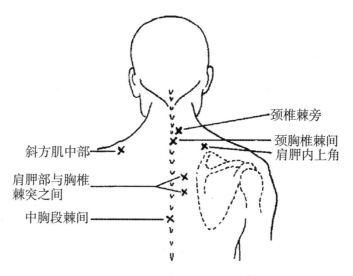

图2-7 颈背部常见压痛点

颈椎棘旁

颈胸椎棘间
肩胛内上角

斜方肌中部

肩胛部与胸椎
棘突之间

中胸段棘间

（三）动诊

颈部运动检查时，嘱患者坐位，头正直，固定双肩，使躯干不参与颈椎的运动，然后再作各方向活动（图2-8）。

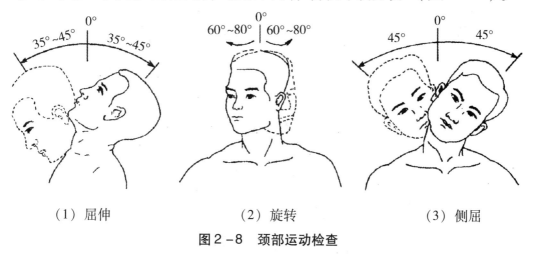

（1）屈伸　　　　　（2）旋转　　　　　（3）侧屈

图2-8 颈部运动检查

（1）屈伸运动：嘱患者头尽量前倾，正常时下颌可以触到胸部，大约为35°～45°；检查后伸时，嘱患者头尽量后仰，正常时恰好可以看到头顶上的天花板，约为 35°～45°。

（2）旋转运动：嘱患者向一侧转动头部，正常时下颌几乎可以触及同侧肩部，大约 60°～80°。然后再转向对侧，双侧对比。

（3）侧弯运动：嘱患者将耳朵向肩部靠近，正常时头部可倾斜 45°。

【注意事项】检查时重点观察运动是否自如，有无运动障碍，要排除代偿动作。对颈椎骨折脱位者，不要作运动检查，防止造成脊髓损伤。

（四）特殊检查

（1）挤压试验：患者坐位，检查者双手交叠置于患者头顶，并控制颈椎在不同的角度下（如使头部后伸并向患侧倾斜）进行按压。如出现颈部疼痛或上肢放射痛，即为阳性反应。挤压试验的机理在于使椎间孔缩小，加重对颈神经根刺激，故出现疼痛或放射痛（图 2 - 9）。

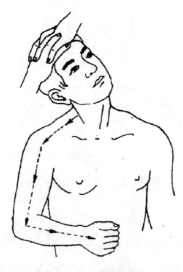

图 2 - 9　挤压试验

（2）分离试验：患者正坐位，检查者两手分别托住患者下颌和枕部，向上牵拉。如患者能感到颈部和上肢疼痛减轻为阳性。分离试验的机理是拉开并扩大狭窄的椎间孔，舒展小关节囊，减轻对神经根的挤压和刺激，使疼痛减轻。

（3）臂丛神经牵拉试验：患者坐位，头微屈，检查者立于患侧，一手置患侧头部，另一手握患腕作反向牵引，此时牵拉臂丛神经，若患肢出现窜痛麻木，则为阳性。提示臂丛神经受压，临床多见于神经根型颈椎病（图2－10）。

（4）超外展试验：患者站立或坐位，将患肢被动地从侧方外展高举过肩过头，若桡动脉脉搏减弱或消失，即为阳性。用于检查锁骨下动脉是否被喙突及胸小肌压迫（图2－11），如有压迫，即为超外展综合征。

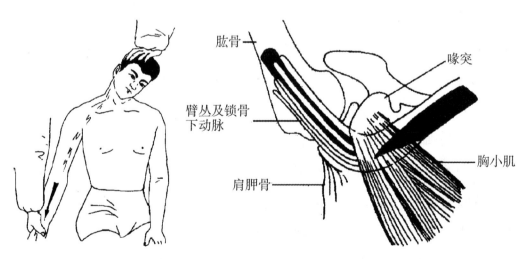

图2－10　臂丛神经牵拉试验　　图2－11　超外展综合征（上肢在超外展位，臂丛及锁骨下动脉在喙突下弯曲紧张并为胸小肌压迫）

（5）深呼吸试验：患者端坐，两手置于膝部，先比较两侧桡动脉搏动力量，然后让患者尽力后伸颈部作深吸气，并将头转向患侧，同时下压肩部，再比较两侧脉搏或血压，往往患侧脉搏减弱或消失，疼痛加重。相反，抬高肩部，头转向前方，则脉搏恢复，疼痛缓解。主要用于检查有无颈肋和前斜角肌综合征。

第二节　胸腹部检查

一、胸部检查

（一）望诊

（1）皮肤及软组织：胸部望诊需广泛显露胸廓，注意胸部皮肤有无红肿、包块及皮下青筋暴露。如乳腺炎患者，其乳房红肿变硬，有明显压痛，且多伴有发热。

（2）胸廓形态：应注意胸廓的形态。桶状胸多见于肺气肿及支气管哮喘患者，整个胸廓表现为高度扩大，尤其是前后径扩大，外形像桶状〔图 2 - 12（1）〕。鸡胸见于佝偻病，表现为胸骨（尤其是下部）显著前突，胸廓的前后径扩大，横径缩小〔图 2 - 12（2）〕。胸廓形态变化尚可由脊柱畸形引起，如脊柱结核等疾患造成的脊柱后凸，可使胸部变短，肋骨互相接近或重叠，胸廓牵向脊柱；如发育畸形、脊柱的某些疾患或脊柱旁一侧肌肉麻痹，使脊柱侧凸，脊柱突起的一侧胸廓膨隆，肋间隙加宽，而另一侧胸廓变平，肋骨互相接近或重叠，两肩不等高〔图 2 - 12（3）〕。在肋软骨部，如有局限性高凸，皮色不变，质硬无移动，多是肋软骨炎；如发生在胸壁浅层，质软有波动，则为胸壁结核或局限性脓肿。

（3）外伤患者检查：应注意观察胸式呼吸是否存在，

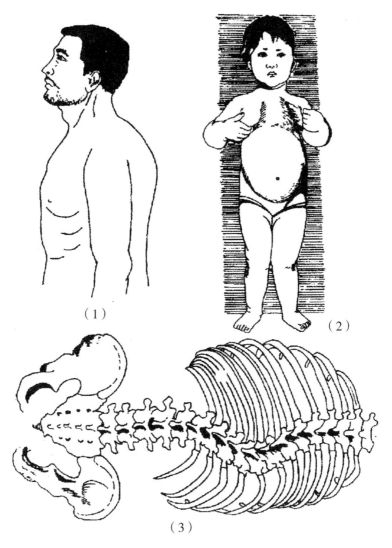

（1）

（2）

（3）

图2－12　胸廓畸形
（1）桶状胸；（2）鸡胸；（3）脊柱侧凸引起的胸廓畸形

胸部创伤的患者为减轻疼痛，多采用腹式呼吸。此外，多发性双侧肋骨骨折患者，胸部可明显塌陷，形成褴枷胸而出现反常呼吸。

（二）触诊

（1）压痛点：一般而言，内脏病变按照该脏器的解剖位置，在相应的体表上有疼痛反应及压痛。检查时可令患者指出疼痛的大致部位，以便有的放矢。

（2）外伤患者检查：胸壁有皮下气肿时，用手按压可有握雪感或捻发音，多由于胸部外伤后，致肺或气管破裂，气体逸至皮下所致。检查肋骨骨折时，检查者用食指和中指分别置于肋骨两侧，顺着肋骨的走行方向，从后向前下方滑移并仔细触摸，骨折如有移位，能触及骨折断端和压痛；骨折移位不明显时，则可能仅有压痛。

（三）特殊检查

胸廓挤压试验（图2-13）：用于诊断肋骨骨折和胸肋关节脱位。检查分两步：先进行前后挤压，检查者一手扶住后背部，另一手从前面推压胸骨部，使之产生前后挤压力，如有肋骨骨折时，则骨折处有明显疼痛感或出现骨擦音；再行侧方挤压，用两手分别放置胸廓两侧，向中间用力挤压，如有骨折或胸肋关节脱位，则在损伤处出现疼痛反应。

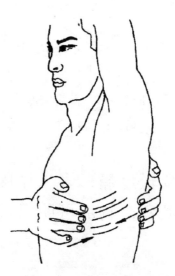

图2-13　胸廓挤压试验

二、腹部检查

（一）望诊

（1）腹部疾病：站立时如见上腹部凹陷，而脐部及下腹部隆起，多为胃下垂患者。正常腹部不能看到蠕动波，仅极度消瘦者因腹壁较薄而可能看到。幽门梗阻或肠梗阻时，则出现明显的胃或肠蠕动波，且常伴有胃型或肠型。腹部青筋暴露（静脉曲张），伴有腹水、脾肿大者，多为肝病所致的门脉高压症；小儿骨瘦如柴，腹大如鼓，并见青筋暴露，多为疳积。

（2）外伤患者检查：对有外伤史的患者，应重点观察腹部有无膨隆，有无局限性包块，腹式呼吸是否存在，局部有无瘀血。此外，还要区分损伤是在上腹部、还是在下腹部，骨盆骨折时常出现下腹部血肿和瘀斑。

（二）触诊

（1）压痛点：阑尾炎压痛点，即麦克伯尼（McBurney）点，在右髂前上棘与脐连线的中、外 1/3 交界处，阑尾炎发作时，此点压痛明显。胆囊炎压痛点（胆囊点），在右季肋缘与腹直肌右缘的交角处。检查时用四指或拇指压住胆囊点，嘱患者深吸气，当胆囊下移时，碰到手指感到剧痛而突然屏气，即为胆囊压痛试验阳性。胆道蛔虫患者压痛点，在剑突下二指，再向右开二指处有明显压痛，此即胆总管压痛点。胃溃疡压痛区在上腹部正中或偏左，范围较广。十二指肠溃疡压痛区在上腹部偏右，常有明显的局限压痛点。胃肠穿孔等急性腹膜炎患者，腹肌紧张，全腹压痛及反跳痛，为腹膜刺激征。触诊时，腹肌紧张程度往往呈"木板样",称为板状腹。

（2）外伤患者检查：腹部触诊检查重点应注意脏器损伤，无论是肝脾损伤或是空腔脏器损伤，均有明显的腹肌紧张。先触摸肝区、脾区有无压痛；肝浊音界是否消失；有无移动性浊音；肠鸣音是否存在，以及有无亢进或减弱。其他部位触痛应注意有无膀胱损伤、尿道损伤、肾实质损伤等。结合全身情况尽早判断有无活动性出血。如触及腹腔肿物，除创伤血肿外，临床与骨伤科有关的最常见者为腰椎结核寒性脓肿和椎体肿瘤。触诊时还要摸清肿物大小、边界软硬程度、表面光滑度、有无波动、移动度，以及触痛反应敏感程度等均应仔细区别，以便判断损伤性质。

（三）特殊检查

腹壁反射：患者仰卧，下肢屈曲，放松腹肌，检查者用钝尖物由外向内，轻柔而迅速地划其两侧季肋部、脐平面和髂部腹壁皮肤。正常时可见到腹肌收缩。上腹壁反射中心在胸髓 7～8，中腹壁反射中心在胸髓 9～10，下腹壁反射中心在胸髓 11～12。一侧腹壁反射消失见于锥体束损害，某一水平的腹壁反射消失提示相应的周围神经和脊髓损害。

第三节　腰背、骨盆部检查

一、腰背部检查

（一）望诊

（1）骨性标志及生理弯曲（图 2-14）：先让患者裸

露上身，下部显露出两侧髂嵴。患者直立，背向检查者，头胸部挺直，目向前视，两手下垂，双足并拢。要全面观察患者体形、生理力线和生理曲线。检查者首先从后面观察腰背部骨性标志：正常时两肩平行对称，两肩胛骨内角与第三胸椎棘突同一水平。两肩胛骨下角与第七胸椎棘突同一水平。所有胸腰椎棘突都在背部正中线上，即自枕骨结节至第一骶椎棘突连线上。两髂嵴连线与第四腰椎棘突同一水平。然后从侧面观察腰背部生理弯曲，胸椎正常生理向后弯曲度和腰椎向前弯曲度是否存在，一般青年人胸椎生理后曲较小，而腰椎生理前曲较大。老年人则胸椎后曲度较大，而腰椎生理前曲较小。检查时必须认真观察，注意发现异常改变。

（2）异常弯曲

1）后凸畸形：胸椎后凸畸形分弧形后凸（即圆背畸形）和角状后凸（即驼背畸形）。由于个体差异很大，应具体分析是否是病态。弧形后凸畸形的发生，都是由于多个椎体病变所形成的，如青年性椎软骨病、类风湿性脊柱炎、老年性骨质疏松症等。角状后凸畸形多是由于单个椎体或2~3个椎体病变所形成（图2-15）。如椎体压缩性骨折、脱位、椎体结核和肿瘤骨质破坏等。

临床还常见腰椎生理前凸增大，表现为臀部明显向后凸起，躯干向后仰，这多数是由于骨盆前倾的缘故，如水平骶椎、下腰椎滑脱、小儿双侧先天性髋关节脱位等（图2-16）。在这种姿势下，畸形就会显得明显（刀背样畸形）。

2）侧弯畸形（图2-17）：从后面观察，脊柱在额状

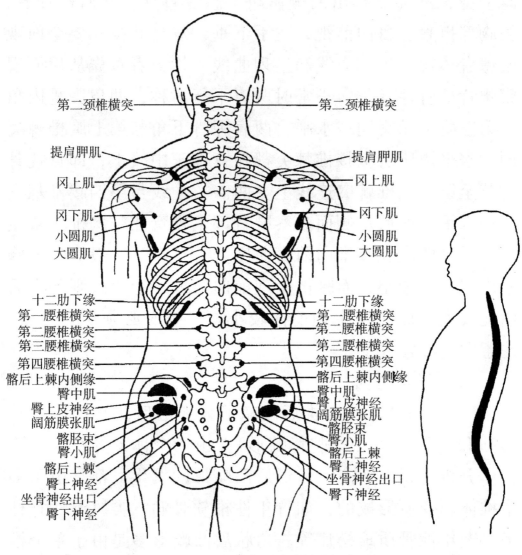

第二颈椎横突　　　　　　　　　　　　　　　　第二颈椎横突
提肩胛肌　　　　　　　　　　　　　　　　　　提肩胛肌
冈上肌　　　　　　　　　　　　　　　　　　　冈上肌
冈下肌　　　　　　　　　　　　　　　　　　　冈下肌
小圆肌　　　　　　　　　　　　　　　　　　　小圆肌
大圆肌　　　　　　　　　　　　　　　　　　　大圆肌
十二肋下缘　　　　　　　　　　　　　　　　　十二肋下缘
第一腰椎横突　　　　　　　　　　　　　　　　第一腰椎横突
第二腰椎横突　　　　　　　　　　　　　　　　第二腰椎横突
第三腰椎横突　　　　　　　　　　　　　　　　第三腰椎横突
第四腰椎横突　　　　　　　　　　　　　　　　第四腰椎横突
髂后上棘内侧缘　　　　　　　　　　　　　　　髂后上棘内侧缘
臀中肌　　　　　　　　　　　　　　　　　　　臀中肌
臀上皮神经　　　　　　　　　　　　　　　　　臀上皮神经
阔筋膜张肌　　　　　　　　　　　　　　　　　阔筋膜张肌
髂胫束　　　　　　　　　　　　　　　　　　　髂胫束
臀小肌　　　　　　　　　　　　　　　　　　　臀小肌
髂后上棘　　　　　　　　　　　　　　　　　　髂后上棘
臀上神经　　　　　　　　　　　　　　　　　　臀上神经
坐骨神经出口　　　　　　　　　　　　　　　　坐骨神经出口
臀下神经　　　　　　　　　　　　　　　　　　臀下神经

图2-14　骨性标志及脊柱生理弯曲

面上应为一条直线，若有左右侧弯，称为侧弯畸形。检查时注意原发性侧弯是发生在胸部或是腰部，侧弯凸向何侧，该侧之胸廓有无畸形，是否向后隆突。若侧弯畸形不明显时，可让患者向前弯腰，两上肢交叉置于胸前，双手放于对侧肩上，这种姿势可充分显露侧弯畸形。很多原因都可以引起脊椎侧弯，如姿势不良、下肢不等长、肩部畸形、腰椎间盘突出症、小儿麻痹后遗症及慢性胸腔或胸廓病变等，故侧弯畸形是某一种疾病的体征或后遗症，而并非某一种疾病。下腰椎如果出现侧弯，要鉴别是原发性侧弯还是代偿性侧弯。胸椎出现侧弯畸形时，下腰椎可发生代偿性侧弯。而原发性下腰椎侧弯则多见于腰椎间盘突出症。

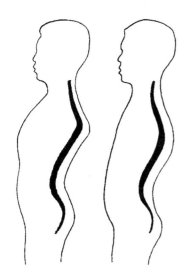 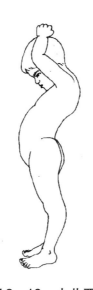 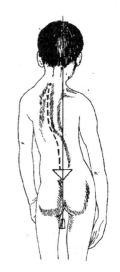

图2-15 胸椎后凸畸形　　图2-16 小儿双侧　　图2-17 脊柱侧弯畸形
先天性髋关节脱位

　　根据脊柱的解剖结构是否发生改变，脊柱侧弯分为功能性和结构性两类：功能性脊柱侧弯本身无结构性异常，这类凸出为可逆性的。结构性侧弯由椎骨韧带、椎间盘、神经或肌肉等组织结构病变引起，为不可逆性的，不能用改变姿势体位的办法纠正。二者可用下述方法鉴别之：卧位时侧弯消失者为功能性侧弯；令患者双手悬垂于单杠之上，脊柱侧弯消失者为功能性侧弯；脊柱前屈试验，当患者脊柱前屈80°时，功能性侧弯可以消失，而结构性侧弯则依然存在（图2－18）。

鉴别二者的临床意义在于：功能性侧弯本身结构无异常，去除诱因，脊柱可恢复正常。结构性侧弯较重，曲度皆较固定，侧弯凸侧脊柱旋转突出，脊柱前屈时更加明显，严重的侧弯往往伴有胸廓畸形。

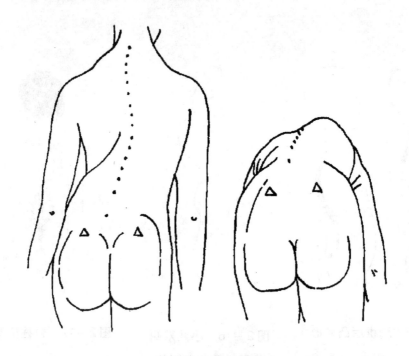

图2－18　脊椎前屈试验

（站立位可见侧弯畸形，前屈位可见右肩胛部向后突出；△为髂后上棘的标志）

（3）皮肤色泽：腰背部望诊还要注意皮肤颜色、汗毛和局部软组织肿胀情况。如腰背部不同形状的咖啡色斑点，反映了神经纤维瘤或纤维异样增殖症的存在；腰骶部汗毛过长、皮肤色浓，多有先天性骶椎裂；腰部中线软组织肿胀，多为硬脊膜膨出；一侧腰三角区肿胀，多为流注脓肿。

（二）动诊

脊柱运动的个体性差异很大，一般来说，运动范围随着年龄增长而减小。不同职业的人，运动范围也不相同，如体操运动员、杂技演员等脊椎活动范围较普通人大，故此类患者在活动轻度受限时，往往在正常活动范围，须注意鉴别。在脊柱不同节段，活动度也有差异，主要与小关节的排列方向有关。胸椎小关节突过长，且为冠状位关节面，同时又受肋骨的影响，故活动度最小；而腰椎近似矢状位关节面，故活动度较大。胸腰段脊椎运动有四种类型（图2－19）。

（1）前屈运动：检查时患者取直立位，嘱患者先低头，然后向前作缓慢弯腰运动，检查者要密切观察脊柱每个棘突的移动，看是否有节律地逐渐形成均匀弧形、是否有骶棘肌紧张或痉挛现象、骨盆是否出现代偿性前倾、前屈运动有无障碍。正常腰椎前屈可达80°～90°。如不易测算，也可测手指和足趾间距离，即双手指伸直时中指与足趾间距离。

（2）后伸运动：检查者一手扶住患者骨盆，一手扶住其肩部，防止骨盆前移和下肢弯曲而形成躯干后仰，代替脊柱后伸运动。协助患者作脊柱后伸运动，先嘱患者向后仰头，再缓慢地使脊柱向后作过伸运动，正常者可达30°。同时检查者要仔细观察每个节段的变化情况，注意发生疼痛反应和运动障碍的部位，以便分析定位。

（3）侧弯运动：患者取直立姿势，检查者双手固定其骨盆，防止左右倾斜。然后让患者作头胸向侧方弯曲运动，观察有何异常表现、障碍程度，并双侧对比，正常侧弯可达 20°~30°。

（4）旋转运动：检查者双手固定患者两侧髂骨翼，保持骨盆平衡，然后嘱患者作左右躯干旋转，注意观察运动范围，并两侧对比，正常者可达 30°。出现运动障碍或有疼痛反应均属异常。

腰椎病变活动受限时，可使行走步态失去正常姿势，同时双上肢前后摆动也不自然，通过对各种不正常步态的观察，可判断腰椎有无病变及其病变性质。

（三）触诊

腰背部触诊主要是触摸、叩击腰背部，通过寻找、分析压痛点来判断病变。

（1）触摸棘突：检查者将中指置于棘突尖上，食指、无名指放于棘突两侧，自上而下滑行触摸，注意棘突有无异常隆起或凹陷，棘突间隙是否相等，棘突、棘上韧带及棘间韧带有无增厚肿胀及压痛，棘突的排列是否在一条直

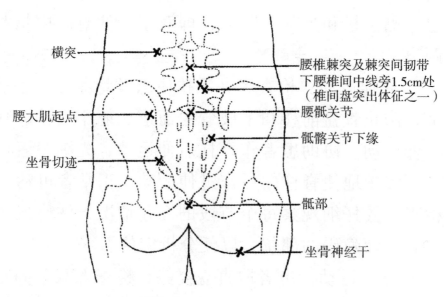

图 2-20　腰部常见压痛点

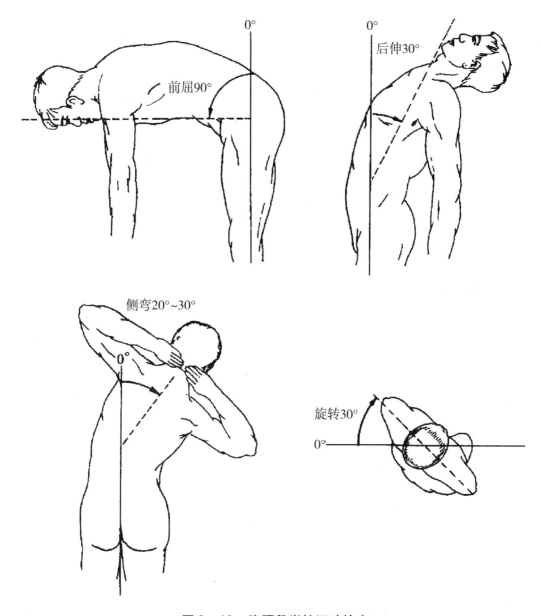

图2-19 胸腰段脊柱运动检查

线上，有无侧弯或棘突偏歪。

（2）寻找压痛点：自上而下依序按压棘突、棘间韧带、腰骶关节、关节突关节、横突、椎旁肌、骶髂关节等来寻找并记录压痛点的部位及深浅，压痛点往往是病变或损伤组织的部位。浅表压痛说明病变浅在，多为棘上、棘间韧带、筋膜、肌肉的损伤；深压痛表明可能系椎体或附件有病变或损伤，如横突骨折或横突间韧带撕裂伤的患者，多在骶棘肌外缘局部有深压痛。第三腰椎横突综合征，在横突尖部有明显的深在压痛，并有时沿臀上皮神经向臀部放散。腰4～5椎间盘突出的患者，腰4～5椎板间的部位有明显的深在压痛并向患侧下肢放射至足。中线部位有深在压痛，可能有椎体结核或椎体骨折（图2-20）。

（3）肌肉痉挛检查：检查时患者俯卧位，放松全身肌肉。触摸椎旁肌肉有无痉挛。肌肉痉挛者往往提示局部软组织损伤或有骨折、脱位等，但亦可继发于它处病损出现保护性肌痉挛。

（4）叩击检查：患者俯卧位，检查者用手指或叩诊锤，以适当的力量，从第7颈椎至骶椎依次叩击各个棘突，注意有无深部叩击痛及其叩痛部位。

（四）特殊检查

（1）拾物试验：本试验主要用于判断小儿脊柱前屈功能有无障碍。当小儿不配合检查时，常用此方法检查。置一物于地面，嘱患儿拾起，注意观察患儿的取物动作和姿势。正常时，应直立弯腰伸手拾起。当脊柱有病变，腰不能前屈时，患儿则屈髋、屈膝，腰部板直，一手扶住膝部下蹲，用另一手拾起该物。此为拾物试验阳性（图2-21）。

（2）俯卧背伸试验：用于检查婴幼儿脊柱是否有保护性僵硬或脊柱病变。患儿俯卧，两下肢伸直并拢，检查者提起其双足，使腰部过伸。正常脊柱呈弧形后伸状态。有病变者则大腿和骨盆与腹壁同时离开床面，脊柱呈强直状态（图2-22）。

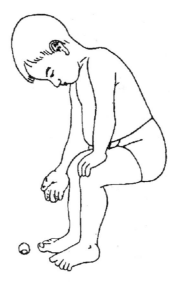

图2-21　拾物试验

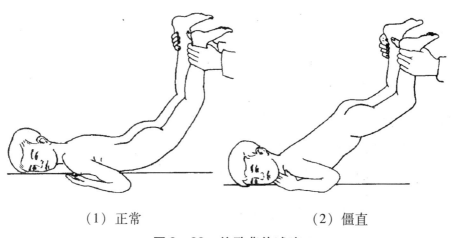

（1）正常　　　　　　　　　　（2）僵直

图2-22　俯卧背伸试验

（3）腰骶关节试验（骨盆回旋试验）：主要用于检查腰骶部疾患。患者仰卧，双腿并拢，令其尽量屈膝、屈髋，检查者双手扶住膝部用力按压，使大腿贴近腹壁，这时腰骶部呈被动屈曲状态，如有病变则腰骶部出现疼痛反应，即为阳性（图2-23）。

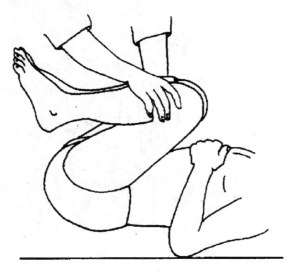

图2-23　腰骶关节试验

（4）凡是腰痛的患者，特别是同时伴有病侧下肢后侧放射痛者，应常规作坐骨神经特殊检查，常用如下试验方法：

1）直腿抬高试验及加强试验：患者仰卧，检查者一手握患者足部，另一手保持膝关节在伸直位，将两下肢分别作直腿抬高动作（图2-24）。正常时，两下肢同样能抬高80°以上，除腘窝部有紧张感外，并无疼痛或其他不适。若一侧下肢或双下肢抬高幅度降低，不能继续抬高，同时伴有下肢放射性疼痛则为直腿抬高试验阳性，应记录其抬高的度数。当直腿抬高到最大限度的角度时将足踝背伸，如引起患肢放射性疼痛加剧者，即为加强试验阳性。借此可以区别由于髂胫束、腘绳肌或膝关节后关节囊紧张所造成的直腿抬高受限。因为背伸踝关节只加剧坐骨神经及小腿腓肠肌的紧张，对小腿以上的肌肉无影响。

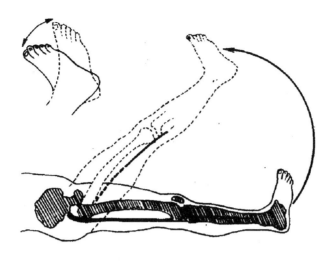

图2-24　直腿抬高及加强试验

2）健腿直腿抬高试验：检查健侧腿直腿抬高试验时，如引发患肢坐骨神经放射性痛者为阳性，见于较大的腰椎间盘突出，或中央型腰椎间盘突出症。

3）坐位屈颈试验：患者取坐位或半坐位，两腿伸直，使坐骨神经处于紧张状态，然后被动或自动向前屈颈（图2-25），如出现患肢疼痛即为阳性。

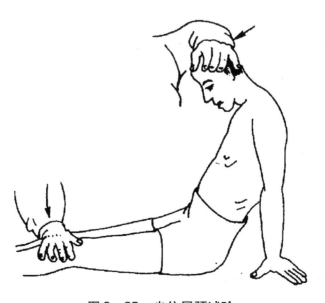

图2-25　坐位屈颈试验

（5）股神经由腰2、3、4神经根汇集而成，所以腰部疾患也常导致该神经受损，临床常用下列几项特殊检查：

1）股神经牵拉试验：患者俯卧，检查者一手固定患者骨盆，另一手握患肢小腿下端，膝关节伸直或屈曲，将大腿强力后伸（图2-26），如出现大腿前方放射样疼痛，即为阳性，表示可能有股神经根受压。

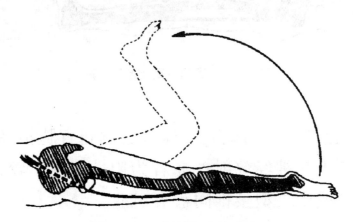

图2-26　股神经牵拉试验

2）屈膝试验：患者俯卧位，两下肢伸直。检查者一手按住其骶髂部，另一手握患侧踝部，并将小腿抬起使膝关节逐渐屈曲，使足跟接近臀部（图2-27）。若出现腰部和大腿前侧放射性痛，即为阳性，提示股神经损害，并可根据疼痛的起始位置以判断其受损的部位。

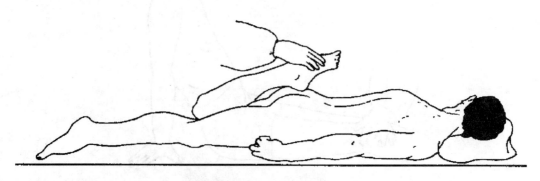

图2-27　屈膝试验

二、骨盆部检查

（一）望诊

检查时一般采取立位，先观察前面，两侧髂前上棘是否在同一水平线上，有无骨盆倾斜（图 2－28），腰椎侧弯、骨盆骨折移位（陈旧性）、髋关节疼痛以及双下肢不等长均可造成骨盆倾斜，必须仔细观察。此外骨盆环骨折还可出现严重血肿和瘀斑。从后面观察，注意两髂后上棘是否在同一高度，如果向上移位或向后突出，则多是骶髂关节错位。

（二）触诊

（1）骨性标志：临床多采取卧位检查，先触及两侧髂前上棘，用来作为触摸其他部位的骨性标志，尤其对肥胖者要认真摸清楚。

（2）压痛及意义：耻骨部位如有压痛，外伤患者多有骨折存在，否则应注意骨肿瘤等骨病的存在；外伤后耻骨联合部压痛，且间隙增宽，可能为耻骨联合分离；若无外

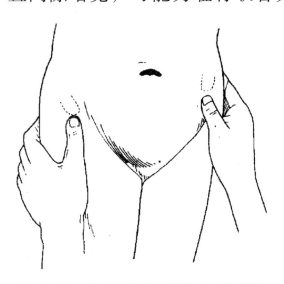

图 2－28　站立位检查两髂前上棘的高低

伤史，见于耻骨联合软骨炎，后耻骨联合结核；髂嵴外缘压痛，多数是臀筋膜炎或臀上皮神经痛；如骶骨背面有广泛压痛，多为骶棘肌起始部筋膜损伤；骶髂关节部压痛，临床多见于骶髂关节炎、骶髂关节扭伤、结核、松动症或早期类风湿；在臀大肌触到纤维条索，则是臀大肌纤维挛缩，或是臀筋膜炎；坐骨结节部压痛常是坐骨结节滑囊炎或坐骨结节结核；骶尾关节部压痛，则是骶尾部挫伤，骶骨下端骨折或尾骨骨折、脱位。上述各压痛点须结合临床病史分析判断。

（三）特殊检查

（1）骨盆挤压试验：用于诊断骨盆骨折和骶髂关节病变。患者仰卧位，检查者两手分别放于髂骨翼两侧，两手同时向中线挤压，如有骨折则会发生疼痛，称骨盆挤压试验阳性（图2-29）。或嘱患者采取侧卧位，检查者双手放于上侧髂骨部，向下按压，后者多用于检查骶髂关节病变。

（2）骨盆分离试验：多用于检查骨盆骨折及骶髂关节病变。患者仰卧位，检查者两手分别置于两侧髂前上棘部，两手同时向外推按髂骨翼，使之向两侧分开，如有骨盆骨折或骶髂关节病变，则局部发生疼痛反应，称为骨盆分离试验阳性（图2-30）。

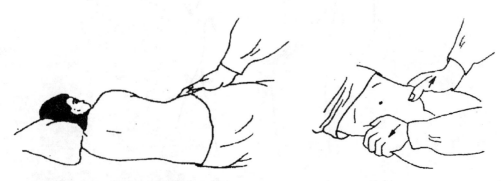

图2-29　骨盆挤压试验（侧卧位）　　图2-30　骨盆分离试验（仰卧位）

（3）斜扳试验：用于诊断骶髂关节病变。患者取仰卧位，健侧腿伸直，患侧腿屈髋、屈膝各 90°，检查者一手扶住膝部，一手按住同侧肩部，然后用力使大腿内收，向下按住膝部，如骶髂关节发生疼痛为阳性（图 2-31）。

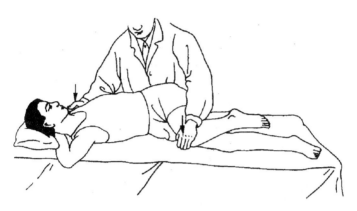

图 2-31　斜扳试验

（4）床边试验：用于检查骶髂关节病变。患者平卧，患侧臀部置于床边，健侧腿尽量屈膝、屈髋，检查者用手按住膝部，使大腿靠近腹壁，另一手将患腿移至床边外，用力向下按压使之过度后伸，使骨盆沿着横轴旋转，如骶髂关节发生疼痛则为试验阳性（图 2-32）。

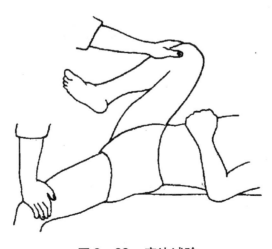

图 2-32　床边试验

（5）单髋后伸试验：用于检查骶髂关节病变。患者取俯卧位，两下肢并拢伸直，检查者一手按住骶骨中央部，另一手肘部托住患侧大腿下部，用力向上抬起患肢，使之过度后伸，如骶髂关节疼痛则为阳性（图2－33）。

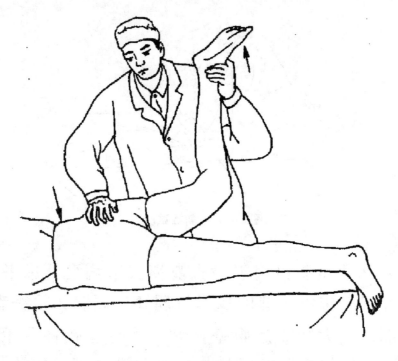

图2－33　单髋后伸试验

第四节　上肢部检查

一、肩部检查

由于神经反射的原因，临床上某些内脏疾病表现为体表某些区域的疼痛，因此遇到肩部疼痛的患者，首先要排除因内脏疾病而引起的疼痛。如左肩疼痛要排除心脏疾病，右肩疼痛要排除肝胆疾病。另外有些肩痛是由于颈椎病而引起的，称之为"颈肩综合征"。所以对肩部疼痛进行整体检查是十分必要的。

（一）望诊

肩部望诊时，双肩必须同时裸露，以便对比检查。

（1）肿胀：观察肩部肿胀时，要注意其皮肤颜色情况，肩部有无窦道、肿块及静脉怒张，对比两侧三角肌的形态，判断有无萎缩。任何一种较严重的肩部外伤，均可能引起不同程度的肩部肿胀，如挫伤、牵拉伤、肩袖破裂等筋腱损伤；肩部骨折脱位时，肿胀更为严重，如肱骨外科颈骨折、大结节骨折等。急性化脓性肩关节炎，肩部肿胀而且局部灼热，触痛敏感。肩锁关节脱位，肿胀在肩上部。锁骨骨折肿胀在肩前部，锁骨上窝饱满。

（2）畸形：观察双肩是否对称、是否在同一水平，两侧肩胛骨内缘与中线的距离是否相等。锁骨骨折、肩关节脱位等损伤时，患者为缓解肌肉牵拉性疼痛，肩部往往向患侧倾斜。此外，臂丛神经损伤或偏瘫造成的肩部肌肉麻痹，也会出现垂肩畸形。肩关节脱位时，肩峰异常突出而出现"方肩"畸形。肩部肌肉萎缩和腋神经麻痹，可致肩关节发生半脱位，而出现"方肩"畸形〔图 2-34（1）〕。"先天性高位肩胛症"出现肩胛高耸〔图 2-34（2）〕，如为双侧则出现颈部短缩畸形。前锯肌麻痹致肩胛胸壁关节松动，肩胛骨向后凸起，如累及双侧则称为"翼状肩胛"。但要注意与脊柱侧弯而引起的肩胛骨后凸畸形相鉴别。

（3）肩部肌肉萎缩：多出现在疾病的晚期，肩部骨折长期固定，肌肉可出现废用性肌萎缩。如有神经损伤而肌肉麻痹，失去运动功能，则出现神经性肌萎缩。肩关节化脓性炎症、结核、肩关节周围炎、肩部肿瘤等疾病，肩关节运动受限，也往往出现肌肉萎缩，检查时要认真进行两侧对比。

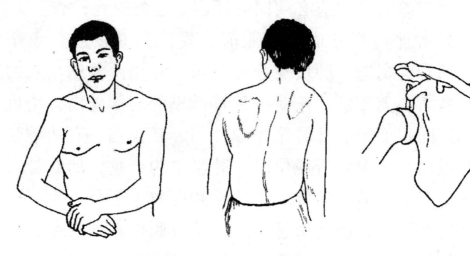

（1）方肩畸形（右肩关节前脱位）　（2）高位肩胛症　（3）病理解剖示意图

图2-34　方肩畸形及高位肩胛症

（二）动诊

患者取站立位，检查者立于被检查者一侧（图2-35）。

（1）前屈运动：正常可达90°，检查时一手固定患侧肩部，嘱其向前抬起上肢，参与前屈运动的主要肌肉是三角肌前部和喙肱肌。

（2）后伸运动：正常可达45°，检查时嘱患者将上肢后伸，参与后伸运动的主要肌肉是背阔肌和大圆肌。

（3）外展运动：正常可达90°，检查时嘱患者屈肘90°，然后作上臂外展运动，参与外展运动的主要肌肉是三角肌和冈上肌。

（4）内收运动：正常可达45°，检查时嘱患者屈肘，上臂置胸前向内移动，参与内收运动的主要肌肉是胸大肌。

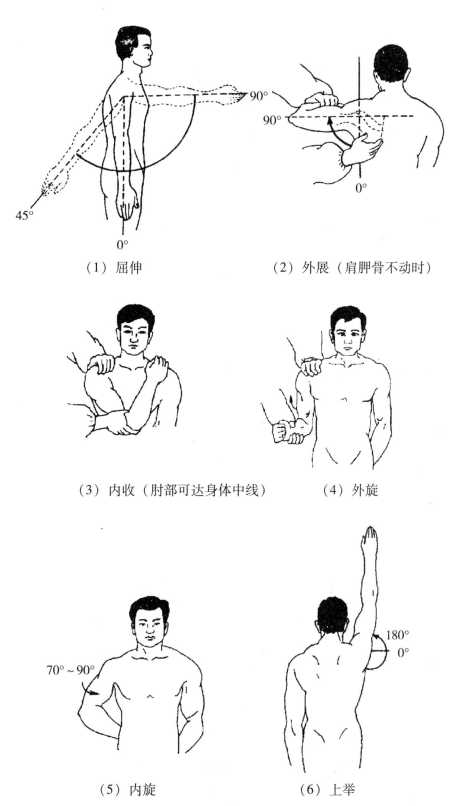

（1）屈伸　　　　　　　　　　　（2）外展（肩胛骨不动时）

（3）内收（肘部可达身体中线）　　　（4）外旋

（5）内旋　　　　　　　　　　　（6）上举

图 2-35　肩关节运动检查

（5）外旋运动：正常可达 30°，检查时嘱患者屈肘 90°，检查者一手扶肘部，一手扶腕部，使上臂作外旋动作，参与外旋运动主要肌肉是冈下肌和小圆肌。

（6）内旋运动：正常可达 80°，检查时屈肘 90°，前臂内收到胸前，或将前臂绕到背后部摸到对侧肩胛下角为正常，参与内旋运动主要肌肉是肩胛下肌和背阔肌。

（7）上臂上举：是肩部所特有的运动。进行上举动作上臂可以沿着冠状面举起或者矢状面举起。在沿冠状面举起的过程中，肱骨头必须随之发生相应的外旋，沿矢状面举起的过程中，则须发生相应的内旋。因此肱骨头外旋或内旋运动的限制，会影响上举动作的完成。上举是一个比较复杂的动作，能够完成此动作就说明肩部功能基本良好。

（8）环转运动：即上臂以肩肱关节为中心作划圈动作。环转运动可以沿着冠状面、矢状面及横面任何一个面进行。

（三）触诊

（1）骨性标志：肩部触诊要重点触摸其骨性标志，肩峰、大结节、喙突三点组成三角形，称肩三角。肩峰在肩外侧最高点骨性突出处，其下方的骨性高突处为肱骨大结节，肩峰前方为锁骨外侧端，锁骨外、中 1/3 交界处的下方一横指、肱骨头内上方为喙突。

（2）压痛点：上述骨性标志往往是临床疾病的常见压痛点。如肩关节周围炎，其压痛点多在肱骨大、小结节间沟，喙突和冈上窝部，后期形成广泛性粘连而功能发生障碍，肱二头肌长头肌腱炎压痛点多局限于结节间沟，且可触及增粗的长头腱；肱二头肌短头肌腱炎，压痛点多局限于喙突（图2-36）；三角肌下滑囊炎，则压痛广泛，但主要位于三角肌区；冈上肌腱炎或冈上肌腱断裂，压痛位于肱骨大结节尖顶部。肩背部肌膜炎，可在背部肩胛骨周围，触及多个压痛点和结节。

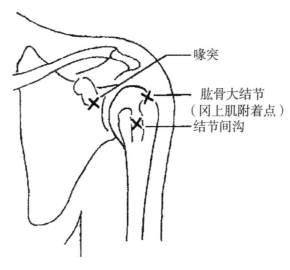

图2-36　肩部常见压痛点

（3）外伤患者检查：触诊尚可用于骨折或脱位的诊断，如锁骨位于皮下，骨折后容易触知，骨折有移位时尚能触及骨擦音和异常活动。肩关节脱位时，肩三角关系改变，并可在肩峰下方触到明显凹陷和空虚感，在腋窝部或肩前方能触到肱骨头。肩锁关节脱位时，在锁骨外端触到突起的骨端，向下按压时，有琴键样弹跳感，并有明显压痛。

（四）特殊检查

（1）搭肩试验［杜加（Dugas）征］：患者屈肘，如手能搭到对侧肩部的同时，肘部能贴近胸壁为正常。若患者不能完成上述动作，或仅能完成两动作之一者为阳性，提示有肩关节脱位的可能（图2-37）。

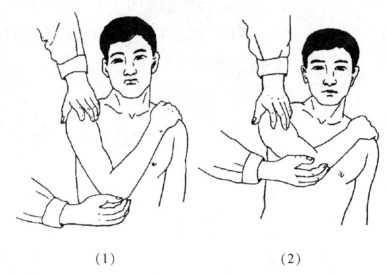

（1）   （2）

图2-37 搭肩试验

（1）杜加（Dugas）征阴性；（2）杜加征阳性，右肘不能贴住胸壁

（2）落臂试验：患者站立，先将患肢被动外展90°，然后令其缓慢地向下放，如果不能慢慢放下，出现突然直落到体侧则为阳性，说明有肩袖破裂存在。

（3）叶加森（Yergason）试验：又称肱二头肌抗阻力试验。患者屈肘90°，检查者一手扶其肘部，一手扶其腕部，嘱患者用力作屈肘及前臂旋后动作，检查者给予阻力，如出现肱二头肌腱滑出，或结节间沟处产生疼痛为阳性征，前者为肱二头肌长头腱滑脱，后者为肱二头肌长头肌腱炎。

（4）直尺试验：正常人肩峰位于肱骨外上髁与肱骨大结节连线之内侧。检查者用直尺边缘贴于患者上臂外侧，一端贴肱骨外上髁，另一端能与肩峰接触则为阳性，说明肩关节脱位。

（5）疼痛弧试验：嘱患者肩外展或被动外展患肢，当外展到60°～120°范围时，冈上肌腱在肩峰下摩擦，肩部出现疼痛为阳性征，这一特定区域的外展痛称疼痛弧（图2－38）。

（6）冈上肌腱断裂试验：嘱患者肩外展，当外展在30°～60°时可以看到患侧三角肌用力收缩，但不能外展上举上肢，越用力越耸肩。若检查者被动外展患肢超过60°，则患者又能主动上举上肢。这一特定区外展障碍为阳性征，说明有冈上肌腱的断裂或撕裂（图2－39）。

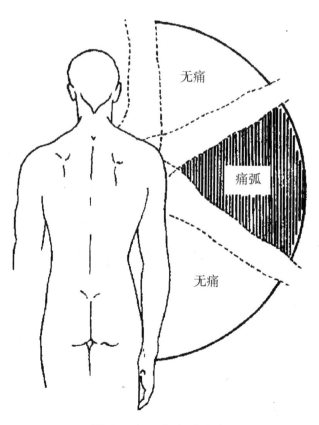

图2－38 疼痛弧试验

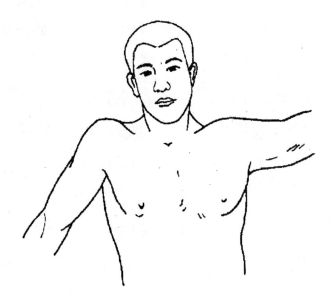

图 2 - 39 冈上肌腱断裂试验

冈上肌腱撕裂肩外展时的姿态（右肩有病变，左肩正常）

二、肘部检查

（一）望诊

肘部望诊需将两髁暴露，两侧对比检查，首先观察肘关节的轮廓有无肿胀和变形。

（1）肘部肿胀：对肘关节有明显肿胀外观的患者，检查时必须认真区分是关节内肿胀、还是关节外肿胀，是全关节肿胀、还是局限性肿胀。对肿胀性质也必须仔细分析，是外伤性肿胀抑或是病理性（化脓感染、结核等）肿胀。关节内有积液时，早期表现为尺骨鹰嘴突两侧正常的凹陷消失，而变得饱满。当有大量积液时，关节肿胀明显，且呈半屈曲状态（因此姿势关节内容积最大）。对关节内积液者，应进一步检查，明确其性质。

外伤患者如出现局限性肿胀，常常提示某一局部的损伤。如以肘内侧肿胀为著，可能为肱骨内上髁骨折；以肘外侧肿胀为著，则有肱骨外上髁或桡骨小头骨折的可能；如以肘后方肿胀为主，则有尺骨鹰嘴突骨折可能。此外，局部软组织挫伤，肿胀亦较局限。

（2）肘部畸形

1）肘外翻：正常的肘关节伸直时，上臂与前臂之间形成一生理性外偏角（即携带角），男性 5°~10°，女性 10°~15°，携带角大于 15°即为肘外翻畸形（图 2 - 40）。常见于先天性发育异常、肱骨下端骨折对位欠佳，或肱骨下端骨骺损伤，而在生长发育中逐渐形成畸形。肘外翻的患者，由于尺神经经常受到牵拉或磨损，晚期常发生尺神经炎，甚者出现神经麻痹。

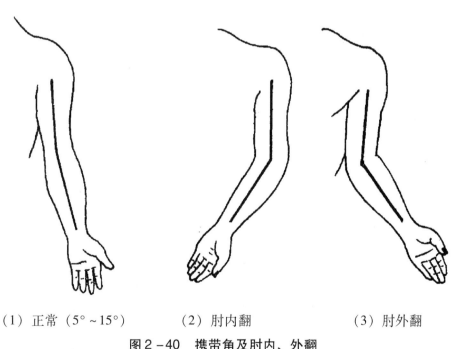

（1）正常（5°~15°）　　　（2）肘内翻　　　　　（3）肘外翻

图 2 - 40　携带角及肘内、外翻

2）肘内翻：携带角小于 5°者，称为肘内翻（图 2 - 40）。临床最常见的原因是尺偏型肱骨上髁骨折，因复位不良或骨骺损伤，造成生长发育障碍所致。

3）肘反张（裢枷肘）：肘关节过伸超过 10°以上称之为肘反张，多由于肱骨下端骨折复位不良，髁干角过小所致。

4）靴形肘：临床见于肘关节脱位或伸直型肱骨髁上骨折，由于肱骨下端与尺桡骨上端的关系改变，于侧面观察肘部时，状如靴形，故称"靴形畸形"（图 2－41）。

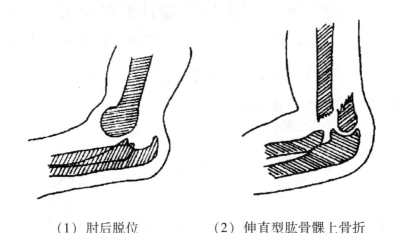

（1）肘后脱位　　　　　（2）伸直型肱骨髁上骨折

图 2－41　肘部靴形畸形

5）矿工肘：尺骨鹰嘴突滑囊炎患者，其肘后形成像乒乓球样的囊性肿物，因多发于矿工，故而得名。

（二）动诊（图 2－42）

（1）屈肘运动：肘关节正常屈曲可达到 140°，主要屈肘肌肉是肱二头肌，嘱患者作屈肘动作，手能摸到同侧肩部为正常。先作主动运动检查，然后进行被动检查。引起屈肘运动障碍的常见疾病有化脓性关节炎、风湿性关节炎、关节滑膜结核、靠近关节的骨折和脱位、骨化性肌炎等。

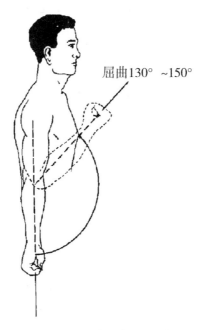

屈曲130°~150°

图2-42　肘关节运动检查

（2）伸肘运动：肘关节正常伸直为 0°~5°，主要伸肘肌肉是肱三头肌，检查时嘱患者作最大限度的屈肘，然后再伸直，观察能否达到正常范围。影响肘关节伸直的疾病最常见于肱骨髁间骨折、尺骨鹰嘴骨折或肘关节长期屈肘固定，致鹰嘴窝被纤维组织充填而阻碍肘关节伸直。或肘前有肌腱挛缩、瘢痕形成、骨性阻挡等，也影响肘关节伸直。

（3）旋转运动：前臂的旋转运动主要是由上下尺桡关节来完成，肱桡关节则次之，当前臂发生旋转时，主要是桡骨围绕尺骨转。正常前臂旋后可达 80°~90°，主要旋后肌肉是旋后肌和肱二头肌。检查时，患者端坐或站立，屈肘 90°，两上臂紧靠胸臂侧面，拇指向上，然后嘱患者作旋后动作，两侧对比检查，判断前臂是否有旋后功能障碍。应当防止患者肘部内收动作，代替前臂旋后运动。旋前运动主要由旋前圆肌和旋前方肌完成，正常前臂旋前可达 90°。检查时体位同前。在前臂中立位作旋前运动，掌心向下为正常。检查时务必防止患者用上臂外展来代替旋前运动。发生旋转功能障碍的原因多见于前臂骨折畸形愈合、下尺桡关节脱位或桡骨小头骨折脱位等。

（三）触诊

（1）肘后三角：肘关节屈曲 90°时，肱骨外上髁、内上髁和尺骨鹰嘴突三点连线构成的等腰三角形，称肘后三角。当肘关节伸直时，则三点在一条直线上（图 2－43）。临床通过检查三点关系的变化判断肘部骨折或脱位，肱骨髁上骨折时，三点关系保持正常；而肘关节脱位，则此三角关系破坏，可以此鉴别肱骨髁上骨折和肘关节脱位。此外，尺骨鹰嘴骨折近端被肱三头肌拉向上方，肱骨内、外髁骨折移位，肘后三角亦会发生改变。故触摸肘后三角时，先触到尺骨鹰嘴突，然后再摸肱骨内、外髁，对此三点仔细观察，可判断肘部的骨折和脱位。

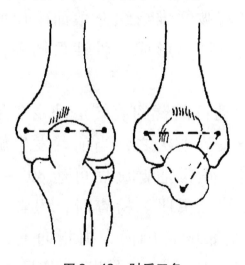

图 2－43　肘后三角

（2）肘部常见压痛点：肱骨外上髁为前臂伸肌群的起点，容易造成牵拉性损伤（或劳损）而形成肱骨外上髁炎。尤其网球运动员多发本病，故有"网球肘"之称。而肱骨内上髁压痛则为肱骨内上髁炎，但临床较少见（图2-44）。小儿桡骨头半脱位时，压痛点在桡骨小头前方；成人桡骨小头骨折，压痛点在肘前外侧。此外，肱骨内外髁撕脱骨折、尺骨喙突和鹰嘴突骨折，压痛点多在骨折的局部。在肘后部触摸到囊性包块，常见是尺骨鹰嘴突滑囊炎，若在鹰嘴突两侧触到黄豆大小的硬性包块，可在关节内移动，多是关节内游离体（或称关节鼠）。损伤后期，如在肘前方触及边界不清、硬度较大肿块，多为骨化性肌炎。

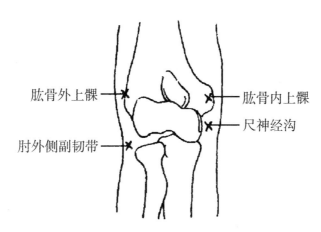

图2-44 肘部常见压痛点

（四）特殊检查

（1）网球肘（Mill）试验：前臂稍弯曲，手呈半握拳，腕关节尽量屈曲，然后将前臂完全旋前，再将肘伸直。如在肘伸直时，肱桡关节的外侧发生疼痛，即为阳性。

（2）腕伸、屈肌紧张（抗阻力）试验：令患者握拳、屈腕，检查者按压患肢手背，患者抗阻力伸腕，如肘外侧疼痛则为阳性，提示肱骨外上髁有炎性病灶；反之如令患者伸手指和背伸腕关节，检查者以手按压患者手掌，患者抗阻力屈腕，肘内侧痛为阳性，提示肱骨内上髁炎或病变。

（3）前臂（收展）试验：本试验用于判断是否有肘关节侧副韧带损伤。检查时患者与检查者相对而坐，上肢向前伸直，检查者一手握住肘部，一手握腕部并使前臂内收，握肘部的手推肘关节向外，如有外侧副韧带断裂，则前臂可出现内收运动。若握腕部的手使前臂外展，而握肘部的手拉肘关节向内，出现前臂有外展运动，则为内侧副韧带损伤。

三、腕和手部检查

（一）望诊

手的自然休息姿势〔图2－45（1）〕是：腕轻度背伸（约15°），拇指靠近食指旁边，其余四指屈曲，从第二至第五指各指的屈曲度逐渐增大，而诸指尖端指向舟状骨。手的功能位是准备握物的位置〔图2－45（2）〕：腕背伸

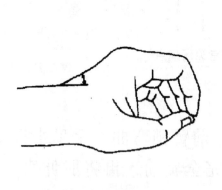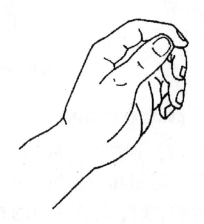

（1）手的休息位　　　　　（2）手的功能位

图2－45　手的休息位和功能位

（约30°），并向尺侧倾斜10°。拇指在外展对掌屈曲位，其余各指屈曲，犹如握茶杯姿势。在这个位置上能快速地握拳和完全伸开手指，表明手的功能正常。

（1）腕和手部肿胀：全腕关节出现肿胀，多表明有关节内损伤或关节内病变。如腕部骨折、脱位或韧带、关节囊撕裂。急性化脓性腕关节炎较少发生，一旦发生则全腕肿胀显著。腕关节结核肿胀发展缓慢，关节梭形变，不红不热。而风湿性关节炎肿胀发展迅速，时肿时消，且往往是对称性肿胀。腕舟骨骨折时鼻烟窝部肿胀明显，正常生理凹陷消失。第2~5指指间关节梭形肿胀，多为类风湿性关节炎。沿肌腱的肿胀多为腱鞘炎或肌腱周围炎。整个手指呈杵状指，多为肺源性心脏病、支气管扩张或发绀型先天性心脏病等疾患。腱鞘囊肿多为孤立局限的包块，有明显的界限。

（2）手指震颤：多见于甲状腺功能亢进、震颤麻痹、慢性酒精中毒等。震颤性麻痹患者，运动时震颤减轻或消失，静止时出现。如震颤轻微，可令患者紧闭双目，双手向前平举，在其双手背上放一张纸，可见到纸的抖动。

（3）指纹：3岁以下的婴幼儿疾病，望指纹（在食指掌面桡侧的浅表静脉）的颜色可作为辨别病情轻重的参考。食指第一节为风关，第二节为气关，第三节为命关。正常指纹，色呈浅红，隐现于风关之内。如纹色鲜红为感受外邪，色紫为热盛，色青为惊风，色淡多属虚寒证。纹色见于风关为病轻，至气关为病重，透过命关则病笃。

（4）腕和手部畸形

1）餐叉样畸形：见于伸直型桡骨远端典型移位骨折，系骨折远端向背侧桡侧移位，致使侧观时手腕部外观呈餐叉样（图2-46）。

2）爪形手：畸形若由前臂缺血性肌挛缩形成，则为手的掌指关节过伸，而近位指间关节屈曲，形似鸟爪（图2－47）。若由尺神经损伤或臂丛神经损伤形成，则表现为指间关节半屈，掌指关节过伸，4、5指不能向中间靠拢，且小鱼际肌萎缩（图2－48）。由烧伤形成爪形手，则有明显瘢痕和并指畸形。

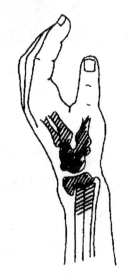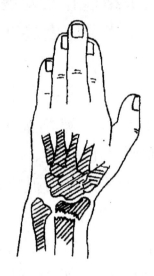

（1）侧面观　　　（2）背面观

图2－46　餐叉样畸形

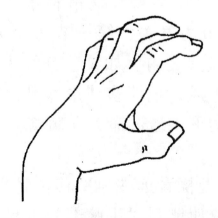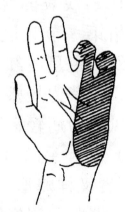

图2－47　前臂缺血性肌挛缩手部畸形　　　图2－48　尺神经损伤后手部畸形

3）猿手（扁平手、铲形手）：正中神经和尺神经同时损伤所致，表现为大、小鱼际肌萎缩，掌部的两个横弓消失，使掌心变为扁平，形如猿手（图2-49）。①大鱼际肌萎缩：临床多由正中神经损伤的肌麻痹形成，或腕管综合征正中神经长期受压引起。②小鱼际肌萎缩：由尺神经损伤、肘管综合征或尺神经炎所引起。③骨间肌萎缩：常由尺神经麻痹、损伤或受压引起，掌侧骨间肌萎缩由于解剖位置深在，临床表现不明显，而背侧骨间肌因位于手背的掌骨间，萎缩时能够清楚地看到，其中第一、二背侧骨间肌最容易显露。

4）腕下垂：由桡神经损伤引起。桡神经损伤后，前臂伸肌麻痹，不能主动伸腕，形成腕下垂畸形。此外，前臂伸腕肌腱的外伤性断裂，亦可形成"垂腕"畸形（图2-50）。

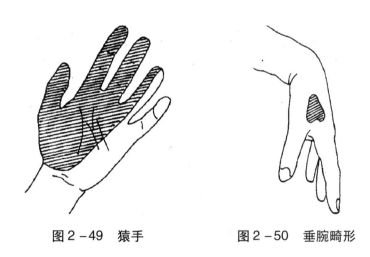

图2-49　猿手　　　　图2-50　垂腕畸形

5）锤状指：因手指末节伸肌腱断裂引起末节指间关节屈曲，不能主动背伸，形似小锤状。

6）尺骨小头变位：尺骨小头向背侧移位，临床常见于下尺桡关节分离移位、三角软骨损伤等。上述变位往往在前臂旋前位更明显。

（二）动诊（图2-51）

（1）伸腕运动：主要为桡侧伸腕长、短肌和尺侧伸腕肌的作用，正常伸腕可达70°。检查时患者屈肘90°，前臂旋前位，掌心向下，手呈半握拳，医者一手握住前臂下端，另一手握住手掌部，嘱患者作伸腕动作，观察是否有运动受限。

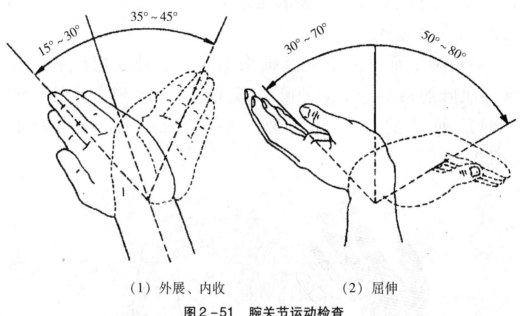

（1）外展、内收　　　　　　（2）屈伸

图2-51　腕关节运动检查

（2）屈腕运动：主要由桡侧屈腕肌和尺侧屈腕肌来完成，正常可屈腕80°。检查时患者手位置同前，嘱其作屈腕运动，观察有无运动障碍或肌力不足。

（3）腕桡偏运动：主要是桡侧伸腕肌和桡侧屈腕肌的协同作用。正常时可达30°，检查体位同前，嘱患者手向桡侧倾斜作侧偏运动，观察运动幅度可判定关节功能。

（4）腕尺偏运动：为尺侧伸腕肌和尺侧屈腕肌协同作用的结果，正常时可达到45°。检查体位同前，嘱患者手向尺侧倾斜，观察有无运动障碍。

（5）伸指运动：主要由伸指肌完成。包括指总伸肌、小指固有伸肌。检查时屈肘90°，前臂旋前位，手掌朝下，嘱患者掌指关节伸直，近节指间关节屈曲，医者用手固定近节指骨，再嘱患者作伸指运动，观察是否有伸指障碍。

（6）屈指运动：手指各小关节的屈曲运动，都是由单独肌肉来完成的，因此必须分别进行检查。掌指关节的屈曲是由蚓状肌完成的，正常可屈曲80°。近节指间关节屈曲是由指浅屈肌完成的，正常时可屈曲90°。远节指间关节的屈曲是指深屈肌的作用，正常时可屈60°。检查屈指时，须固定被检查关节的近端指骨，然后嘱患者屈曲指间关节，观察有无屈指障碍。

（7）手指外展：主要是由骨间背侧肌和小指外展肌完成。检查时嘱患者将手指伸直，并分别以中指为轴线作分开动作，即手指外展，注意观察各指外展情况，正常时均可超过20°。

（8）手指内收：主要由骨间掌侧肌完成。检查时手指外展位，嘱患者将各指并拢，如不能并拢则为手指内收运动有障碍。

（9）拇指背伸：主要由拇短伸肌和拇长伸肌完成。检查时，拇指在外展位作背伸运动，实际是拇指在伸直位作掌腕关节运动。

（10）拇指屈曲：主要由拇短屈肌和拇长屈肌完成。检查时，患者手心向上，医者固定第一掌骨，嘱患者屈曲拇指，正常时可达60°，拇指端可能到达小鱼际肌腹部。

（11）拇指外展：主要由拇长展肌和拇短展肌完成。外展运动分桡侧外展和掌侧外展。检查桡侧外展时，患者手心向上，拇指沿着掌平面向外平行运动，正常约 50°。检查掌侧外展时，患者手伸直，拇指离开掌平面向前方运动，与掌平面垂直，约为 70°。

（12）拇指内收：是拇指内收肌作用。检查拇指从外展位再回到解剖位置，或拇指从解剖位置沿着掌面向尺侧移动，达手掌尺侧缘为正常，约 45°左右。

（13）拇指对掌：主要运动肌肉是拇指对掌肌。检查时，先将拇指置于掌侧外展位，然后向各指端作对掌运动，正常时可触到其他指尖和第五掌骨头。

（三）触诊

（1）腕和手部肿块：月骨脱位时，在腕掌侧中央部能触到向前移位的骨块。腕背侧触得形状大小不一，边界清楚的孤立性囊性肿物多为腱鞘囊肿。桡骨茎突狭窄性腱鞘炎急性炎症期，可触及局部明显高凸。内生软骨瘤发生在指骨者最多，骨体向外肿大变粗，呈梭形，触之质硬，无移动，边界不清。

（2）腕和手部压痛：桡骨茎突部压痛多系拇长伸肌腱、拇短伸肌腱腱鞘炎；腕部损伤，若鼻烟窝部压痛，多为腕舟骨骨折；腕掌侧正中压痛，可能是月骨脱位或骨折；在腕背侧正中压痛，多是伸指肌腱鞘炎；下尺桡关节间和尺骨小头下方，多是腕三角软骨损伤、下尺桡关节脱位；腕管综合征的压痛点，多在腕掌侧横纹正中部大小鱼际之间，且多伴有手指放射痛和麻木感；若掌指关节掌侧面有压痛（即掌骨头部），多是屈指肌腱腱鞘炎。

（四）特殊检查

（1）腕三角软骨挤压试验：判断是否有三角软骨损伤。检查时嘱患者屈肘90°，掌心向下，医者一手握住前下端，另一手握住手掌部，使患手向尺侧被动偏斜，然后伸屈腕关节，使尺腕关节部发生挤压和研磨，如有明显疼痛加重即为阳性（图2－52）。

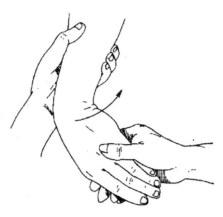

图2－52 腕三角软骨挤压试验

（2）握拳试验（Finkel－Stein试验）：常用于诊断桡骨茎突狭窄性腱鞘炎。检查时嘱患者屈肘90°，前臂中立位握拳，并将拇指握在掌心中，医者一手握住前臂下端，另一手握住患者手部同时使腕关节向尺侧屈腕，如在桡骨茎突部出现剧烈疼痛，则本试验为阳性（图2－53）。

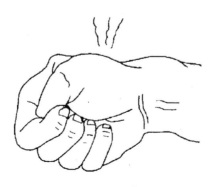

图2－53 握拳试验

（3）弹手指征［霍夫曼（Hoffmann）征］：快速弹压被夹住的患者中指指甲，引起诸手指的掌屈反应为阳性，提示中枢神经损害。

第五节　下肢部检查

一、髋部检查

（一）望诊

检查时要求患者只穿三角短裤。

（1）前面观察：两侧髂前上棘是否在同一水平线上，即骨盆是否倾斜。腹股沟区是否对称，有无高凸饱满或空虚，前者多系髋关节肿胀，后者往往提示股骨头有严重破坏。

（2）侧面观察：如有腰生理前凸加大，臀部明显后凸，髋部呈现屈曲位，则是髋关节后脱位（陈旧性）；或系小儿先天性髋脱位和髋关节屈曲性强直（图2-54）。

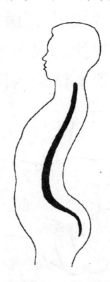

图2-54　双髋先天性脱位，臀部后凸，腰椎代偿性前凸

（3）后面观察：应注意有无臀大肌萎缩，慢性髋关节疾病由于长期负重减少和运动障碍，可出现废用性肌萎缩；小儿麻痹后遗症，则有神经性肌萎缩。对比观察两侧臀横纹是否对称，如有单侧横纹皱褶增多，而且加深，并有升高，为单侧先天性髋关节脱位；若有两侧股骨大转子向外突出，会阴部增宽，为双侧先天性髋关节脱位。

单侧髋内翻畸形，临床多有患肢短缩。髋外翻外旋畸形可见患肢外展，不能内收，比健肢稍长。

（二）动诊（图2－55）

（1）前屈运动：主要是髂腰肌的作用，正常髋关节屈曲可达到140°，大腿部可以接触腹壁，根据屈髋角度，判定髋关节的屈曲功能。患者仰卧，两下肢中立位，医者一手置于下部腰椎，另一手固定骨盆，然后嘱患者作患肢屈髋运动，当屈到一定角度时，若发生运动障碍，则骨盆出现旋转后倾，腰椎生理弯曲度变直，医者手就会感到腰部下落和骨盆旋转。

（2）后伸运动：主要为臀大肌的作用，正常时可后伸30°。患者取俯卧位，两侧下肢伸直，先主动后伸检查，观察后伸角度，然后医者一手按住骶骨部，固定骨盆，另一手托住大腿下段，抬起大腿使髋关节后伸，注意骨盆是否会离开床面。

（3）外展运动：主要是臀中肌的作用，正常时可达到45°。检查时患者取仰卧位，两下肢伸直并拢，医者一手按住髂骨、固定骨盆，另一手握踝部缓慢地将患肢向外移动，当移到一定角度或达到最大限度时，骨盆则发生移动。再检查对侧作为对照检查，判断有无障碍。

（4）内收运动：是大腿内收肌群的共同作用，正常可以达 30°。检查时患者仰卧位，两侧下肢中立位，医者一手固定骨盆，另一手持踝部使患肢内收，从健侧下肢前方越过中线继续内收，至骨盆发生移动为止，即最大内收限度。要注意肥胖体质患者大腿过粗，会妨碍髋关节内收运动。

（5）外旋运动：主要是梨状肌、孖上肌、孖下肌、股方肌及闭孔内肌等外旋肌群的作用，正常时下肢伸直位外旋可达 45°，屈膝 90°位可达 80°。伸直位检查时，患者取仰卧位，两侧下肢伸直并拢，医者一手扶足部，嘱患者作下肢外旋运动，再旋转健肢与其对比。屈膝 90°位检查时，体位同前，屈膝、屈髋各 90°，医者一手扶住膝部，另一手扶住足部，使小腿和足内收，利用小腿作杠杆使大腿沿纵轴发生外旋（即盘腿动作）。观察小腿内收角度，即是髋外旋角度。

（6）内旋运动：外展、内旋是臀中肌、臀小肌及阔筋膜张肌的作用。髋关节的内旋活动正常可达 35°～45°。伸直位检查时，体位同前，只是患肢向内旋转，观察其运动角度，注意有无障碍。屈膝位检查时体位也同前，只是扶足部的手推其向外移动，而使大腿产生向内旋转的动作，观察其旋转角度，分析判断髋关节有无内旋障碍。

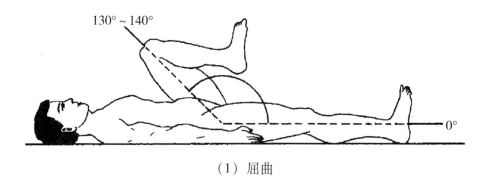

（1）屈曲

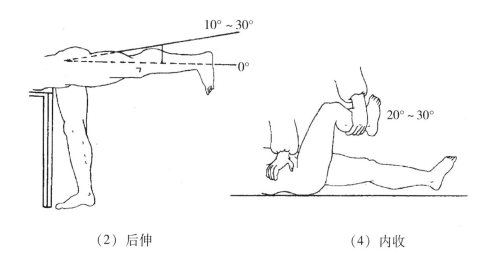

（2）后伸　　　　　　　　　　　（4）内收

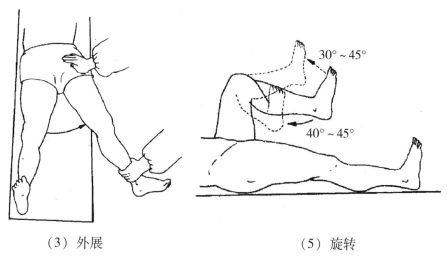

（3）外展　　　　　　　　　　　（5）旋转

图 2-55　髋关节运动检查

（三）触诊

髋关节的触诊，首先从前面检查，以两侧髂前上棘为骨性标志。触摸腹股沟部时，注意淋巴结是否有肿大，局部有无饱满肿胀、压痛等。急性化脓性关节炎、髋关节结核、髋部骨折等，腹股沟部均有肿胀和压痛。髋关节侧面触诊主要是触摸大转子，注意两侧大转子顶部，观察是否有大转子向上移位。大转子向上移位多见于股骨颈骨折、粗隆间骨折、髋关节后上方脱位等（图2-56）。大转子部滑囊炎，在局部可触到较大的囊性肿物，质软可移动。"弹响髋"的表现是当髋关节屈伸活动时，可触到在大转子上来回滑动的髂胫束。在髋关节后方触诊时，注意臀大肌肌张力和臀部压痛点，梨状肌下缘是坐骨神经出口处，此体表投影部位如有压痛则多涉及坐骨神经的病变。

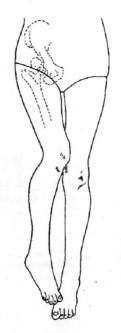

图2-56　髋关节后脱位，大转子向上移位

（四）特殊检查

（1）川德伦伯（Trendelenburg）征：又称髋关节承重机能试验，用于检查有无臀中肌麻痹和髋关节的稳定程度。检查时患者直立位，背向医者，先将患腿屈膝抬起，用健侧单腿站立，然后再患侧单腿站立，注意观察站立时骨盆的升降变化。正常时单腿站立后对侧骨盆上升，患侧单腿站立时，则对侧骨盆下降低落。常用于诊断小儿麻痹后遗症、小儿先天性髋关节脱位、成人陈旧性髋脱位、股骨颈骨折后遗症髋内翻畸形、股骨头坏死等的检查（图2-57）。

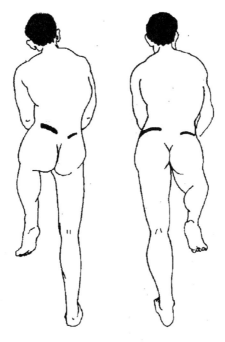

图2-57 髋关节承重机能试验

（2）托马斯（Thomas）征：又称髋关节屈曲挛缩试验，用于检查髋关节有无屈曲挛缩畸形。检查时患者取仰卧位，腰部放平，先将健侧腿伸直，然后再将患腿伸直，注意观察，达到一定角度时，腰部是否离开床面，向上挺起，如腰部挺起则为阳性。当患肢完全伸直后，再将健肢屈髋、屈膝，使大腿贴近腹壁，腰部也下降贴近床面，此时患腿自动离开床面，向上抬起，亦为阳性。阳性者说明髋关节有屈曲挛缩，常用于检查髋关节结核、髋关节炎或强直、类风湿性关节炎、髂腰肌炎等（图2-58）。

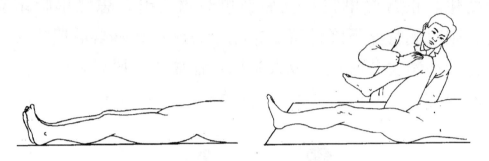

（1）下肢伸直时，腰椎有代偿性过分前凸　　（2）矫正腰椎前凸，患髋呈屈曲位

图2-58　髋关节屈曲挛缩试验

（3）艾利斯（Allis）征：又称下肢短缩试验，用于检查肢体有无短缩。检查时患者取仰卧位，两腿并拢屈髋、屈膝，两足并齐，这时观察两膝高度，如患腿低落为阳性，说明有肢体短缩。临床常见于股骨颈骨折、髋关节后脱位、胫骨缩短等（图2-59）。

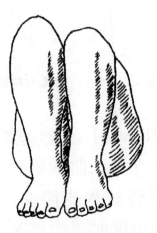

图2-59　下肢短缩试验

（4）望远镜试验：又称套叠征，用于检查婴幼儿先天性髋关节脱位。检查时患儿仰卧位，两下肢放平伸直，医者一手固定骨盆，另一手握住膝部将大腿抬高30°，并上下推拉股骨干，如出现松动感或抽动感，即为阳性。可双侧对照检查。

（5）髋关节过伸试验：又称腰大肌挛缩试验，患者取俯卧位，患膝屈曲90°，医者一手握踝部将下肢提起，使患髋过伸。若骨盆亦随之抬起，即为阳性，说明髋关节不能过伸。腰大肌脓肿、髋关节早期结核、髋关节强直，可有此阳性体征（图2-60）。

（6）髂胫束挛缩试验：患者侧卧位，健肢在下，医者立于患者背后，一手固定骨盆，另一手握住患肢踝部，使患膝屈曲90°，患髋先屈曲、外展，再后伸。最后放松握踝的手，让患肢自然落下，正常时落在健肢的后方，若落在健肢的前方或保持上举外展的姿势，则为阳性，说明髂胫束挛缩或阔筋膜张肌挛缩（图2-61）。

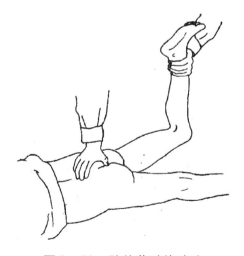

图2-60　髋关节过伸试验

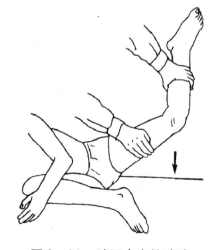

图2-61　髂胫束挛缩试验

（7）蛙式试验：多用于幼儿。检查时，患儿仰卧，使双膝双髋屈曲90°，医者使患儿双髋作外展外旋至蛙式位，双侧肢体平落在床面为正常，若一侧或双侧肢体不能平落于床面，即为阳性，说明髋关节外展外旋受限，根据临床表现可考虑为先天性髋关节脱位（图2－62）。

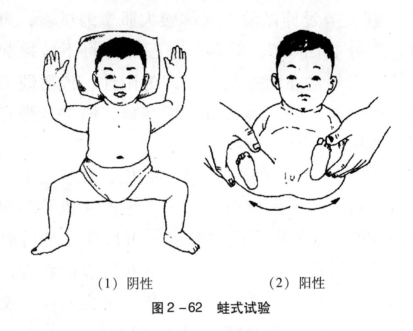

（1）阴性　　　　　　　（2）阳性

图2－62　蛙式试验

（8）股骨大转子位置的测量

1）髂坐连线（Nelaton 线）：患者仰卧位，髋部稍屈曲（45°～60°），由髂前上棘至坐骨结节划一连线，正常时股骨大转子顶点恰在该连线上，若大转子超过此线以上，说明有大转子上移〔图2－63（1）〕。

2）布瑞安（Bryant）三角：患者取仰卧位，自髂前上棘与床面作一垂线，自大转子顶点与身体平行划一线与上线垂直，即构成一直角三角形，称为布瑞安三角，医者对比两侧三角形的底边，如一侧底边变短，说明该侧大转子向上移位〔图2－63（1）〕。

　　3）休梅克（Shoemaker）线：患者取仰卧位，两下肢伸直中立位，两侧髂前上棘在同一平面，医者从两侧髂前上棘与股骨大转子顶点分别连一直线，正常时两连线之延长线相交于脐或脐上中线，若一侧大转子上移，则延长线交于健侧脐下，且偏离中线〔图2－63（2）〕。

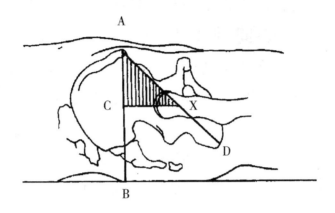

（1）髂坐连线及布瑞安三角

A 髂前上棘，AB 线垂直于床面

D 坐骨结节，CX 线垂直于 AB 线

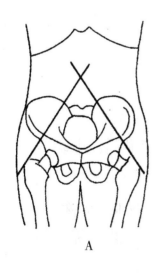 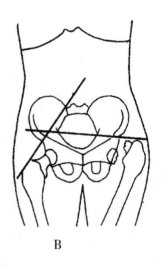

A	B

（2）休梅克线

A. 正常；B. 异常（异常时左侧股骨颈骨折，大转子升高，两线在右侧交叉）

图2－63　股骨大转子位置的测量

二、膝部检查

（一）望诊

（1）膝关节肿胀：膝关节轻度肿胀时，表现为两侧膝眼消失，肿胀严重则波及髌上囊甚至整个膝周肿大。肿胀最常见原因是外伤，如膝部扭挫伤、髌骨骨折、胫骨内外髁骨折、髁间棘骨折等。如为急性化脓感染者，则关节肿胀伴有局部皮肤焮红、灼热而剧痛。此外，膝关节滑膜炎、风湿性关节炎、膝关节结核、肿瘤等均可出现肿胀。

（2）膝部周围局限性肿块：髌上滑囊炎、膝关节结核、肿瘤等均可出现局限性肿胀。胫骨结节骨骺炎，在胫骨结节处有明显的高凸畸形。膝关节后侧有圆形肿块者，一般为腘窝囊肿。囊性肿物、骨软骨瘤，在股骨下端或胫骨上端的内、外侧均可发生，局部可见隆凸。

（3）股四头肌萎缩：多见于膝关节半月板损伤、腰椎间盘突出症及下肢骨折长期固定后等。检查时根据肌肉萎缩程度，结合病史进行分析。

（4）膝关节畸形：正常的膝关节有 5°～10° 的生理外翻角。超过 15°，则为膝外翻畸形。单侧膝外翻称"K"形腿，双侧膝外翻称"X"形腿。反之，若正常生理外翻角消失，而形成小腿内翻畸形，如为双侧则称"O"形腿。正常的膝关节伸直可有 0°～5° 的过伸，如过伸超过 15°，则称为膝反张畸形。上述畸形常见于佝偻病、骨折畸形愈合、骨骺发育异常、小儿麻痹后遗症等（图 2-64）。

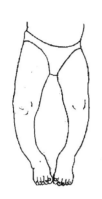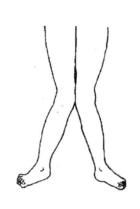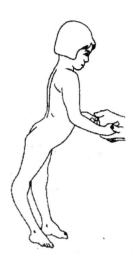

（1）膝内翻（"O"形腿）　　（2）膝外翻（"X"形腿）　　（3）膝反张

图2-64　膝部畸形

（二）动诊

（1）伸膝运动：正常关节伸直为0°，青少年或女性有5°~10°过伸。伸膝运动主要是股四头肌的作用。检查时，患者坐于诊察床边，双小腿下垂，嘱患者主动伸直患腿，观察有否运动受限（图2-65）。

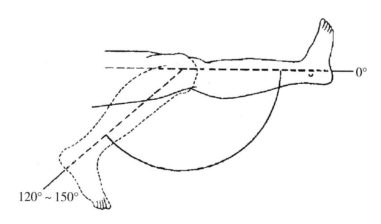

图2-65　膝关节运动检查

（2）屈膝运动：膝关节正常屈曲可达 140°，屈膝运动主要由腘绳肌作用。检查时，患者俯卧位，两腿并齐，检查者一手按住大腿下部，另一手扶住足部，嘱患者作屈膝动作，观察其运动情况。

（三）触诊

患者仰卧，两腿伸直，髌上滑囊炎时，在髌骨上方能触到囊性肿块，有波动和轻度压痛。髌骨横形骨折时，在髌骨前面能触到裂隙和明显沟状凹陷，压痛敏感。髌骨软化症向下按压髌骨，使髌骨轻轻移动，可出现明显的疼痛反应。胫骨结节骨骺炎，局部能触到高凸坚硬的包块，压痛明显。髌下脂肪垫肥厚，在髌韧带两侧可触到饱满柔韧的硬性包块。膝关节间隙压痛，可能为半月板损伤。如为腘窝中可触到时，多为囊性包块，有时可有触痛。膝部常见压痛点（图 2－66）。

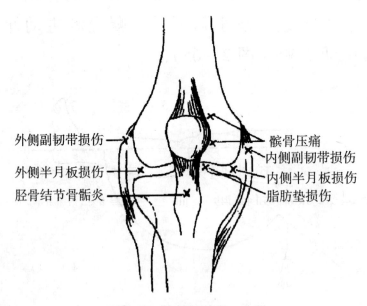

图 2－66　膝部常见压痛点

（四）特殊检查

（1）浮髌试验：用于检查膝关节腔内积液。检查时患腿伸直，检查者一手压在髌上囊部，向下挤压使积液流入关节腔内。然后用另一手拇、中指固定髌骨内外缘，食指按压髌骨，这时可感到髌骨有漂浮感，重压时下沉，松指时浮起，称浮髌试验阳性（图 2 – 67）。

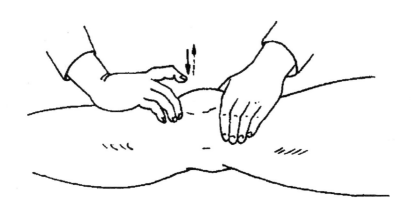

图 2 – 67　浮髌试验

（2）侧副韧带损伤试验：用于检查膝关节侧副韧带是否有断裂。检查时患者仰卧位，患腿伸直，检查者一手扶膝侧面，另一手握住踝部，然后使小腿作被动的内收或外展动作。如检查内侧副韧带，则一手置膝外侧推膝部向内，另一手拉小腿外展，这时产生松动感和内侧疼痛。若检查外侧副韧带，则一手置膝内侧推膝部向外，另一手拉小腿内收，此时发生膝外侧疼痛和产生松动感亦为阳性征。这表明有膝关节侧副韧带断裂或损伤（图 2 – 68）。

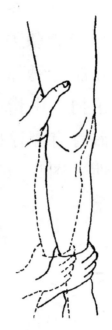

图2-68　侧副韧带损伤试验

（3）麦氏征试验：又称回旋挤压试验，是临床诊断半月板损伤最常用的试验方法。检查时患者取仰卧位，双下肢伸直，如检查内侧半月板损伤，检查者一手扶患膝，另一手握住足踝部，先将膝关节屈曲到最大限度时，然后使膝外旋、小腿内收，并逐渐伸直膝关节，这样使膝关节内侧间隙产生挤压力和研磨力。如发生弹响和明显疼痛，即为阳性。如使小腿外展膝内旋，可以检查外侧半月板损伤〔图2-69（1）〕。

（4）研磨提拉试验：患者俯卧，使患膝屈曲90°，检查者一手按住大腿下端，另一手握住患肢踝部提起小腿，使膝离开床面，作外展、外旋或内收、内旋活动，若出现膝外侧或内侧疼痛，则为研磨提拉试验阳性，说明有内侧或外侧副韧带损伤。若检查者双手握足踝部，使膝关节在不同角度被动研磨加压，同时作外展外旋或内收内旋活动，如出现膝关节疼痛和弹响为阳性，说明有内侧或外侧半月板损伤。由于该试验有两种临床意义，故研磨和提拉检查又用于鉴别膝关节半月板和侧副韧带损伤〔图 2 - 69 （2）〕。

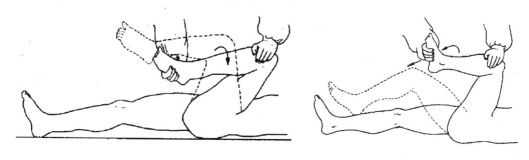

（1）回旋挤压试验

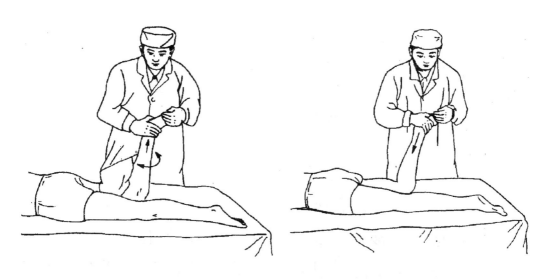

A. 研磨提拉试验　　　　　　　　　　　B. 研磨加压试验

（2）研磨试验

图 2 - 69　回旋挤压及研磨试验

（5）抽屉试验：本试验用于检查十字韧带是否发生断裂。检查时患者取坐位或仰卧位，双膝屈曲 90°，嘱患者用双手按住大腿下段，检查者双手握住小腿上段，用大腿夹住患肢的足部防止移动，同时作小腿前后推拉动作。如过度向前移动，则说明是膝关节前十字韧带断裂；若向后过度移动，则说明是后十字韧带有断裂；注意在检查移动时必须以解剖位置为活动起点，否则容易发生判断错误。如后十字韧带断裂时，小腿上端自然向后移位，检查时可以拉向前移动，这是恢复解剖位置的移动，不要误认为是胫骨向前移动，再向后推出现的移动才是异常活动（图2-70）。

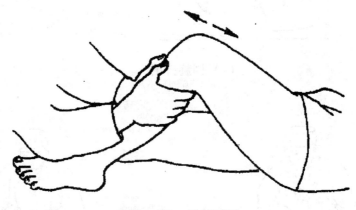

图2-70　抽屉试验

（6）交锁征：患者取坐位或仰卧位，嘱患者作患肢膝关节屈伸活动数次，若突然关节出现疼痛、不能屈伸为阳性，说明膝关节被破裂的半月板交锁，但慢慢旋膝以后，可解开交锁，又复能主动屈伸。凡有此试验阳性者，平日上、下楼或上、下坡时有膝关节交锁史。

（7）挺髌试验：患膝伸直，用拇、食二指将髌骨向远端推压，嘱患者用力收缩股四头肌，若引发髌骨部疼痛者为阳性，多提示髌骨劳损（髌骨软化症）。

三、踝与足部检查

（一）望诊

（1）踝关节肿胀：引起踝关节肿胀的最常见原因是踝部外伤，其中以踝部筋伤多见。如有内外踝骨折或胫骨下端骨折，则肿胀更为显著。若为踝关节结核或关节炎等，则肿胀形成缓慢。踝下凹陷消失，跟骨增宽，跟腱止点处疼痛，可能为跟骨骨折；内、外踝下方及跟腱两侧的正常凹陷消失，兼有波动感，可能为关节内积液或者血肿；肿胀局限于一侧，多见于侧副韧带损伤，足后部肿胀多属跟腱炎、滑囊炎、骨质增生等。

（2）足踝部畸形

1）马蹄足：也称"尖足"或"垂足"。行走时前足着地负重，踝关节保持在跖屈位，足跟悬起〔图2－71（1）〕。常因跟腱挛缩或腓总神经麻痹引起。

2）仰趾足：也称"跟足"。行走时足跟着地负重，踝关节保持在背伸位，前足仰起〔图2－71（2）〕。常因小腿三头肌麻痹引起。

3）内翻足：是足底向内翻转，行走时足背外侧缘着地〔图2－71（3）〕。常见于小儿麻痹后遗症。

4）外翻足：足底向外翻转，行走时足内侧缘着地〔图2－71（4）〕。见于胫前、胫后肌麻痹。

5）扁平足：足纵弓塌陷变平，足跟外翻，前足外展，足舟骨低平，严重者触地〔图2－71（5）〕。

6）高弓足：足的纵弓异常升高，行走时足跟和跖骨头着地〔图2－71（6）〕。

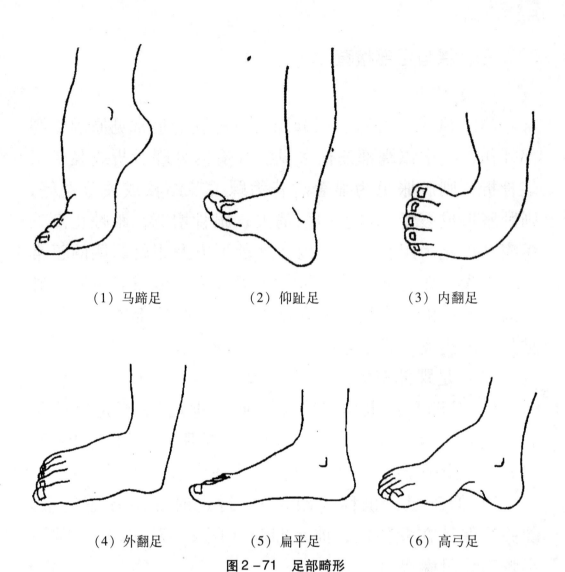

（1）马蹄足   （2）仰趾足   （3）内翻足

（4）外翻足   （5）扁平足   （6）高弓足

图2-71　足部畸形

（二）运动检查（图2-72）

（1）踝关节背伸：正常时可达35°，主要是胫前肌和趾长伸肌作用。检查时患者取坐位，两侧下肢伸直并拢，然后嘱患者两足同时作背伸运动，对比观察患足运动受限情况。必要时作被动背伸检查。

（2）踝关节跖屈：正常时可达45°，主要是腓肠肌作用。检查时体位同前，嘱患者作前足下蹬的动作，尽力跖屈，对比观察是否有跖屈运动受限。必要时也可行被动检查。

（3）距下关节（跟距关节）内翻运动：正常人的足内翻运动发生于跟距关节，主要是胫后肌的作用，正常内翻可达 45°。检查时患者坐于诊察床边，双小腿下垂，嘱患者作足内翻运动（即踢毽动作），观察其内翻是否有障碍，然后再作被动检查。

（4）距下关节外翻运动：主要是腓骨长短肌作用，正常时外翻可达 20°。检查体位同上，嘱患者作足的外翻运动，观察是否运动受限，必要时作被动外翻检查，并与健侧对比。

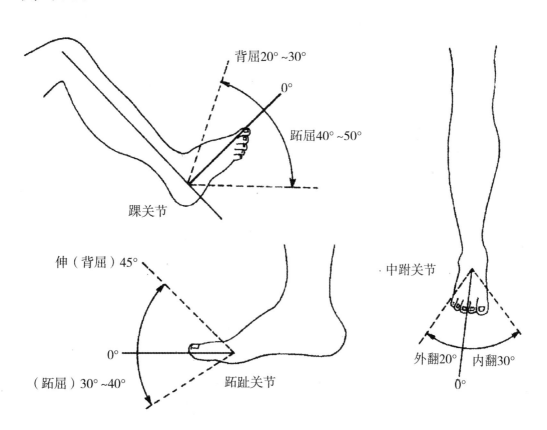

图 2-72　踝部运动检查

（三）触诊

踝关节全关节肿胀多为关节内严重骨折、脱位、结核、肿瘤。当有积液时，触之可有波动感，关节周围压痛。足踝部局限性肿胀，多见于筋伤、关节外骨折；如拇长伸肌腱鞘炎时，在足背部呈长条状肿胀，并有明显触痛；跖骨骨折时，可顺跖骨轴线肿胀，并能触到骨折端及压痛；第二跖骨头无菌性坏死，压痛在第二跖趾关节近端。当内踝发生骨折时则压痛点在内踝前下方，内踝尖端部；舟骨内侧向内凸出，可能是副舟骨畸形或胫后肌止点骨质无菌性坏死；上述二者均有压痛。跟距关节间隙压痛可能为跟距关节炎；在第一跖骨头内侧皮下囊性肿块，而压痛明显，常为外翻形成的滑囊炎；外踝骨折时，局部肿胀明显，压痛在外踝部；外侧副韧带损伤，肿胀和压痛都在外踝前下方；第五跖骨基底部骨折，压痛和肿胀在足外侧第五跖骨近端；足跟触痛伴肿胀多见于跟骨骨折、跟骨结核、跟骨骨髓炎等；无肿胀的跟骨周围痛，若在跟骨结节部，则为跟腱炎；跟骨底部痛，不能行走负重，往往是跟骨脂肪垫肥厚、跟骨刺或跟底滑囊炎；青少年如有跟后部痛，多见于跟骨骨骺炎。

（四）特殊检查

（1）跟轴线测量：患者站立位时，跟骨纵轴线与跟腱纵轴线重叠，为正常；当足出现内翻或外翻畸形时，则跟腱轴线向内、外侧偏斜，记录其偏斜角度（图2-73）。

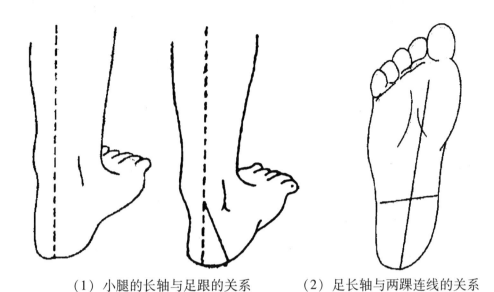

（1）小腿的长轴与足跟的关系　　（2）足长轴与两踝连线的关系

图2-73　跟轴线测量

（2）跟腱挛缩试验：跟腱挛缩，常由比目鱼肌和腓肠肌挛缩引起，该试验可进行两者鉴别。患者取坐位，使小腿自然下垂，若膝关节屈曲，踝关节下垂跖屈畸形，为比目鱼肌挛缩。如膝关节伸直位，踝关节不能背伸，则为腓肠肌挛缩。如膝伸直或屈曲位，均出现跖屈，则为双肌挛缩。

（3）足指数测定

正常指数＝（足弓高度×100）/足长度≈29～31

扁平足指数为25～29或小于25，高弓足指数大于31。

注：足弓高度为足平放桌上自足最高处到桌面的距离。足长度为足跟到第二足趾尖的长度。

（4）踝阵挛：检查者一手托住腘窝，一手握足，用力使其踝关节突然背屈，然后放松，可以产生踝关节连续交替的伸屈运动，则视为阳性，提示有锥体束损害。

（5）划跖试验［巴宾斯基（Babinski）征］：轻划跖

外侧，引起拇趾背屈，余趾呈扇形分开的反应为阳性，提示有锥体束损害（图2－74）。

（6）弹趾试验：轻叩足趾基底部或用手将足趾向背面挑动，如引起足趾跖屈为阳性，提示有锥体束损害。

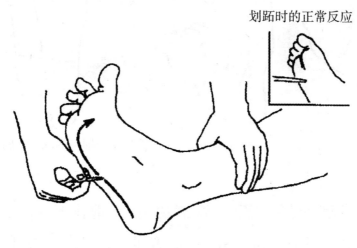

划跖时的正常反应

图2－74　划跖试验

第三章　常用按摩手法操作规范

第一节　按摩手法的基本知识

一、按摩手法的概念

按摩手法是指医生施行按摩治疗时所采用的一种特殊的操作技能，通常以手、腕、肘、前臂、足、膝、头、胸等部位，按照一定的技术要求施加于患者身体，从而实现其防治疾病的目的。因为手部的运用最多，所以习惯上称之为手法。但这里的"手"绝非单单指手而言，手法可视作是对这一类操作技能的统称。

按摩手法也可应用于保健，但医疗手法与保健手法又存在明显区别。概括起来主要有以下几点：①医疗手法技术要求高，难度大，需要经过长时间的刻苦磨练才能掌握；保健手法技术要求低，难度小，在较短时间内即可掌握。②医疗手法训练具有一整套严格而完备的程序和方法，除了手法本身的训练以外，还要进行按摩功法训练；保健手法的训练方法较为简单，没有功法训练的内容。③医疗手法富于变化，它要求施术者根据病情、证候、体质、施术部位等情况对手法做出相应的调整；保健手法变化较少，操作多为套路化。④医疗手法在运用的过程中需要有系统全面的医学理论指导，包括现代人体解剖学、生理学和中医学等理论；保健手法往往缺乏足够的医学理论指导。

二、按摩手法的学习方法

按摩手法操作往往是施术者的一种复合动作，是在身体内外协调一致的情况下通过手等部位来完成这一操作过程的。一般认为，绝大多数按摩手法要具备均匀、柔和、持久、有力的技术要求，它需要通过一定的训练方式和较长的时间才能掌握。正像许多用手作业者，都需要经过严格的手法训练过程一样，如打字员需要熟悉键盘、训练指法；书法者需要练习握笔姿势、学习最基本的笔画、笔顺；而弹钢琴、拉提琴则需要更为艰辛刻苦的指法、乐感等的训练。按摩手法作为一种操作技能，同样需要长时间的刻苦磨练。其中，手法本身的训练是一方面，同时还要进行按摩功法的锻炼。按摩功法锻炼可以全面提高锻炼者的身体素质，学习并适应按摩手法操作所需要的基本步法、架势和内力，提高按摩者手等部位的柔韧性、灵活性和敏感性，按摩手法学和按摩功法学同为按摩学的基本技能课，二者相辅相成，互相促进。因此，学习按摩手法之前，需要首先进行按摩功法的学习和锻炼，学习按摩手法的过程中，则可将手法与功法结合起来进行练习，这样便可收到比较好的学习效果。由于篇幅有限，此处不再对按摩功法进行具体介绍。

按摩手法的学习和训练可以分为以下三个阶段。

首先是手法基本动作的学习和训练，虽然枯燥乏味，但却极其重要。需要潜心练习，切忌浮躁。学习的方法主要是临摹，根据老师的示范，反复临摹老师的动作并仔细体会其中的要领，此谓之"初与师合"。其次，将手法和功法结合起来进行练习。一般先摆好一定的姿势，然后再进行手法练习，并持续一定的时间。练习过程中，注意保持身体协调一致，用力自然、持久，动作灵活、连贯；避免局部僵硬，过分用力，造成自我损伤。以上练习达到要求后，可以开始人体操作训练，它与体外练习的最大区别是人体表面的肌肉具有一定的弹性，会对手法产生反作用力，所以要求练习者要时刻注意体会手下的力量变化，不断提高自己的手感，逐步做到根据手下肌肉的反应而及时调整旋力的大小。由于每个学习者的身体条件和力量大小不同，此阶段往往会形成一些各自独具特点的操作方法，这些都是允许的，此谓之"终与师离"。

总之，学习按摩手法学，要勤学苦练，多动手、多实践，可以增强感性认识的积累；多动脑、多思考，能够加快感性认识向理性认识的转化，提高学习的效率，二者相辅相成，互相促进，缺一不可。按摩手法学的学习，还要与相关课程结合起来，如中医学基础理论、中医和西医诊断学、解剖学、生理学、生物力学等，逐步做到理论知识的融会贯通，为进一步学习按摩治疗打下坚实的基础。

三、按摩手法的基本技术要求

按摩手法的基本技术要求主要有以下五点：

（1）持久：是指手法能够严格按照规定的技术要求和操作规范，持续操作足够时间而不变形，保持动作的连贯性。因为不少按摩手法在临床应用时，需要操作较长的时间才能取得预期的疗效；如果缺乏持久性，势必影响疗效。

（2）柔和：是指手法操作应做到轻而不浮，重而不滞，刚中有柔，刚柔相济。动作稳柔灵活，用力和缓，讲究技巧性，变换动作自然流畅，毫无涩滞。

（3）均匀：一是指手法的操作必须具有节律性，不可时快时慢；二是指手法的作用力在一般情况下保持相对稳定，不可忽轻忽重。当然，操作时根据治疗对象、部位、疾病的性质不同，手法的轻重应有所不同；手法操作时也有先轻后重的，如拿法等。

（4）有力：是指手法必须具备一定力量、功力和技巧力。力量是基础，功力和技巧力需通过功法训练和手法练习才能获得。在力的运用上须根据治疗对象、施治部位、病证虚实而灵活掌握。其基本原则是既保证治疗效果，又避免发生不良反应。

（5）深透：是指手法作用的最终效果不能局限于体表，而要达到组织深处的筋脉、骨肉，功力达于脏腑，使手法的效应能传之于内，如《小儿推拿广意》所说的"外呼内应"，即是此意。要做到这一点，必须保持上述4个方面技术要求的协调统一。首先，手法操作应具有一定的力量、功力和技巧力，不能失于柔和，一般都是采用逐渐加力的施力方式，同时富于节律性的变化，即要符合均匀的要求，然后通过一定时间的积累，最终达到"深透"的作用效果。所以说手法是一种技术难度大、技巧性高的操作技能，只有通过刻苦训练，细心体会，才能逐步掌握，娴熟运用。

第二节　常用手法

一、按法

以指或掌按压体表，称按法。《医宗金鉴·正骨心法要旨》："按者，谓以手往下抑之也。"在《内经》中有多处提及按法的应用和作用，它具有刺激强而舒适的特点，易于被人接受。按法又常与揉法相结合，组成"按揉"复合手法。可分为指按法和掌按法两种。

（一）操作

（1）指按法：以拇指罗纹面着力于施术部位，余四指张开，置于相应位置以支撑助力，腕关节屈曲约 40° ~ 60°。拇指主动用力，垂直向下按压。当按压力达到所需的力度后，要稍停片刻，即所谓的"按而留之"，然后松劲撤力，再作重复按压，使按压动作既平稳又有节奏性（图 3 -1）。

（2）掌按法：以单手或双手掌面置于施术部位。以肩关节为支点，利用身体上半部的重量，通过上、前臂传至手掌部，垂直向下按压，用力原则同指按法（图 3 -2）。

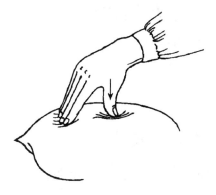

图 3 -1　指按法

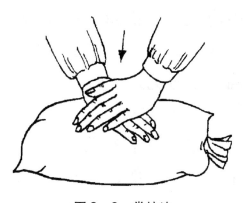

图 3 -2　掌按法

（二）动作要领

（1）指按法宜悬腕。当腕关节悬屈 40°~60°时，拇指易于发力，余四指也容易支撑助力。

（2）掌按法应以肩关节为支点。当肩关节成为支点后，身体上半部的重量很容易通过上、前臂传到手掌部，使操作者不易疲劳，用力又沉稳着实。如将肘关节作为支点，则须上、前臂用力，既容易使操作者疲乏，力度又难以控制。

（3）按压的用力方向多为垂直向下或与受力面相垂直。

（4）用力要由轻到重，稳而持续，使刺激充分达到机体组织的深部。

（5）要有缓慢的节律性。

（三）注意事项

（1）指按法接触面积较小，刺激较强，常在按后施以揉法，有"按一揉三"之说，即重按一下，轻揉三下，形成有规律的按后予揉的连续手法操作。

（2）不可突施暴力。不论指按法还是掌按法，其用力原则均是由轻而重，再由重而轻，手法操作忌突发突止，暴起暴落，同时一定要掌握好患者的骨质情况，诊断必须明确，以避免造成骨折。

（四）适用部位

指按法适于全身各部，尤以经络、穴位常用；掌按法适于背部、腰部、下肢后侧以及胸部、腹部等面积较大而又较为平坦的部位。

（五）作用

按法常用于头痛、腰背痛、下肢痛等各种痛症以及风寒感冒等病证。

二、摩法

用指或掌在体表作环形或直线往返摩动，称为摩法。分为指摩法和掌摩法两种。

（一）操作

（1）指摩法：指掌部自然伸直，食指、中指、无名指和小指并拢，腕关节略屈。以食指、中指、无名指和小指指面附着于施术部位，以肘关节为支点，前臂主动运动，使指面随同腕关节作环形或直线往返摩动（图3-3）。

（2）掌摩法：手掌自然伸直，腕关节略背伸，将手掌平放于体表施术部位上。以肘关节为支点，前臂主动运动，使手掌随同腕关节连同前臂作环旋或直线往返摩动（图3-4）。

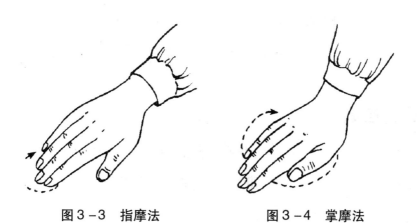

图3-3　指摩法　　　　　　图3-4　掌摩法

（二）动作要领

（1）肩臂部放松，肘关节屈曲约40°~60°左右。

（2）指摩法时腕关节要保持一定的紧张度，掌摩法时则腕部要放松。

（3）摩动的速度、压力宜均匀。一般指摩法宜稍轻快，掌摩法宜稍重缓。《厘正按摩要术》："摩法较推则从轻，较运则从重。"

（4）要根据病情的虚实来决定手法的摩动方向。临床一般以环摩应用较多，直摩应用相对较少。就环摩而言，传统以"顺摩为补，逆摩为泻"，故虚证宜顺时针方向摩动，实证宜逆时针方向摩动。

（三）注意事项

操作时注意摩动的速度不宜过快，也不宜过慢；压力不宜过轻，也不宜过重。《圣济总录》："摩法不宜急，不宜缓，不宜轻，不宜重，以中和之意取之。"

（四）适用部位

全身各部。以腹部应用较多。

（五）作用

主要用于脘腹胀满、消化不良、泄泻、便秘、咳嗽、气喘、月经不调、痛经、阳痿、遗精、外伤肿痛等病证。

三、推法

以指、掌、拳或肘部着力于体表一定部位或穴位上，作单方向的直线或弧形推动，称为推法。成人推法以单方向直线推为主，又称平推法。

（一）操作

（1）指推法：包括拇指端推法、拇指平推法和三指推法。

　　1）拇指端推法：以拇指端着力于施术部位或穴位上，余四指置于对侧或相应的位置以固定，腕关节略屈并向尺侧偏斜。拇指及腕部主动施力，向拇指端方向呈短距离单向直线推进。

　　2）拇指平推法：以拇指罗纹面着力于施术部位或穴位上，余四指置于其前外方以助力，腕关节略屈曲。拇指及腕部主动施力，向其食指方向呈短距离、单向直线推进（图3－5）。在推进的过程中，拇指罗纹面的着力部分应逐渐偏向桡侧，且随着拇指的推进腕关节应逐渐伸直。

　　3）三指推法：食指、中指、无名指并拢，以指端部着力于施术部位上，腕关节略屈。前臂部主动施力，通过腕关节及掌部使食指、中指及无名指三指向指端方向作单向直线推进。

　　（2）掌推法：以掌根部着力于施术部位，腕关节略背伸，肘关节伸直。以肩关节为支点，上臂部主动施力，通过肘、前臂、腕，使掌根部向前方作单方向直线推进（图3－6）。

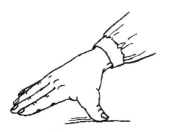
图3－5　拇指平推法

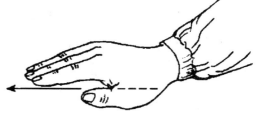
图3－6　掌推法

　　（3）拳推法：手握实拳，以食指、中指、无名指及小指四指的近侧指间关节的突起部着力于施术部位，腕关节挺劲伸直，肘关节略屈。以肘关节为支点，前臂主动施力，向前呈单方向直线推进（图 3 - 7）。

（4）肘推法：屈肘，以肘关节尺骨鹰嘴突起部着力于施术部位，另一侧手臂抬起，以掌部扶握屈肘侧拳顶以固定助力。以肩关节为支点，上臂部主动施力，作较缓慢的单方向直线推进（图 3 - 8）。

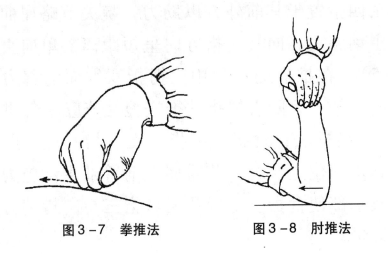

图 3 - 7　拳推法　　　　　图 3 - 8　肘推法

（二）动作要领

（1）着力部位要紧贴体表。

（2）推进的速度宜缓慢均匀，压力要平稳适中。

（3）单向直线推进。

（4）拳、肘推法宜顺肌纤维走行方向推进。

（5）拇指端推法与拇指平推法推动的距离宜短，属推法中特例。其他推法则推动的距离宜长。

（三）注意事项

（1）推进的速度不可过快，压力不可过重或过轻。

（2）不可推破皮肤。为防止推破皮肤，可使用冬青膏、滑石粉及红花油等润滑剂。

（3）不可歪曲斜推。

（四）适用部位

全身各部。指推法适于头面部、颈项部、手部和足部，尤以足部按摩为常用；掌推法适于胸腹部、背腰部和四肢部，拳推法适于背腰部及四肢部，肘推法适于背、腰部脊柱两侧。

（五）作用

主要用于高血压、头痛、头晕、失眠、腰腿痛、腰背部僵硬、风湿痹痛、感觉迟钝、胸闷胁胀、烦躁易怒、腹胀、便秘、食积、软组织损伤、局部肿痛等病证。

四、拿法

用拇指和其余手指相对用力，提捏或揉捏肌肤，称为拿法。有"捏而提起谓之拿"的说法。拿法是临床常用手法之一，具有十分舒适的特点。"推拿"一词首见于明代的小儿推拿按摩专著，由"按摩"到"推拿"，推拿手法的运用有了一定的发展。后世的"抓沙袋"、"拿坛子"以及一些功法的训练，主要就是针对拿法，以增进手部拿捏的力量。拿法可单手操作，亦可双手同时操作。根据拇指与其他手指配合数量的多寡，而有三指拿法、五指拿法等。

（一）操作

以拇指和其余手指的指面相对用力，捏住施术部位肌肤并逐渐收紧、提起，腕关节放松。以拇指同其他手指的对合力进行轻重交替、连续不断的提捏并施以揉动（图3-9）。

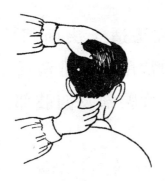

图3-9　拿法

（二）动作要领

（1）用拇指和其余手指的指面着力，不能用指端内扣。

（2）捏提中宜含有揉动之力，实则拿法为一复合手法，含有捏、提、揉这三种成分。

（3）腕部要放松，使动作柔和灵活，连绵不断，且富有节奏感。

（三）注意事项

拿法应注意动作的协调性，不可死板僵硬。初习者不可用力久拿，以防伤及腕部与手指的屈肌肌腱及腱鞘。

（四）适用部位

颈项部、肩部、四肢部和头部等。

（五）作用

拿法常用于颈椎病、四肢酸痛、头痛恶寒等症，临床应用比较广泛。

五、㨰法

以第五掌指关节背侧吸附于体表施术部位，通过腕关节的屈伸运动和前臂的旋转运动，使小鱼际与手背在施术部位上作持续不断地滚动，称为𠰻法。𠰻法为按摩流派的代表手法，以其滚动之力作用于体表，刺激平和，舒适安全，易于被人接受，具有良好的调整作用。

（一）操作

拇指自然伸直，余指自然屈曲，无名指与小指的掌指关节屈曲约90°，手背沿掌横弓排列呈弧面，以第五掌指关节背侧为吸点吸附于体表施术部位上。以肘关节为支点，前臂主动作推旋运动，带动腕关节作较大幅度的屈伸活动，使小鱼际和手背尺侧部在施术部位上进行持续不断地滚动（图3-10）。手法频率每分钟120~160次。

其次，由𠰻法变化而来，利用掌指关节和拳背进行𠰻法操作，名为掌指关节𠰻法和拳𠰻法，为𠰻法的变化运用。掌指关节𠰻法的操作方法与𠰻法相似，即以第五掌指关节背侧为吸定点，以小指、无名指、中指及食指的掌指关节背侧为滚动着力面，腕关节略屈向尺侧，其余准备形态同𠰻法，其手法运动过程亦同𠰻法。

拳𠰻法的操作方法为：拇指自然伸直，余指半握空拳状，以食指、中指、无名指和小指的第一节指背着力于施术部位上。肘关节屈曲约20°~40°左右，前臂主动施力，在无旋前圆肌参与的情况下，单纯进行推拉摆动，带动腕关节作无尺、桡侧偏移的屈伸活动，使食指、中指、无名指和小指的第一节指背、掌指关节背侧、指间关节背侧为滚动着力面，在施术部位上进行持续不断地滚动（图3-11）。

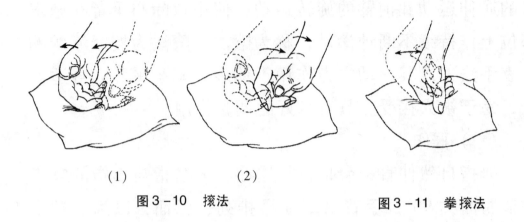

(1)　　　　　　　(2)

图3-10　滚法　　　　　　　图3-11　拳滚法

（二）动作要领

（1）肩关节放松下垂，肘关节自然屈曲约40°，上臂中段距胸壁一拳左右，腕关节放松，手指自然弯曲，不能过度屈曲或伸直。

（2）操作过程中，腕关节屈伸幅度应在120°左右（即前滚至极限时屈腕约80°，回滚至极限时伸腕约40°），使掌背部分的1/2面积（尺侧）依次接触治疗部位。

（3）滚法对体表产生轻重交替的刺激，前滚和回滚时着力轻重之比为3∶1，即"滚三回一"。

（三）注意事项

（1）在操作时应紧贴于治疗部位上滚动，不宜拖动或手背相对体表而空转，同时应尽量避免掌指关节的骨突部与脊椎棘突或其他部位关节的骨突处猛烈撞击。

（2）操作时常出现腕关节屈伸幅度不够，从而减少手背部的接触面积，使手法刺激过于生硬、不够柔和的错误术式，应尽可能增大腕关节的屈伸幅度。同时应控制好腕关节的屈伸运动，避免出现折刀样的突变动作而产生跳动感。

（3）临床使用时常结合肢体关节的被动运动，此时应注意两手动作要协调，被动运动要"轻巧、短促、随发随收"。

（四）适用部位

颈项、肩背、腰臀、四肢等肌肉丰厚处。

（五）作用

滚法适用面广，为伤科、内科、妇科的常用手法。主要用于颈椎病、肩周炎、腰椎间盘突出症、半身不遂、高血压、糖尿病、痛经、月经不调等多种病证，也是常用的保健按摩手法之一。

六、一指禅推法

以拇指端或罗纹面着力，通过腕部的往返摆动，使所产生的作用力通过拇指持续不断地作用于施术部位或穴位上，称为一指禅推法。

（一）操作

以拇指端或罗纹面着力于体表施术部位或穴位上。拇指自然伸直，余指的掌指关节和指间关节自然屈曲。沉肩、垂肘、悬腕，前臂主动运动，带动腕关节有节律地左右摆动，使所产生的功力通过拇指端或罗纹面轻重交替、持续不断地作用于施术部位或穴位上（图 3 - 12）。手法频率每分钟 120 ~ 160 次。

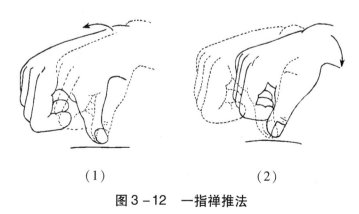

（1）　　　　（2）

图 3 - 12　一指禅推法

其次，由一指禅推法变化而来，利用拇指偏峰和指间关节进行一指禅操作的方法，名为一指禅偏峰推法和一指禅屈指推法，为一指禅推法的变化运用。

一指禅偏峰推法的操作方法为：以拇指偏峰部着力，拇指自然伸直并内收，余指掌指部伸直。腕关节微屈或自然伸直。其操作过程同一指禅推法，唯其腕部摆动幅度较小，有时仅为旋动（图3－13）。

一指禅屈指推法的操作方法为：拇指屈曲，指端顶于食指桡侧缘，或以罗纹面压在食指的指背上，余指握拳。以拇指指间关节桡侧或背侧着力于施术部位或穴位上。其操作过程同一指禅推法（图3－14）。

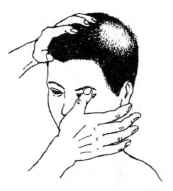 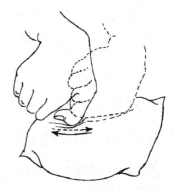

图3－13　一指禅偏峰推法　　　　图3－14　一指禅屈指推法

（二）动作要领

一指禅推法操作时要求医者姿势端正，精神内守，肩、肘、腕各部位贯穿一个"松"字，做到蓄力于掌，发力于指，将力量集中于拇指端，才能使手法刚柔相济，形神俱备。

（1）沉肩：肩关节放松，肩胛骨自然下沉，不要耸肩用力，以腋下空松能容一拳为宜。

（2）垂肘：肘关节自然下垂，略低于腕部。肘部不要向外支起，亦不宜过度夹紧内收。

（3）悬腕：手掌自然屈曲，在保持腕关节放松的基础上，尽可能屈腕至90°。腕部在外摆时，尺侧要低于桡侧，回摆到最大时，尺、桡侧持平。

（4）指实掌虚：拇指端自然着实吸定于一点，切忌拙力下压，其余四指及掌部要放松，握虚拳。前臂摆动产生的功力通过拇指轻重交替作用于体表，外摆和回摆时着力轻重为3∶1，即"推三回一"。

（5）紧推慢移：是指一指禅推法在体表移动操作时，前臂维持较快的摆动频率，即每分钟120～160次，但拇指端或罗纹面移动的速度要慢。

（三）注意事项

（1）一指禅推法在操作时，拇指应吸定于一点，不能随着腕部的摆动而在体表上滑动或摩擦。循经推动时，应在吸定的基础上缓慢移动。

（2）一指禅推法临床操作有屈伸拇指指间关节和不屈伸拇指指间关节两种术式，前者刺激柔和，后者着力较稳，刺激较强。若医者拇指指间关节较硬，或治疗时要求较柔和的刺激，宜选用屈伸拇指指间关节的操作；若医者拇指指间关节较柔软，或治疗时要求的刺激较强，宜选用不屈伸拇指指间关节的操作。按摩医师应熟练掌握两种操作方法，以便临床选择使用。

（四）适用部位

各部经络腧穴。一指禅推法刺激中等，接触面积小，深透性好，临床适于循经络、推穴位。而由一指禅推法变化而来的一指禅偏峰推法，以其"少商劲"的轻快柔和，多用于颜面部；一指禅屈指推法因其着力沉稳、刚劲有力，则多用于颈项部及关节骨缝处。

（五）作用

主要适用于头痛、失眠、面瘫、近视、颈项强痛、冠心病、腰痛、胃脘痛、泄泻、便秘、月经不调等内、妇科疾病及关节酸痛等症。

七、揉法

以手掌大鱼际或掌根、全掌、手指罗纹面着力，吸定于体表施术部位上，作轻柔和缓的上下、左右或环旋动作，称为揉法。揉法是按摩常用手法之一，根据操作时接触面的不同，可分为掌揉法和指揉法。掌揉法又可分为大鱼际揉法、掌根揉法和（全）掌揉法；指揉法又可分为中指揉法、三指揉法和拇指揉法。

（一）操作

（1）大鱼际揉法：沉肩、垂肘，腕关节放松，呈微屈或水平状。大拇指内收，余四指自然伸直，用大鱼际附着于施术部位上。以肘关节为支点，前臂作主动运动，带动腕关节摆动，使大鱼际在治疗部位上作轻缓柔和的上下、左右或轻度的环旋揉动，并带动该处的皮下组织一起运动，频率每分钟120~160次左右（图3-15）。

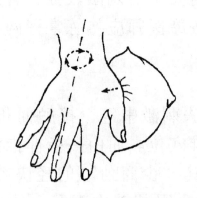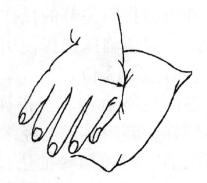

图3-15   大鱼际揉法

（2）掌根揉法：肘关节微屈，腕关节放松并略背伸，手指自然弯曲，以掌根部附着于施术部位。以肘关节为支点，前臂作主动运动，带动腕及手掌连同前臂作小幅度的回旋揉动，并带动该处的皮下组织一起运动，频率每分钟120～160次左右（图3－16）。（全）掌揉法是以整个手掌掌面着力，操作术式与掌根揉法相同。

（3）中指揉法：中指伸直，食指搭于中指远端指间关节背侧，腕关节微屈，用中指罗纹面着力于一定的治疗部位或穴位。以肘关节为支点，前臂作主动运动，通过腕关节使中指罗纹面在施术部位上作轻柔、小幅度的环旋或上下、左右运动，频率每分钟120～160次左右（图3－17）。

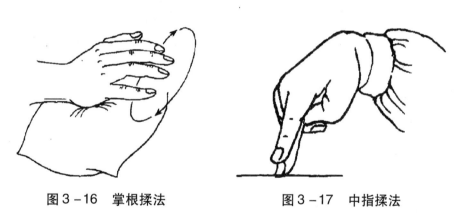

图3－16　掌根揉法　　　　　图3－17　中指揉法

（4）三指揉法：食指、中指、无名指并拢，三指罗纹面着力，操作术式与中指揉法相同（图3－18）。拇指揉法是以拇指罗纹面着力于施术部位，余四指置于相应的位置以支撑助力，腕关节微悬。拇指及前臂部主动施力，使拇指罗纹面在施术部位上作轻柔的环旋揉动，频率每分钟120～160次左右。

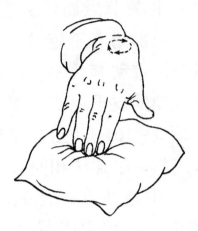

图 3 – 18   三指揉法

（二）动作要领

（1）所施压力要小。《厘正按摩要术》："揉以和之……是从摩法生出者。"揉法和摩法两者区别主要在于：揉法着力较重，操作时指掌吸定一个部位，带动皮下组织运动，和体表没有摩擦动作；摩法则着力较轻，操作时指掌在体表作环旋摩擦，不带动皮下组织。不过在临床应用时，两者可以结合起来操作，揉中兼摩，摩中兼揉。揉法刺激轻柔，为加强刺激，临床上常和按法结合使用而成按揉法。

（2）动作要灵活而有节律性。

（3）往返移动时应在吸定的基础上进行。

（4）大鱼际揉法前臂有推旋动作，腕部宜放松，而指揉法则腕关节要保持一定紧张度，掌根揉法则腕关节略有背伸，松紧适度。

（三）注意事项

揉法应吸定于施术部位，带动皮下组织一起运动，不能在体表上有摩擦运动。操作时向下的压力不可太大。

（四）适用部位

大鱼际揉法主要适用于头面部、胸胁部；掌根揉法适用于腰背及四肢等面积大且平坦的部位；掌揉法常用于脘腹部；中指揉法、拇指揉法适用于全身各部腧穴，小儿推拿按摩常用；三指揉法常用于小儿颈部。

（五）作用

主要适用于脘腹胀痛、胸闷胁痛、便秘、泄泻、头痛、眩晕及儿科病证等，亦可用于头面部及腹部保健。

八、点法

用指端或屈曲的指间关节部着力于施术部位，持续地进行点压，称为点法。点法首见于《保生秘要》，由按法演化而来，可归于按法范畴。点法具有着力点小、刺激强、操作省力等特点，与压法基本相同，其区别点在于压法的着力面积较大，而点法着力面积较小。点法主要包括拇指端点法、屈拇指点法和屈食指点法等。临床以拇指端点法常用。

（一）操作

（1）拇指端点法：手握空拳，拇指伸直并紧靠于食指中节，以拇指端着力于施术部位或穴位上。前臂与拇指主动发力，进行持续点压（图 3 - 19）。亦可采用拇指按法的手法形态，用拇指端进行持续点压。

（2）屈拇指点法：屈拇指，以拇指指间关节桡侧着力于施术部位或穴位，拇指端抵于食指中节桡侧缘以助力。前臂与拇指主动施力，进行持续点压（图 3 - 20）。

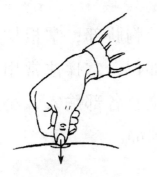

图 3－19   拇指端点法

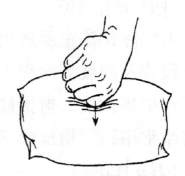

图 3－20   屈拇指点法

（3）屈食指点法：屈食指，其他手指相握，以食指第一指间关节突起部着力于施术部位或穴位上，拇指末节尺侧缘紧压食指指甲部以助力。前臂与食指主动施力，进行持续点压（图 3－21）。

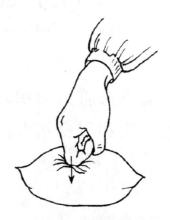

图 3－21   屈食指点法

（二）动作要领

（1）拇指端点法，宜手握空拳，拇指罗纹面应贴紧食指中节外侧，以免用力时扭伤拇指指间关节。

（2）屈拇指点法，拇指端应抵在食指中节桡侧缘，如此则拇指得到了助力和固定。

（3）屈食指点法，宜手指相握成实拳，拇指末节尺侧缘要紧压在食指指甲部以固定和助力。

（4）用力要由轻到重，稳而持续，要使刺激充分达到机体组织深部，要有"得气"的感觉，以能忍受为度。

（5）用力方向宜与受力面相垂直。

（三）注意事项

（1）不可突施暴力。既不能突然发力，也不可突然收力。

（2）对年老体弱、久病虚衰的患者不可施用点法，尤其是心功能较弱患者忌用。

（3）点后宜用揉法，以避免气血积聚及点法所施部位或穴位的局部软组织损伤。

（四）适用部位

全身各部位，尤其适用于全身阳经穴位及阿是穴。

（五）作用

点法主要用于各种痛症，其疗效一般情况下优于按法和压法。

九、捏法

用拇指和其他手指在施术部位行对称性的挤压，称为捏法。捏法操作简单，容易掌握，但要求拇指与余指具有强劲持久的对合力，所以需长期练习。捏法可单手操作，亦可双手同时操作。

因拇指与其他手指配合的多寡而有三指捏法、五指捏法等名称。

（一）操作

用拇指和食、中指指面，或用拇指和其余四指指面夹住肢体或肌肤，相对用力挤压，随即放松，再用力挤压、放松，重复以上挤压、放松动作，并循序移动（图3-22）。

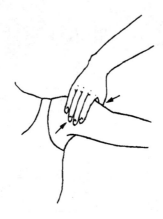

图3-22　捏法

（二）动作要领

（1）拇指与其余手指要以指面着力，施力时双方力量要对称。

（2）动作要连贯而有节奏性，用力要均匀而柔和。

（三）注意事项

（1）注意不要用指端着力。如以指端着力就会失去挤压的力量。

（2）操作时注意不要含有揉的动作，如捏中含揉，则其性质即趋于拿法。

（四）适用部位

四肢部、颈项部和头部。

（五）作用

捏法主要用于疲劳性四肢酸痛、颈椎病等病证。

附：捏脊法

用手指在脊柱两侧的皮肤及浅筋膜上作提、捏、捻、推的手法，称为捏脊法。可分为拇指前位捏脊法和拇指后位捏脊法。

（一）操作

（1）拇指前位捏脊法：双手半握空拳状，腕关节略背伸，以食指、中指、无名指和小指的背侧置于脊柱两侧，拇指伸直前按，并对准食指中节处。以拇指的罗纹面和食指的桡侧缘将皮肤捏起，并进行提捻，然后向前推行移动（图 3 - 23）。在向前移动捏脊的过程中，两手拇指要交替前按，同时前臂要主动用力，推动食指桡侧缘前行，两者互为配合，从而交替捏提捻动前行。

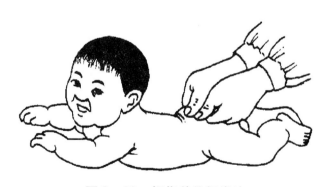

图 3 - 23　拇指前位捏脊法

（2）拇指后位捏脊法：两手拇指伸直，两指端分置于脊柱两侧，指面向前；两手食、中指前按，腕关节微屈。以两手拇指与食指、中指罗纹面将皮肤捏起，并轻轻提捻，然后向前推行移动（图 3 - 24）。在向前移动的捏脊过程中，两手拇指要前推，而食指、中指则需交替前按，两者相互配合，从而交替捏提捻动前行。

捏脊法每次操作一般均从龟尾穴开始，沿脊柱两侧向上终止于大椎穴为一遍，可连续操作 3～5 遍。为加强手法效应，常采用三步一提法，即每捏捻 3 次，便停止前行，用力向上提拉一次。

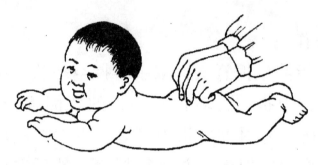

图 3-24　拇指后位捏脊法

（二）动作要领

（1）拇指前位捏脊法要以拇指罗纹面同食指桡侧缘捏住皮肤，腕部一定要背伸，以利于前臂施力推动前行。

（2）拇指后位捏脊法要以拇指和食指、中指的罗纹面捏住皮肤，腕部宜微悬，以利于拇指的推动前移。

（3）捏提肌肤多寡及用力要适度。捏提肌肤过多，则动作呆滞不易向前推动，过少则易滑脱；用力过大易疼痛，过小则刺激量不足。

（4）需较大刺激量时，宜用拇指前位捏脊法；需较小或一般刺激量时，宜用拇指后位捏脊法。

（5）捏脊法包含了捏、捻、提、推等复合动作，动作宜灵活协调。若掌握得法，操作娴熟，在提拉皮肤时，常发出较清晰"嗒、嗒"声。

（三）注意事项

捏脊时注意要用手指的罗纹面着力，不可用指端挤捏，亦不可将肌肤拧转，以免产生不必要的疼痛。

（四）适用部位

脊柱两侧。

（五）作用

捏脊法主要应用于小儿积滞、疳证以及腹泻、便秘、夜啼、佝偻病等病证。

十、拨法

用拇指深按于治疗部位，进行单向或往返的拨动，称为拨法。又称指拨法、拨络法等。拨法力量沉实，拨动有力，有较好的止痛和解除粘连的作用，临床有"以痛为腧，不痛用力"之说，即指拨法的应用而言，是常用手法之一。

（一）操作

拇指伸直，以指端着力于施术部位，余四指置于相应位置以助力。拇指适当用力向下压至一定深度，待有酸胀感时，再作与肌纤维或肌腱、韧带、经络呈垂直方向的单向或来回拨动。若单指力不足时，亦可以双拇指重叠进行操作（图3－25）。

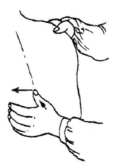

图3－25　拨法

（二）动作要领

（1）按压力与拨动力方向要垂直。

（2）拨动时拇指不能在皮肤表面有摩擦移动，应带动肌纤维或肌腱、韧带一起拨动。

（3）用力要由轻而重，实而不浮。

（三）注意事项

拨法在操作时，应注意掌握"以痛为腧，不痛用力"的原则。即在患处先找到某一体位时最疼痛的一点，以拇指端按住此点不放，随后转动患部肢体，在运动过程中，找到并保持在指面下的痛点由痛变为不痛的新体位，而后施用拨法。

（四）适用部位

四肢部、颈项部、肩背部、腰部、臀部等部位。

（五）作用

拨法主要用于落枕、肩周炎、腰肌劳损、网球肘等病证。

十一、击法

用拳背、掌根、掌侧小鱼际、指尖或桑枝棒击打体表一定部位，称为击法。击法包括拳击法、掌击法、侧击法、指尖击法和桑枝棒击法。

（一）操作

（1）拳击法：手握空拳，腕关节伸直。前臂主动施力，用拳背节律性平击施术部位（图3-26）。

（2）掌击法：手指伸直，腕关节背伸。前臂主动施力，用掌根节律性击打施术部位（图3-27）。

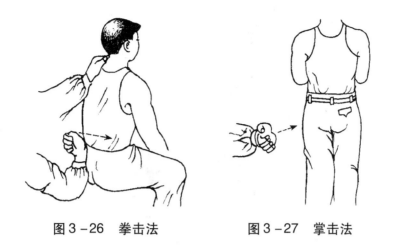

图 3 - 26　拳击法　　　　　　图 3 - 27　掌击法

（3）侧击法：掌指部伸直，腕关节略背伸。前臂部主动运动，用小鱼际部节律性击打施术部位（图 3 - 28）。侧击法可单手操作，但一般双手同时操作，左右交替进行。

（4）指尖击法：手指半屈，腕关节放松。前臂主动运动，以指端节律性击打施术部位（图 3 - 29）。

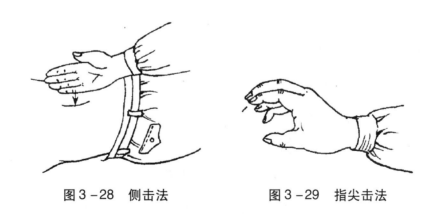

图 3 - 28　侧击法　　　　　　图 3 - 29　指尖击法

（5）棒击法：手握桑枝棒一端。前臂主动运动，用棒体节律性击打施术部位（图 3 - 30）。

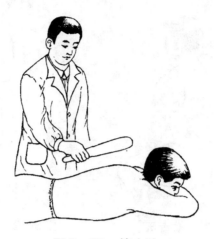

图 3-30　棒击法

（二）动作要领

（1）击打时用力要稳，要含力蓄劲，收发自如。

（2）击打时要有反弹感，当一触及受术部位后即迅速弹起，不要停顿或拖拉。

（3）击打动作要连续而有节奏，快慢要适中。

（4）击打的力量要适中，应因人、因病而异。

（三）注意事项

（1）应避免暴力击打。

（2）须严格掌握各种击法的适用部位和适应证。

（四）适用部位

拳击法，适于大椎、腰骶部；掌击法，适于腰臀及下肢肌肉丰厚处；侧击法，适于肩背部、四肢部；指尖击法，适于头部；棒击法，适于背腰部、下肢部。

（五）作用

击法主要用于颈腰椎疾患引起的肢体酸痛、麻木、风湿痹痛、疲劳酸痛、肌肉萎缩等病证。

十二、叩法

以手指的小指侧或空拳的底部击打体表一定部位，称为叩法。叩法刺激程度较击法为轻，有"轻击为叩"之说，实则叩法属击法范畴。

（一）操作

手指自然分开，腕关节略背伸，前臂部主动运动，用小指侧节律性叩击施术部位。若操作娴熟，可发出"哒哒"声响。或手握空拳，按上述要求以拳的小鱼际部和小指部节律性击打施术部位。操作熟练者，可发出"空空"的声响。

（二）动作要领

叩击时节律性要强，施力要适中。一般两手要同时操作，左右交替，如击鼓状。

（三）注意事项

注意不要施重力，重力叩击就失去了叩法的作用。一般叩法施用后患者有轻松舒适的感觉。

（四）适用部位

常用于肩背、腰及四肢部。

（五）作用

主要用于颈椎病及局部酸痛、倦怠疲劳等病证。

十三、擦法

用指或掌贴附于体表一定部位，作较快速的直线往返运动，使之摩擦生热，称为擦法。分为指擦法、掌擦法、大鱼际擦法和小鱼际擦法。

（一）操作

以食指、中指、无名指和小指指面或掌面、手掌的大鱼际、小鱼际置于体表施术部位。腕关节伸直，使前臂与手掌相平。以肘或肩关节为支点，前臂或上臂作主动运动，使手的着力部分在体表作均匀的上下或左右直线往返摩擦移动，使施术部位产生一定的热量。用食指、中指、无名指和小指指面着力称指擦法，用全掌面着力称掌擦法，用手掌的大鱼际着力称大鱼际擦法，用小鱼际着力称小鱼际擦法（图3-31、图3-32、图3-33）。

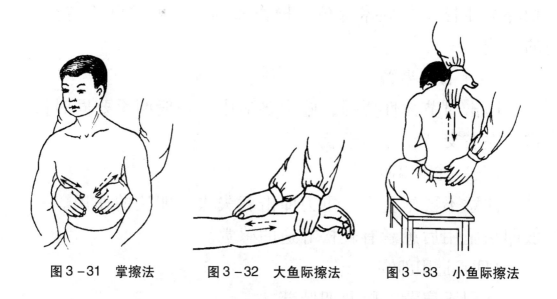

图3-31 掌擦法   图3-32 大鱼际擦法   图3-33 小鱼际擦法

（二）动作要领

（1）肩关节宜放松，肘关节宜自然下垂并内收。

（2）操作时，着力部分要紧贴体表，压力要适度，须直线往返操作，往返的距离应尽力拉长，且动作要连续，有如拉锯状。

（3）指擦法时应以肘关节为支点，前臂为动力源，擦动的往返距离宜小，属擦法中的特例。掌擦法、大鱼际擦法及小鱼际擦法均以肩关节为支点，上臂为动力源，擦动的往返距离宜大。

（4）透热为度。擦法属于生热手法，应以操作者感觉手下所产生的热已进入到患者的体内，并与其体内之"热"相呼应为尺度。因每一种擦法的着力面积不同，所以擦法生热的多寡也不一样。指擦法因操作时往返操作的距离较短，所以难以与其他擦法比较。就掌擦法、大鱼际擦法和小鱼际擦法而言，其手法产生的热度为依次升高。

（三）注意事项

（1）压力不可过大，也不可过小。擦法操作时如压力过大，则手法重滞，且易擦破皮肤；如压力过小，则不易生热。

（2）擦动时运行的线路不可歪斜。如忽左忽右、滑来滑去则不易生热。

（3）不可擦破皮肤。擦法除要掌握好手法动作要领、以免擦破皮肤外，为保护皮肤，可使用润滑剂（如冬青膏、红花油等）。既可保护皮肤，防止破皮；又可使擦的热度深透，提高手法效应。

（4）擦法操作完毕，不可再于所擦之处使用其他手法，以免造成破皮。

（5）不可隔衣操作，须暴露施术部位皮肤。

（四）适用部位

全身各部。指擦法接触面较小，适于颈项、肋间等部位；掌擦法接触面大，适于肩背、胸腹部；大鱼际擦法适于四肢部，尤以上肢为常用；小鱼际擦法适于肩背、脊柱两侧及腰骶部。

（五）作用

擦法主要用于呼吸系统、消化系统及运动系统疾病。如咳嗽、气喘、胸闷、慢性支气管炎、肺气肿、慢性胃炎、消化不良、女子不孕、男子阳痿及四肢伤筋、软组织肿痛、风湿痹痛等病证。

十四、搓法

用双手掌面夹住肢体或以单手、双手掌面着力于施术部位，作交替搓动或往返搓动，称为搓法。包括夹搓法和推搓法两种。

（一）操作

（1）夹搓法：以双手掌面夹住施术部位，令患者肢体放松。以肘关节和肩关节为支点，前臂与上臂部主动施力，作相反方向的较快速搓动，并同时作上下往返移动（图3-34）。

（2）推搓法：以单手或双手掌面着力于施术部位。以肘关节为支点，前臂部主动施力，作较快速的推去拉回的搓动。

（二）动作要领

（1）操作时动作要协调、连贯。搓法含有擦、揉、摩、推等多种成分，搓动时掌面在施术部位体表有小幅度位移，患者有较强的疏松感。

（2）搓动的速度应快，而上下移动的速度宜慢。

（3）夹搓法双手用力要对称。

（三）注意事项

施力不可过重。夹搓时如夹的太紧或推搓压力过大，会造成手法呆滞。

（四）适用部位

夹搓法适于四肢部、胁肋部；推搓法适于背腰部及下肢后侧。

（五）作用

主要用于肢体酸痛、关节活动不利及胸胁迸伤等病证。

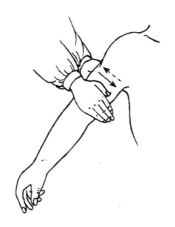

图 3－34　夹搓法

十五、抖法

用双手或单手握住患者肢体远端，作小幅度的上下连续抖动，称为抖法。抖法依据抖动部位以及姿势、体位的不同可分为多种，临床一般以抖上肢、抖下肢及抖腰法常用。

（一）操作

（1）抖上肢法：患者取坐位或站立位，肩臂部放松。医者站在其前外侧，身体略前倾。用双手握住其腕部，慢慢将被抖动的上肢向前外方抬起至 60°左右，然后两前臂微用力作连续小幅度的上下抖动，使抖动所产生的抖动波传递到肩部（图3-35）。或医者以一手按其肩部，另一手握住其腕部，作连续小幅度的上下抖动，抖动中可结合被操作肩关节的前后方向活动。

（2）抖下肢法：患者仰卧位，下肢放松。医者站其足端，用双手分别握住患者两足踝部，将两下肢抬起，离开床面约30cm左右，然后上、前臂部同时施力，作连续的上下抖动，使其下肢及髋部有舒松感。两下肢可同时操作，亦可单侧操作（图3-36）。

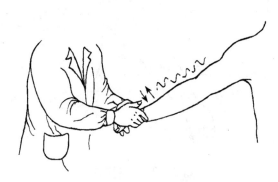

图3-35   抖上肢法

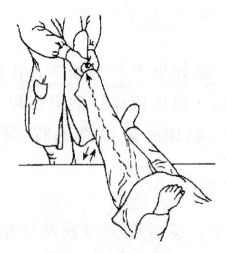

图3-36   抖下肢法

（3）抖腰法：抖腰法非单纯性抖法，它是牵引法与短阵性的较大幅度的抖法的结合应用。患者俯卧位，两手拉住床头或由助手固定其两腋部。以两手握住其两足踝部，两臂伸直，身体后仰，与助手相对用力，牵引其腰部〔图3－37（1）〕。待其腰部放松后，身体前倾，以准备抖动〔图3－37（2）〕。其后随身体起立之势，瞬间用力，进行1~3次较大幅度的抖动，使抖动之力作用于腰部，使其产生较大幅度的波浪状运动〔图3－37（3）〕。

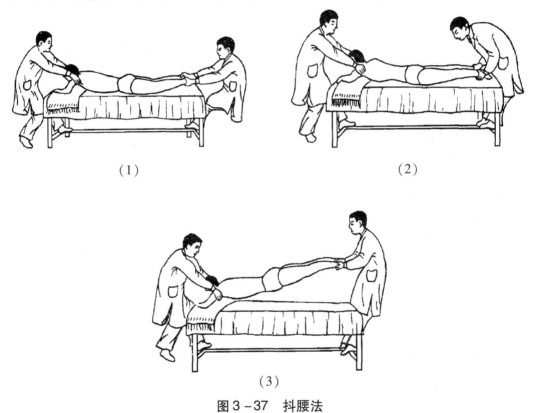

（1）　　　　　　　　　　（2）

（3）

图3－37　抖腰法

（二）动作要领

（1）被抖动的肢体要自然伸直，并应使肌肉处于最佳松弛状态。

（2）抖动所产生的抖动波应从肢体的远端传向近端。

（3）抖动的幅度要小，频率要快。一般抖动幅度控制在 2～3cm 以内；上肢部抖动频率在每分钟 250 次左右，下肢部抖动频率宜稍慢，一般在每分钟 100 次左右即可。

（4）抖腰法属于复合手法，要以拔伸牵引和较大幅度的短阵性抖动相结合，使患者腰部放松后再行抖动，要掌握好发力时机。

（三）注意事项

（1）操作时不可屏气。

（2）患者肩、肘、腕有习惯性脱位者禁用。

（3）患者腰部疼痛较重，活动受限，肌肉不能放松者禁用。

（四）适用部位

四肢部及腰部。

（五）作用

主要用于肩周炎、颈椎病、髋部伤筋、腰椎间盘突出症等颈、肩、臂、腰、腿部疼痛性疾患。为辅助治疗手法。

十六、振法

以掌或指在体表施以振动的方法，称为振法。振法分为指振法与掌振法两种。

（一）操作

以食指、中指罗纹面或以掌面置于施术部位或穴位上，注意力集中于掌或指部，前臂腕屈肌群和腕伸肌群交替性静止性用力，产生快速而强烈的振动，使受术部位或穴位产生温热感或疏松感（图 3 - 38）。

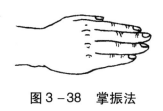

图 3 - 38　掌振法

（二）动作要领

（1）前臂与手部必须静止性用力。所谓静止性用力，即是将前臂与手部肌肉绷紧，但不作主动运动。

（2）注意力要高度集中于掌指部。古有"意气相随"、"以意领气"之说，所以一般认为振法属内功流派手法，它是靠意念和静止力的结合完成的，无外在表现。

（3）要有较高的振动频率。由于手臂部肌肉的静止性用力，所以手部容易产生不自主的细微的运动，这种细微的运动就形成了振动波，与工厂的机器在运行时所发出的振动相类似。一般认为，振法的振动频率较高，大约在每分钟 600 ~ 800 次左右。

（4）以掌指部自然压力为准，不要施加额外压力。

（三）注意事项

操作时手臂部不要有主动运动。即除手臂部静止性用力外，不能故意摆动或颤动，也不要向受术部位施加压力。振法易使操作者术后感到疲乏，应注意自身保护。

（四）适用部位

指振法适于全身各部穴位，掌振法适于胸腹部。

（五）作用

主要用于头痛、失眠、胃下垂、胃脘痛、咳嗽、气喘、痛经、月经不调等病证，以温补为主，通调为辅。

十七、踩跷法

用双足节律性踩踏施术部位，称踩跷法。踩跷法临床应用广泛，其特点是踩踏的力量沉稳着实，可深入骨间及脏腑，且医者因身体的体重化为手法之力，所以不觉疲惫。但踩跷法危险度较高，要求准确地掌握适应证及熟练的脚法。

（一）操作

传统的踩跷法是在胸部和下肢股部各垫 2～3 个枕头，使腰部悬空，然后在腰部进行踩踏。因其危险系数大及副作用较多，故现代临床几乎已废止不用。常用的踩跷法有踏步式踩跷法、倾移式踩跷法及外八字踩跷法。

（1）踏步式踩跷法：患者俯卧位。以双手或单手扶住预先设置好的扶手上（如横木或吊环等），以调节自身的体重和控制踩踏的力量。准备就绪后，双足横踏于患者腰骶部，以轻踏步的方式，双足一起一落地节律性踩踏，身体的重心随双足的起落而转移。依次由腰骶部循脊柱上移踩踏至第 7 颈椎下缘，然后再循序踩踏回返至腰骶部，如此可反复多遍（图 3-39）。在背、腰部踩踏过程中，可行 1～2 遍腰部弹压踩踏，即双足分立于腰脊柱两侧，以足掌前部着力，足跟提起，身体随膝关节的屈伸动作而一起一落，对腰部作一弹一压的连续刺激，一般可连续弹压

10～20次（图3-40）。

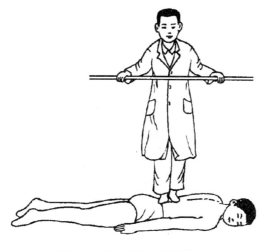
图3-39　踏步式踩跷法

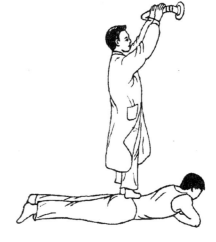
图3-40　腰部弹压踩跷法

（2）倾移式踩跷法：患者俯卧位。准备动作同踏步式踩跷法。双足分踏于一侧肩胛部和腰骶部，面部朝向患者头部。踏于肩胛部一足的内侧缘同脊柱平行，紧贴于所踏肩胛内侧缘，踏于腰骶部一足同腰脊柱垂直，横踏于腰骶部。以腰为轴，身体重心节律性前倾后移，前倾时重心落于前足，后移时重心落于后足，如此连续不断地进行节律前倾后移而踩踏（图3-41）。亦可依此法将两足分踏于背部和腰部进行踩踏。

（3）外八字踩跷法：患者俯卧位，准备动作同踏步式踩跷法。双足呈外八字分踏于两下肢股后侧的承扶穴处，身体重心左右移动，向左移动时重心落于左足，向右移动时重心落于右足，如此连续不断地进行节律性踩踏，并循序下移至腘窝上，然后沿原路线循序踩踏，回返至承扶穴处，如此可反复多遍（图3-42）。

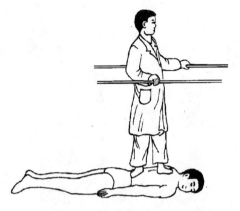

图3-41　倾移式踩跻法

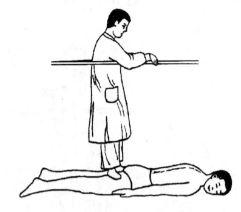

图3-42　外八字踩跻法

（二）动作要领

（1）踩踏时要有节律性，呈轻踏步式，足底离开被踩踏部位不要过高，以身体重心能转移至对侧足部即可。踩踏的速度不可过快，亦不可过慢，以每分钟60次左右即可。

（2）弹压踩踏时足尖不可离开患者腰部。

（3）以腰为轴身体前倾后移踩踏时，双足均不离开被踩踏部位。

（4）踩踏的力量、次数和时间应根据患者的体质状况和病情来掌握。在施术过程中如患者难以忍受或不愿配合，应立即停止，不可勉强。

（三）注意事项

（1）必须严格把握适应证，明确诊断。凡体质虚弱，有心、肝、肾疾患，骨质疏松及各种骨病者禁用。

（2）患者因病不能受力者禁用。

（3）不可于一处过长时间踩踏。如腰骶部及肾区若踩踏时间稍久，即会产生肩胛部酸痛、头晕等症状；因其腰部受力过大，椎管内及颅内压力增高所致。

（4）按摩医师体重过重者应慎用踩跷法，一般以体重50～75kg 为宜。

（四）适用部位

腰骶部、背部、肩胛部及下肢后侧肌肉较丰厚处。

（五）作用

踩跷法主要用于腰椎间盘突出症、腰背筋膜劳损、头痛等病证。

十八、摇法

使关节作被动的环转运动，称摇法。包括颈项部、腰部和全身四肢关节摇法。

（一）操作

（1）颈项部摇法：患者坐位，颈项部放松。医者立于其背后或侧后方。以一手扶按其头顶后部，另一手托扶于下颌部，两手臂协调运动，反方向施力，使头颈部按顺时针或逆时针方向进行环形摇转，可反复摇转数次（图 3 - 43）。

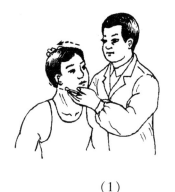
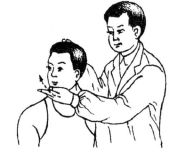

（1） （2）

图 3 - 43 颈项部摇法

（2）肩关节摇法：肩关节摇法种类较多，可分为托肘摇肩法、握手摇肩法、大幅度摇肩法等。

1）托肘摇肩法：患者坐位，肩部放松，被施术侧肘关节屈曲。医者站于其侧，两腿呈弓步式，身体上半部略前倾。以一手扶按住肩关节上部，另一手托于其肘部，使其前臂放在医者前臂上。然后手臂部协同用力，作肩关节顺时针或逆时针方向的中等幅度的环转摇动（图3-44）。

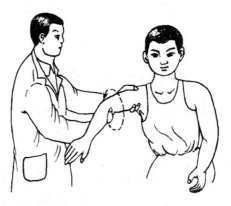

图3-44   托肘摇肩法

2）握手摇肩法：患者坐位，两肩部放松。医者立于其体侧，以一手扶按被施术侧肩部，另一手握住其手部，稍用力将其手臂牵伸，待拉直后手臂部协同施力，作肩关节顺时针或逆时针方向的小幅度的环转摇动（图3-45）。

3）大幅度摇肩法：患者坐位，两上肢自然下垂并放松。医者立于其前外侧，两足呈丁字步。两掌相合，夹持住被施术侧上肢的腕部，牵伸并抬高其上肢至其前外方约45°时，将其上肢慢慢向其前外上方托起。在此过程中，位于下方的一手应逐渐翻掌，当上举至160°时，即可虎口向下握住其腕部。另一手随其上举之势由腕部沿前臂、上臂滑移至肩关节上部。略停之后，两手协调用力，即按于肩部的一手将肩关节略向下按并固定之，握腕一手则略上提，使肩关节伸展。随即握腕一手握腕摇向后下方，经下方复于原位，此时扶按肩部一手已随势沿其上臂、前臂滑落于腕部，呈动作初始时两掌夹持腕部状态。此为肩关节大幅度摇转一周，可反复摇转数次（图3－46）。在大幅度摇转肩关节时，要配合脚步的移动，以调节身体重心。即当肩关节向上、向后外方摇转时，前足进一小步，身体重心在前；当向下、向前外下方复原时，前足退步，身体重心后移。

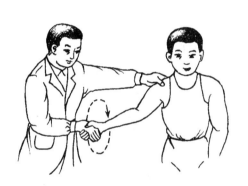

图3－45　握手摇肩法

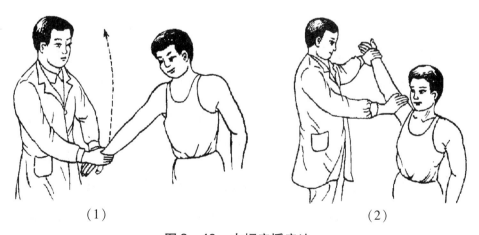

（1）　　　　　　　　　　　　（2）

图3－46　大幅度摇肩法

除以上三法外，还有拉手摇肩法和握臂摇肩法临床亦较常用。拉手摇肩法是让患者拉住医者的手，医者在位于其外侧方的情况下主动圆周形摇转手臂以带动患者的手臂运动，使其肩关节作中等幅度的摇转。握臂摇肩法是在患者坐位情况下，医者立于其后，两手分别握住其两上肢的肘关节上部，同时作由前向外、向后下方的中等幅度的环转摇动。

（3）肘关节摇法：患者坐位，屈肘约45°左右。医者以一手托握住其肘后部，另一手握住其腕部，使肘关节作顺时针或逆时针方向环转摇动（图3－47）。

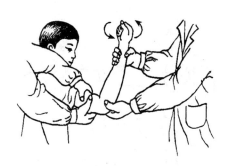

图3－47　肘关节摇法

（4）腕关节摇法：患者坐位，掌心朝下。医者双手合握其手掌部，以两拇指扶按于腕背侧，余指端扣于大小鱼际部，两手臂协调用力，在稍牵引情况下作顺时针和逆时针方向的摇转运动〔图3－48（1）〕。其次，患者食指、中指、无名指和小指并拢，掌心朝下。医者以一手握其腕上部，另一手握其并拢的四指部，在稍用力牵引的情况下作腕关节的顺时针和逆时针方向的摇转运动〔图3－48（2）〕。另外，患者五指捏拢，腕关节屈曲。医者以一手握其腕上部，另一手握其捏拢到一起的五指部，作腕关节的顺时针或逆时针方向的摇转运动。

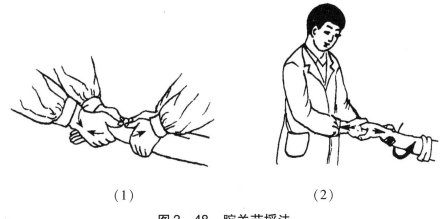

（1）　　　　　　　　　（2）

图 3－48　腕关节摇法

（5）掌指关节摇法：以一手握住患者一侧掌部，另一手以拇指和其余四指握捏住五指中的一指，在稍用力牵伸的情况下作该掌指关节的顺时针或逆时针方向的摇转运动。

（6）腰部摇法：包括仰卧位摇腰法、俯卧位摇腰法、站立位摇腰法和滚床摇腰法。

1）仰卧位摇腰法：患者仰卧位，两下肢并拢，屈髋屈膝。医者双手分按其两膝部或一手按膝，另一手按于足踝部，协调用力，作顺时针或逆时针方向的摇转运动（图3－49）。

2）俯卧位摇腰法：患者俯卧位，两下肢伸直。医者一手按压其腰部，另一手臂托抱住双下肢，作顺时针或逆时针方向的摇转（图3－50）。摇转其双下肢时，按压腰部的一手可根据具体情况施加压力，以决定腰部被带动摇转的幅度。

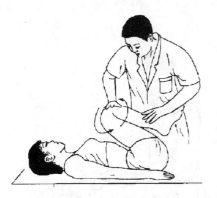

图3－49　仰卧位摇腰法

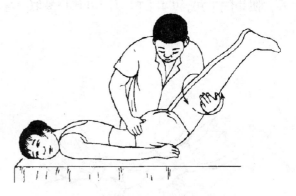

图3－50　俯卧位摇腰法

3）站立位摇腰法：患者站立位，双手扶墙。医者半蹲于其体侧，以一手扶按于其腰部，另一手扶按于脐部，两手臂协调施力，使其腰部作顺时针或逆时针方向的摇转运动（图3－51）。

4）滚床摇腰法：患者坐于诊察床上，医者立于其后方，助手扶按双膝以固定。以双手臂环抱胸部并两手锁定，按顺时针或逆时针方向缓慢摇转（图3－52）。

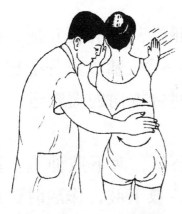

图3－51　站立位摇腰法

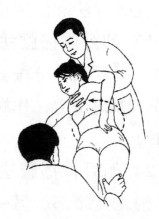

图3－52　滚床摇腰法

（7）髋关节摇法：患者仰卧位，一侧屈髋屈膝。医者一手扶按其膝部，另一手握其足踝部或足跟部，将其髋、膝屈曲的角度均调整到90°左右，然后两手协调用力，使髋关节作顺时针或逆时针方向的摇转运动（图3－53）。

（8）膝关节摇法：患者仰卧位，一侧下肢伸直放松，另一侧下肢屈髋屈膝。以一手托扶其屈曲侧下肢的腘窝部，另一手握其足踝部或足跟部，按顺时针或逆时针方向环转摇动。

（9）踝关节摇法：患者仰卧位，下肢自然伸直。医者坐于其足端，用一手托握起足跟以固定，另一手握住足趾部，在稍用力拔伸的情况下作顺时针或逆时针方向的环转摇动（图3－54）。其次，患者俯卧位，一侧下肢屈膝。医者以一手扶按于足跟部，另一手握住其足趾部，作顺时针或逆时针方向的环转摇动。本法较仰卧位时的踝关节摇法容易操作，且摇转幅度较大。

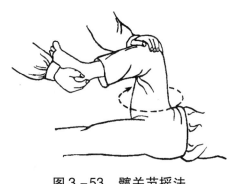

图3－53　髋关节摇法

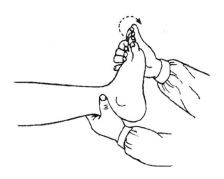

图3－54　踝关节摇法

（二）动作要领

（1）摇转的幅度要在人体生理活动范围内进行，应由小到大，逐渐增加。人体各关节的活动幅度不同，因此各关节的摇转幅度亦不同。

（2）摇转的速度宜慢，尤其是刚开始操作时的速度要缓慢，可随摇转次数的增加及患者的逐渐适应稍微增快速度。

（3）摇动时施力要协调、稳定，除被摇的关节、肢体运动外，其他部位不应随之晃动。

（三）注意事项

（1）不可逾越人体关节生理活动范围进行摇转。

（2）不可突然快速摇转。

（3）对于习惯性关节脱位者禁用摇法。

（4）对椎动脉型、交感型颈椎病以及颈部外伤、颈椎骨折等病证禁用摇法。

（四）适用部位

全身各关节部。

（五）作用

主要适用于各种软组织损伤性疾病及运动功能障碍等病证。

十九、拔伸法

固定关节或肢体的一端，牵拉另一端，应用对抗的力量使关节或半关节得到伸展，称为拔伸法。拔伸法又名"牵引法"、"牵拉法"、"拉法"和"拔法"，为正骨推拿按摩流派常用手法之一，包括全身各部关节、半关节的拔伸牵引方法。

（一）操作

（1）颈椎拔伸法：包括掌托拔伸法、肘托拔伸法和仰卧位拔伸法三种。

1）掌托拔伸法：患者坐位，医者站于其后。以双手拇指端和罗纹面分别顶按住其两侧枕骨下方风池穴处，两掌分置于两侧下颌部以托夹助力。然后掌指及臂部同时协调用力，拇指上顶，双掌上托，缓慢地向上拔伸1~2分钟，以使颈椎在较短时间内得到持续牵引（图3-55）。

2）肘托拔伸法：患者坐位，医者站于其后方。以一手扶于其枕后部以固定助力，另一侧上肢的肘弯部托住其下颌部，手掌则扶住对侧颜面以加强固定。托住其下颌部的肘臂与扶枕后部一手协调用力，向上缓慢地拔伸1~2分钟，以使颈椎在较短的时间内得到持续的牵引。

3）仰卧位拔伸法：患者仰卧位，医者置方凳坐于其头端。以一手托扶其枕后部，另一手托扶下颌部。双手臂协调施力，向其头端缓慢拔伸，拔伸时间可根据病情需要而定，使颈椎得到持续的水平位牵引。

（2）肩关节拔伸法：包括上举拔伸法、对抗拔伸法和手牵足蹬拔伸法。

1）肩关节上举拔伸法：患者坐于低凳上，两臂自然下垂。医者立于其身体后方。以一手托握患肩侧上臂下段，并自前屈位或外展位将其手臂缓缓抬起，至120°~140°左右时，以另一手握住其前臂近腕关节处，同时握上臂一手上移其下。两手协调施力，向上缓慢地拔伸，至阻力位时，以钝力持续进行牵引（图3-56）。

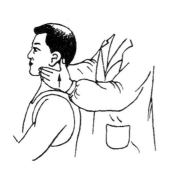

图3-55　掌托拔伸法

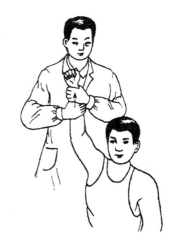

图3-56　肩关节上举拔伸法

肩关节上举拔伸法还可于侧卧位时操作，参见"肩关节上举扳法"在卧位情况下的操作术式。

2）肩关节对抗拔伸法：患者坐位，医者立于其患侧。以两手分别握住其腕部和肘部，于肩关节外展位逐渐用力牵拉。同时嘱患者身体向另一侧倾斜，或有助手协助固定其身体上半部，与牵拉之力相对抗（图3－57）。

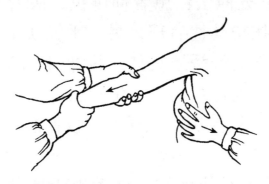

图3－57　肩关节对抗拔伸法

3）肩关节手牵足蹬拔伸法：患者仰卧位，患肩侧位于床边。医者置方凳坐于其身侧。以临近患者一侧下肢的足跟置于其腋下，双手握住其腕部或前臂部，徐徐向外下方拔伸。手足协调用力，使其患侧肩关节在外展位20°左右得到持续牵引，并同时用足跟顶住腋窝与之对抗，持续一定时间后，再逐渐使患肩内收、内旋。

（3）腕关节拔伸法：患者坐位，医者立于其体侧。一手握住其前臂下端，另一手握住其手掌部。双手同时向相反方向用力，缓慢地进行拔伸（图3－58）。

腕关节拔伸法还可以用双手握住患者的掌指部，嘱其身体向另一侧倾斜或以助手固定其身体上部，进行持续拔伸牵引。

（4）指间关节拔伸法：以一手握住患者腕部，另一手捏住患指末节，两手同时施力，作相反方向拔伸（图3-59）。

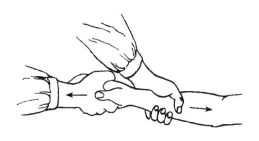

图3-58 腕关节拔伸法

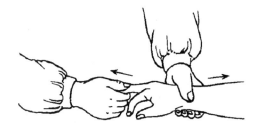

图3-59 指间关节拔伸法

（5）腰部拔伸法：患者俯卧，双手用力抓住床头。医者立于其足端，以两手分别握住其两踝部，向下逐渐用力牵引。在牵引过程中，身体上半部应顺势后仰，以加强牵拉拔伸的力量。

（6）骶髂关节拔伸法：患者仰卧位，患侧膝关节略屈，会阴部垫一软枕。医者立于其足端，以一手扶按其膝部，另一手臂穿过其腘后，握住扶膝一手的前臂下段，并用腋部夹住其小腿下段，再以一足跟部抵住其会阴部软枕处。然后手足协同用力，将其下肢向下方逐渐拔伸，身体亦同时随之后仰，以增强拔伸之力。

（7）踝关节拔伸法：患者仰卧位。医者以一手握住其患肢侧的小腿下段，另一手握住其足掌前部。两手协同施力，向相反方向牵拉拔伸。在牵拉拔伸过程中，可配合进行踝关节的屈伸活动。

（二）动作要领

（1）拔伸动作要稳而缓，用力要均匀而持续。

（2）在拔伸的开始阶段，用力要由小到大，逐渐增加；拔伸到一定程度后，则需要一个稳定的持续牵引力。

（3）要掌握好拔伸操作术式，根据病情轻重缓急的不同和施术部位的不同，控制好拔伸的力量和方向。

（三）注意事项

（1）不可用突发性的暴力进行拔伸，以免造成牵拉损伤。

（2）要注意拔伸的角度和方向。

（3）在关节复位时，不可在疼痛、痉挛较重的情况下拔伸，以免手法失败和增加患者痛苦。

（四）适用部位

全身各关节部。

（五）作用

拔伸法于骨科临床主要用于骨折和关节脱位，而按摩临床则常用于外伤性疾患和关节脱位。

二十、屈伸法

使关节被动屈曲或伸展的手法，称为屈伸法。

（一）操作

（1）医者一手固定被活动关节的近端，另一手握持关节的远端，使关节作被动屈伸活动。

（2）关节活动幅度应由小到大，并在此活动范围内连续作屈伸运动，反复数次。

（二）适用部位

脊柱和四肢关节。

（三）注意事项

（1）用力应视病情而定，不可用暴力。

（2）操作时要避免患者因疼痛闪躲而发生意外。

二十一、扳法

使关节作被动的扳动，称为扳法。扳法应用于关节，多以"巧力寸劲"使关节产生伸展、屈曲或旋转等运动形式，且多数情况下为短暂的、快速的运动。扳法为按摩常用手法之一，也是正骨推拿按摩流派的主要手法，如应用得当，效果显著。包括全身各关节部扳法。

（一）操作

（1）颈部扳法：包括颈部斜扳法、颈椎旋转定位扳法、寰枢关节旋转扳法和颈椎侧扳法。

1）颈部斜扳法：患者坐位，颈项部放松，头略前倾或中立位。医者站于其侧后方，以一手扶按头顶后部，另一手扶托其下颌部。两手协同动作，使其头部向侧方旋转，当旋转至有阻力时，略停顿片刻，随即用"巧力寸劲"，作一突发性的有控制的快速扳动，常可听到"喀"的弹响声，之后可按同法向另一侧方向扳动（图3－60）。颈部斜扳法亦可在仰卧位情况下施用。患者仰卧位，全身放松。医者坐于其头端。以一手扶托于下颌部，另一手置于枕后部。两手协调施力，先缓慢地将颈椎向上牵引，在牵引的基础上将颈向一侧旋转，当遇到阻力时略停片刻，然后以"巧力寸劲"作一突然、稍增大幅度的快速扳动，常可听到"喀"的弹响声。

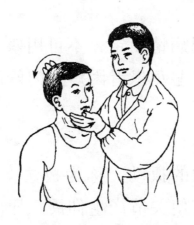

图3-60   颈部斜扳法

2）颈椎旋转定位扳法：患者坐位，颈项部放松。医者站于其侧后方。以一手拇指顶按住病变颈椎棘突旁，另一手托住对侧下颌部，令患者低头，屈颈至拇指下感到棘突活动、关节间隙张开时，即保持这一前屈幅度，再使其向患侧屈至最大限度。然后将其头部慢慢旋转，当旋转到有阻力时略为停顿一下，随即用"巧力寸劲"作一个有控制的增大幅度的快速扳动。此时常可听到"喀"的弹响声，同时拇指下亦有棘突弹跳感（图3-61）。

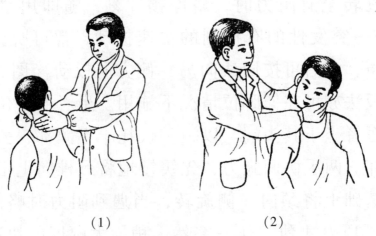

(1)   (2)

图3-61   颈椎旋转定位扳法

3）寰枢关节旋转扳法：患者坐于低凳上，颈微屈，医者站于其侧后方。以一手拇指顶按住第二颈椎棘突，另一手以肘弯部托住其下颌部。肘臂部协调用力，缓慢地将颈椎向上拔伸。在拔伸的基础上同时使颈椎向患侧旋转，当旋转到有阻力的位置时，随即用"巧力寸劲"，作一突然的、稍大幅度的快速扳动，而顶住棘突的拇指亦同时施力进行拨动。此时常可听到关节弹响声，拇指下亦有棘突跳动感，表明手法复位成功（图 3 – 62）。

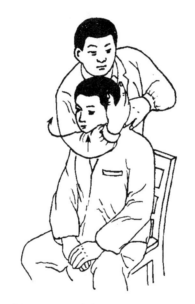

图 3 – 62　寰枢关节旋转扳法

（2）胸背部扳法：包括扩胸牵引扳法、胸椎对抗复位扳法、扳肩式胸椎扳法和仰卧压肘胸椎整复法。其中扩胸牵引扳法和胸椎对抗复位法较常用。

1）扩胸牵引扳法：患者坐位，两手十指交叉扣住并抱于枕后部。医者站于其后方，以一侧膝关节抵住其背部病变处，两手分别握扶住两肘部。先嘱患者作前俯后仰运动，并配合深呼吸，即前俯时呼气，后仰时吸气。如此活动数遍后，待患者身体后仰至最大限度时，医者随即用"巧力寸劲"将其两肘部向后方突然拉动，与此同时膝部向前顶抵，常可听到"喀"的弹响声（图3－63）。

2）胸椎对抗复位扳法：患者坐位，两手交叉扣住并抱于枕后部。医者站其后方，两手臂自其两腋下伸入，并握住其两前臂下段，一侧膝部顶压住病变胸椎处。然后握住前臂的两手用力下压，而两前臂则用力上抬，将其脊柱向上向后牵引，而顶压住患椎的膝部也同时向前向下用力，与前臂的上抬形成对抗牵引。持续牵引片刻后，两手、两臂与膝部协同用力，以"巧力寸劲"作一突发性的、有控制的快速扳动，常可听到"喀"的弹响声（图3－64）。

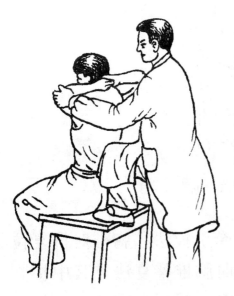

图3－63　扩胸牵引扳法

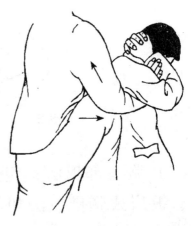

图3－64　胸椎对抗复位扳法

3）扳肩式胸椎扳法：患者俯卧位，全身放松。医者站于其健侧，以一手拉住对侧肩前上部，另一手以掌根部着力，按压在病变胸椎的棘突旁。拉肩一手将其肩部拉向后上方，同时按压胸椎一手将其病变处胸椎缓缓推向健侧，当遇到阻力时，略停片刻，随即以"巧力寸劲"作一快速的、有控制的扳动，常可听到"喀"的弹响声（图3-65）。

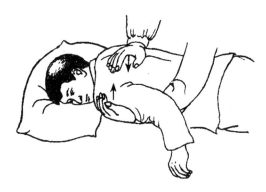

图3-65　扳肩式胸椎扳法

4）仰卧压肘胸椎整复法：患者仰卧位，两臂交叉于胸前，两手分别抱住对侧肩部，全身自然放松。医者一手握拳，拳心朝上，将拳垫在其背脊柱的患椎处。另一手按压于其两肘部。嘱患者深呼吸，当呼气时，按肘一手随势下压，待呼气将尽未尽时，以"巧力寸劲"作一快速的、有控制的向下按压，常可听到"喀"的弹响声。

（3）腰部扳法：包括腰部斜扳法、腰椎旋转复位法和腰部后伸扳法，均为临床常用手法。

1）腰部斜扳法：患者侧卧位。患侧下肢在上，屈髋屈膝；健侧下肢在下，自然伸直。医者以一肘或手抵住其肩前部，另一肘或手抵于臀部。两肘或两手协调施力，先作数次腰部小幅度的扭转活动。即按于肩部的肘或手同按于臀部的另一肘或手同时施用较小的力使肩部向前下方、臀部向后下方按压，压后即松，使腰部形成连续的小幅度扭转而放松。待腰部完全放松后，再使腰部扭转至有明显阻力时，略停片刻，然后施以"巧力寸劲"，作一个突然的、增大幅度的快速扳动，常可听到"喀"的弹响声（图3－66）。

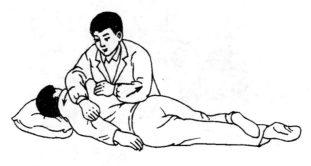

图3－66　腰部斜扳法

2）腰椎旋转复位法：患者坐位，腰部放松，两臂自然下垂。以右侧病变向右侧旋转扳动为例。助手位于患者左前方，用两下肢夹住其左小腿部，双手按压于左下肢股上部，以确使其坐位情况下身体下半部姿势的固定。医者位于患者后侧右方，以左手拇指端或罗纹面顶按于腰椎偏歪的刺突侧方，右手臂从其右腋下穿过并以右掌按于颈后项部。右掌缓慢下压，并嘱患者作腰部前屈配合，至医者左拇指下感到棘突活动，棘突间隙张开时则其腰椎前屈活动停止，保持这一前屈幅度。然后右侧手臂缓慢施力，左拇指顶按住腰椎偏歪的棘突以为支点，使其腰部向右屈至一定幅度后，再使其腰部向右旋转至最大限度。略停片刻后，右掌下压其项部，右肘部上抬，左手拇指则同时用力向对侧顶推偏歪的棘突，两手协调用力，以"巧力寸劲"作一增大幅度的快速扳动。常可听到"喀"的弹响声（图3－67）。

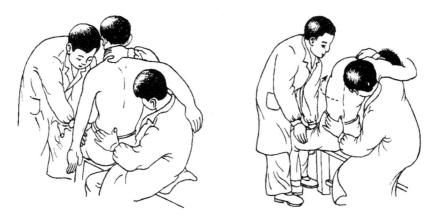

图 3 – 67　腰椎旋转复位法

3）直腰旋转扳法：患者坐位，两下肢分开，与肩同宽，腰部放松。以向右侧旋转扳动为例。医者以两下肢夹住患者的左小腿部及股部以固定。左手抵住其左肩后部，右臂从其右腋下伸入并以右手抵住肩前部。然后两手协调施力，以左手前推其左肩后部，右手向后拉其右肩，且右臂部同时施以上提之力，如此则使其腰部向右旋转。至有阻力时，以"巧力寸劲"，作一突然的、增大幅度的快速扳动，常可听到"喀"的弹响声（图 3 – 68）。

直腰旋转扳法的另一种操作方法为：患者坐位，两下肢并拢。医者立于患者对面，以双下肢夹住其两小腿及股部。以一手抵于其肩前，另一手抵于肩后。两手协调用力，一推一拉，使其腰椎小幅度旋转数次，待腰部充分放松后，使其腰椎旋转至有阻力位时，略停片刻，然后以"巧力寸劲"，作一增大幅度的快速扳动，常可听到"喀"的弹响声。

4）腰部后伸扳法：患者俯卧位，两下肢并拢。医者一手按压于腰部，另一手臂托抱住其两下肢膝关节上方并缓缓上抬，使其腰部后伸。当后伸至最大限度时，两手协调施力，以"巧力寸劲"，作一增大幅度的下按腰部与上抬下肢的相反方向的用力扳动（图3-69）。

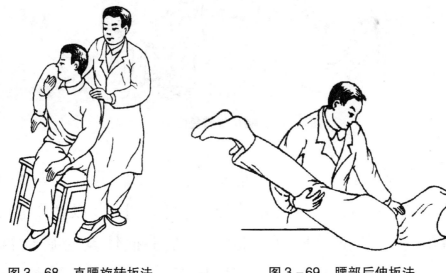

图3-68　直腰旋转扳法　　　　　图3-69　腰部后伸扳法

腰部后伸扳法，另有以下三种操作方法。一是患者俯卧位，医者坐于患者的腰部，两手托抱住其两下肢或单侧下肢。先作数次小幅度的下肢上抬动作以使其腰部放松。待其充分放松后，臀部着力下坐，两手臂用力使其下肢上抬至最大幅度，然后以"巧力寸劲"，作一增大幅度的快速扳动。二是患者俯卧位，医者一手按压于其腰部，另一手臂托抱住患侧肢的膝上部。两手协调施力，下压腰部与上抬下肢并举，当下肢被上抬至最大限度时，以"巧力寸劲"，作一增大幅度的快速扳动。三是患者侧卧位，患侧下肢屈膝在上。医者一手抵住其腰骶部，另一手握住其足踝部。两手同时施力，向前抵按腰骶部和缓慢向后牵拉足踝部，至最大限度时，施以"巧力寸劲"，作一增大幅度的快速扳动。

（4）肩关节扳法：包括肩关节前屈扳法、外展扳法、内收扳法、旋内扳法和上举扳法。

1）肩关节前屈扳法：患者坐位，患侧肩关节前屈30°~50°。医者半蹲于患肩前外侧。以两手自前后方向将其患肩锁紧、扣住，患侧上臂置于医者内侧的前臂上。手臂部协调施力，将其患臂缓缓上抬，至肩关节前屈至有阻力时，以"巧力寸劲"，作一增大幅度的快速扳动。在作扳动之前，亦可使其肩关节小幅度的前屈数次或进行小范围的环转摇动数次，以使其肩关节尽量放松。

另有一法，即患者坐位，两臂下垂，肩关节放松。医者立于其身后。以一手扶按其对侧肩部以固定，另一手握住患侧上臂的肘关节上部，并缓缓上抬患臂至肩关节前屈到有阻力时，以"巧力寸劲"，作一增大幅度的快速扳动。

2）肩关节外展扳法：患者坐位，患侧手臂外展45°左右。医者半蹲于其患肩的外侧。将其患侧肘关节上部置于一侧肩上，以两手从前后方向将患肩扣住、锁紧。然后医者缓缓立起，使其肩关节外展，至有阻力时，略停片刻，然后双手与身体及肩部协同施力，以"巧力寸劲"，作一肩关节外展位增大幅度的快速扳动，如粘连得到分解，可听到"嘶嘶"声或"格格"声（图3-70）。

肩关节外展扳法亦可采取肩关节前屈扳法的术式进行操作。

3）肩关节内收扳法：患者坐位，患侧上肢屈肘置于胸前，手搭扶于对侧肩部。医者立于其身体后侧。以一手扶按于患侧肩部以固定，另一手托握于其肘部并缓慢向对侧胸前上托，至有阻力时，以"巧力寸劲"，作一增大幅度的快速扳动（图3-71）。

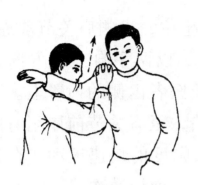
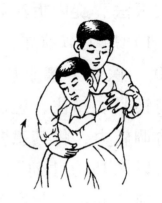

图3-70　肩关节外展扳法　　　　图3-71　肩关节内收扳法

4）肩关节旋内扳法：患者坐位，患侧上肢的手与前臂置于腰部后侧。医者立于其患侧的侧后方，以一手扶按其患侧肩部以固定，另一手握住其腕部将患肢小臂沿其腰背部缓缓上抬，以使其肩关节逐渐内旋，至有阻力时，以"巧力寸劲"，作一较快速、有控制的小臂上抬动作，以使其肩关节旋转至极限。如有粘连分解时，可听到"嘶嘶"声（图3-72）。

肩关节旋内扳法在近年临床上产生了新的术式。即患者坐式同前。医者立于患者的对面，身体略下蹲，稳定好重心。一手扶按其对侧肩部以固定，将下颌部抵在其患侧肩井部以增强固定。另一手臂托握住其患侧手臂，并将其手臂缓缓上抬，如上法要领进行扳动。

5）肩关节上举扳法：患者坐位，两臂自然下垂。医者立于其身体后方。以一手托握住患肩侧上臂下段，并自前屈位或外展位缓缓向上抬起，至120°~140°左右时，以另一手握住其前臂近腕关节处。两手协调施力，向上逐渐拔伸牵引，至有阻力时，以"巧力寸劲"，作一较快速的、有控制的向上拉扳（图3-56）。

肩关节上举扳法还可于卧位情况下操作。即患者侧卧位，患侧肩部在上。医者置方凳坐于其头端。令其患侧上肢自前屈位上举，待达到120°～140°时，以一手握其前臂，另一手握其上臂，两手臂同时施力，向其头端方向缓缓拔伸牵引，至有阻力时，可如上法要领进行扳动。

（5）肘关节扳法：患者仰卧位，患侧上臂平放于床面。医者置方凳坐于其侧。以一手托握其肘关节上部，另一手握住前臂远端，先使肘关节作缓慢的屈伸运动。然后视其肘关节功能障碍的具体情况来决定扳法的选用。如为肘关节屈曲功能受限，则在其屈伸活动后，将肘关节置于屈曲位，缓慢施加压力，使其进一步向功能位靠近。当遇到明显阻力时，以握前臂一手施加一个持续的使肘关节屈曲的压力，达到一定时间后，两手协调用力，以"巧力寸劲"，作一小幅度的、快速的加压扳动（图3-73）。如为肘关节伸直受限，则以反方向施法，道理亦然。

其他如腕关节、髋关节、膝关节和踝关节等关节的扳法，均可参照肘关节扳法操作。

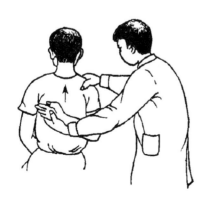

图3-72 肩关节旋内扳法

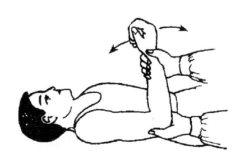

图3-73 肘关节扳法

（6）直腿抬高扳法：患者仰卧位，双下肢伸直、放松。助手以双手按于其健侧膝关节上下部以固定。医者立于其患侧。将其患侧下肢缓缓抬起，小腿部置于医者近患肢侧的肩上，两手扶按其膝关节上下部，以避免扛扳过程中膝关节屈曲。肩部与两手协调用力，将患肢慢慢扛起，使其膝关节在伸直位的状态下屈髋，当遇到阻力时，略停片刻，然后以"巧力寸劲"，作一稍增大幅度的快速扳动〔图3－74（1）〕。为加强腰部神经根的牵拉幅度，可在其下肢上抬到最大阻力位时，以一手握住足掌前部，突然向下扳拉，使其踝关节尽量背伸〔图3－74（2）〕，可重复扳拉3～5次。对于患侧下肢直腿抬高受限较轻者，可以一手下拉足前掌，使其踝关节持续背伸，另一手扶按膝部以保证患侧下肢伸直，然后进行增大幅度的上抬、扛扳，可重复操作3～5次。

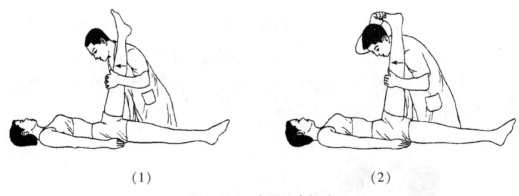

（1）　　　　　　　　　　（2）

图3－74　直腿抬高扳法

（二）动作要领

（1）要顺应、符合关节的生理功能。各关节的构成要素虽然基本相同，但在结构上各自有各自的特点，其生理功能有很大差异。所以要把握好各关节的结构特征、活动范围、活动方向及其特点，宜顺应、符合各关节的各自运动规律来实施扳法操作。

（2）操作时要分阶段进行。扳法操作第一步是使关节放松，可使关节作小范围的活动或结合摇法而使关节逐渐放松、松弛；第二步是将关节极度地伸展或屈曲、旋转，在保持这一位置的基础上，再实施第三步的扳法。

（3）扳法所施之力须为"巧力寸劲"。扳法在扳动时所施之力，一为"巧力"，二为"寸劲"，故名为"巧力寸劲"。所谓"巧力"即指手法的技巧力，是与蛮力、拙力相对而言，须经长期的习练和临床实践才能获得；所谓"寸劲"指短促之力。即所施之力比较快速，能够充分控制扳动幅度。作用快，消失也快，做到中病即止。

（4）扳动发力的时机要准，用力要适当。如发力时机过早，关节还有松弛的运动余地，则未尽其法；如发力时机过迟，关节在极度伸展或屈曲、旋转的状态下停留时间过长，易使松弛的关节变得紧张，而不易操作。若用力过小，则达不到治疗效果；用力过大，则易导致不良反应。

（三）注意事项

（1）不可逾越关节运动的生理范围。超越关节生理活动范围的扳动，容易使关节自身及附着于关节的肌肉、韧带等软组织受到损伤。对于脊柱而言，属半关节性连接，其中椎管内有脊髓、马尾及神经根组织，脊髓为低级神经中枢，于颈、胸部做扳法时，尤其应加以注意，切不可逾越其生理活动范围。

（2）不可粗暴用力和使用蛮力。所谓粗暴用力，是指操作时手法粗糙，无准备动作，不分操作过程的阶段性，入手即扳，且扳动时所施力量不知大小，不能有效控制。所谓蛮力，是指所施扳法力量有余而灵巧不足，能发而不能收，呆板笨拙。简而言之，施用暴力和蛮力，是不得手法要领、未掌握手法的技巧，不懂"巧力寸劲"之故。其后果轻则患者不适，重则造成损伤，而发生医疗事故。

（3）不可强求关节弹响。在颈、胸及腰部施用扳法，操作过程中常可听到"喀"的弹响声，是关节弹跳或因扭转摩擦所发出的声音，一般认为是关节复位、手法成功的标志之一。但在实际操作过程中若未能出现这种响声，也不宜过于追求。若反复扳动，易使关节紧张度增大，有可能造成不良后果。

（4）诊断不明确的脊柱外伤及带有脊髓症状体征者禁用扳法。

（5）老年人伴有较严重的骨质增生、骨质疏松者慎用扳法，对于骨关节结核、骨肿瘤者禁用扳法。

（四）适用部位

全身各关节部。

（五）作用

扳法主要用于颈椎病、落枕、寰枢关节半脱位、肩周炎、腰椎间盘突出症、脊椎小关节紊乱、四肢关节外伤后功能障碍等病证。

第三节　常用复合手法

一、按揉法

按揉法是由按法与揉法复合而成，包括拇指按揉法和掌按揉法两种，临床应用频率较高。

（一）操作

（1）拇指按揉法：分为单拇指按揉法和双拇指按揉法两种。

1）单拇指按揉法：以拇指罗纹面置于施术部位，余四指置于其对侧或相应的位置上以助力。拇指主动施力，进行节律性按压揉动（图3－75）。单拇指按揉法在四肢及颈项部操作时，外形酷似拿法，但拿法是拇指与其他四指两侧对称性用力，而拇指按揉法的力点是在拇指侧，余四指仅起到助力、助动的作用。

2）双拇指按揉法：以双手拇指罗纹面并列或重叠置于施术部位，余指置于对侧或相应的位置以助力，腕关节屈曲约60°，双拇指和前臂主动用力，进行节律性按压揉动（图3－76）。双拇指按揉法在操作时，与双手拿法外形相似，其区别在于前者的施力重点在双手拇指，而后者是双拇指与余指均等用力。

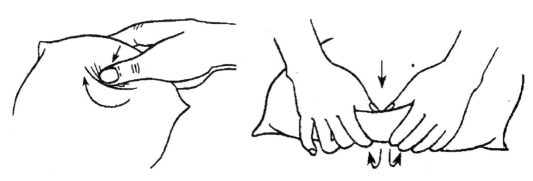

图3－75 单拇指按揉法　　　　图3－76 双拇指按揉法

（2）掌按揉法：掌按揉法可分为单掌按揉法和双掌按揉法两种。

1）单掌按揉法：以掌根部置于施术部位，余指自然伸直，前臂与上臂主动用力，进行节律性按压揉动（图3-77）。

2）双掌按揉法：双掌并列或重叠，置于施术部位。以掌中部或掌根部着力，以肩关节为支点，身体上半部小幅度节律性前倾后移，于前倾时将身体上半部的力量经肩关节、上臂、前臂传至手部，从而进行节律性按压揉动（图3-78）。

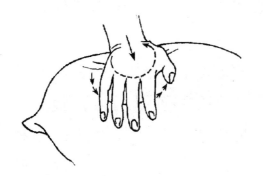
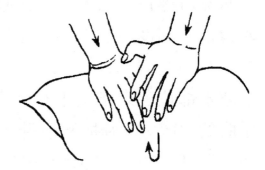

图3-77　单掌按揉法　　　　　图3-78　双掌按揉法

（二）动作要领

（1）指按揉法腕宜悬：拇指按揉法可以直腕操作，但多数情况下应悬腕操作。当悬腕角度达60°左右，前臂与拇指易于发力，同时腕关节容易作出一个小的旋动，余指也易于助力。

（2）单掌按揉法以肘和肩为支点：单掌按揉法发力部位主要在前臂和上臂，所以应以肘关节和肩关节为支点。操作时压力不可过大，过大则手法易僵，应以柔和为主。

（3）双掌按揉法宜巧用身体上半部重量：双掌按揉法是以肩关节为支点，将身体上半部的重量节律性前倾后移，通过上、前臂传到手部，忌手臂部单独用力。双掌按揉法操作时身体的前倾后移幅度不可过大，手掌部不可离开施术部位。

（4）按中含揉、揉中寓按：按揉法宜按揉并重，将按法和揉法有机结合，按中含揉，揉中寓按，刚柔并济，连续不断。

（三）注意事项

按揉法属于刚柔并济手法，操作时不可失之偏颇，即既不可偏重于按，又不可偏重于揉；注意按揉法的节奏性，既不可过快，又不可过慢。

（四）适用部位

单拇指按揉法适于全身各部经络腧穴，尤以颈项部、头面部、上肢部常用；双拇指按揉法适用于颈项部、背部、腰部、臂部和下肢部。单掌按揉法适于背部、下肢后侧和肩部；双掌按揉法适于背部、腰部、臂部、下肢后侧。

二、弹拨法

弹拨法是指在拨法的基础上，施以弹动之力，拨而弹之，弹而拨之。分为拇指弹拨法和食指弹拨法两种。

（一）操作

（1）拇指弹拨法：将拇指端置于施术部位，余四指置于其对侧以助力。沉肩、垂肘、悬腕，将着力的拇指端插入肌肉间隙或肌肉韧带的起止点处，拇指主动发力，腕关节微微旋转并轻度摆动，用力由轻而重，速度由慢而快地拨而弹之，有如拨弦弹琴，"哒哒"作响有声（图3-79）。

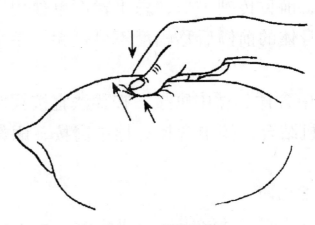

图 3 - 79　拇指弹拨法

（2）食指弹拨法：以拇指端抵于食指远侧指间关节的腹侧面，中指屈曲，第二、三节指骨抵于拇指桡侧缘以固定，将被拇指与中指固定好的食指端置于施术部位，并着力插入肌肉间隙或肌肉韧带的起止点处。食指主动发力，用力由轻而重，速度由慢而快地拨而弹之，有如拨弦弹琴，"哒哒"作响有声（图 3 - 80）。

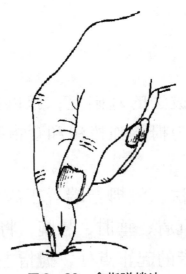

图 3 - 80　食指弹拨法

（二）动作要领

（1）拇指弹拨法的肩、肘、腕姿势与一指禅推法相似，要沉肩、垂肘、悬腕，腕关节要保持桡侧高于尺侧，以利于腕关节的微微旋动和轻度摆动。除拇指外的其余四指应固定不移，起到一个稳定的支架作用。

（2）食指弹拨法关键是要用拇指和中指将食指固定好，以保证食指挺而有力。

（3）弹拨法弹拨的方向是所用弹拨手指的腹侧面方向，用力须由轻而重，速度宜由慢而快，手法操作要轻巧、灵活。

（三）注意事项

弹拨法在弹拨时指端和施术部位的皮肤有快速的擦动，应注意不要因多次而反复的弹拨而擦破皮肤。此外，骨折的愈合期、急性软组织损伤者禁用。

（四）适用部位

肌间隙、肌肉韧带的起止点处或结节状物、条索状物等阳性反应物。

三、推摩法

推摩法是由一指禅偏峰推法与指摩法复合而成，即一指禅偏峰推法与其余四指的摩动同时操作，手法难度较高。

（一）操作

将拇指桡侧偏峰着力于体表穴位或经络线路上，其余四指并拢，掌指部自然伸直，将食指、中指、无名指、小指的四指指面着力于相应的施术部位上，腕关节放松，屈曲25°左右。前臂主动运动，使腕关节作旋转运动并同时左右摆动，以带动拇指作缠绵的一指禅偏峰推法，并使其余四指指面在施术部位上同时作环形的摩动（图3–81）。

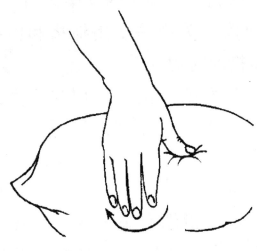

图3–81   推摩法

（二）动作要领

（1）拇指要以桡侧偏峰着力，余四指指面要贴于施术部位皮肤，不可悬空。

（2）在前臂进行主动运动带动腕部运动时，腕部的活动一定要包含旋动和摆动两种运动形式。如果腕部仅是摆动，则只能形成拇指的偏峰推同其余四指的擦动，在增加旋动的情形下才形成四指的摩动。

（3）推摩的速度不宜过快，用力不宜过大，以自然压力为度。

（三）注意事项

推摩法较难于操作，要注意动作的连贯性、协调性，宜持久练习，方可熟练运用。

（四）适用部位

胸腹部、胁肋部和项背部。

四、勾点法

勾点法是由勾法和点法复合而成，实属指按法的临床变化应用，是指用中指端勾住治疗部位作点压。

（一）操作

中指掌指关节伸直或微屈，指间关节屈曲，使中指形如勾状，其他手指相握，以中指端勾住施术部位或穴位，掌指部主动用力，使中指端作持续点按。点按方向应视治疗部位而定（图3-82）。

（二）动作要领

（1）中指形如勾状，指间关节宜屈，掌指关节宜直，亦可略屈。

（2）除中指外其余四指要握紧，以使掌部紧张坚挺。

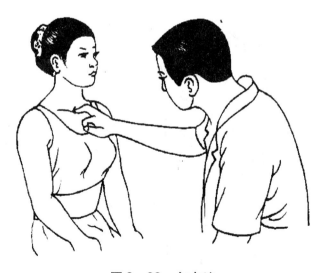

图3-82 勾点法

（3）当所需勾点的力量较小时，仅中指部施力屈曲按压即可；力量较大时，掌指部需同时用力。

（4）勾点时施力的方向应视治疗部位而定，或上或下，或左或右。

（三）注意事项

勾点法所施的部位或穴位，多是人体不显露的部位或较隐蔽的穴位，这些部位或穴位均较敏感，所以不可突施暴力，要遵循点按法的施力原则进行操作。

（四）适用部位

天突、廉泉等穴位。

五、扫散法

扫散法，是指以拇指偏峰及其余四指指端在颞、枕部进行轻快的擦动。

（一）操作

以一手扶按患者一侧头部以固定，另一手拇指伸直，

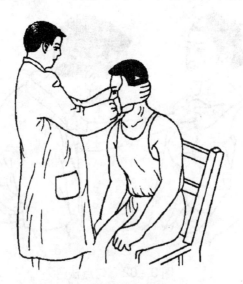

图3-83　扫散法

以桡侧面置于额角发际头维穴处；其余四指并拢、微屈，指端置于耳后高骨处，食指与耳上缘平齐。前臂主动运动，腕关节挺劲，使拇指桡侧缘在头颞部作较快的单向擦动，范围是额角至耳上；同时，其余四指在耳后至乳突范围内快速擦动。左右两侧交替进行，每侧扫散约 50 次（图 3 - 83）。

（二）动作要领

（1）拇指偏峰与其余四指指端宜贴紧皮肤，但不可施用压力。

（2）以肘为支点，前臂主动运动。腕关节要保持一定的紧张度，即所谓的挺劲，这样有利于力的快速传导。

（3）动作宜平稳，轻度刺激。

（4）对长发者，须将手指插入发间操作，以避免牵拉头发作痛。

（三）注意事项

（1）手法刺激不宜过重，要体现"扫散"之意。

（2）操作时要固定好头部，避免患者头部随手法操作而出现俯仰晃动。

（四）适用部位

颞、枕部。

六、揉捏法

揉捏法由揉法和捏法复合组成，可单手揉捏，亦可双手操作。

（一）操作

拇指自然外展，其余四指并拢，以拇指与其余四指指腹部或罗纹面对捏于施术部位。指、掌与前臂部主动运动，带动腕关节作轻度旋转运动，使拇指与其余四指对合施力，捏而揉之，揉而捏之，捏中含揉，揉中含捏，从而产生节律性的揉捏动作（图 3 – 84）。在揉捏动作中，揉以拇指为主，余四指为辅，而捏则以拇指为辅，余四指为主。

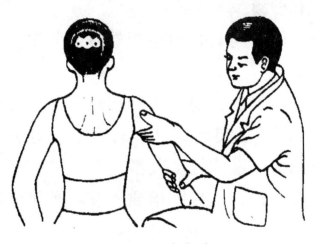

图 3 – 84　揉捏法

（二）动作要领

（1）要以拇指与其余四指指腹或罗纹面为着力面，不可用指端着力，否则即变为它法。

（2）指掌部为揉捏法的主要发力部位，所以腕关节为揉捏法的第一支点，前臂宜轻度发力，故肘关节为第二支点。前臂部所以要成为一个次要发力部位，目的是要使腕关节产生一个旋动，只有腕关节产生了旋动，拇指与其余四指才会产生协调的揉捏复合动作。

（三）注意事项

（1）注意手法操作的准确性，要与拿法、按揉法区分开来。

（2）用力要适中，避免过度轻柔和使用拙力。

（四）适用部位

四肢部、颈项部、肩背部及胸部。

第四节　介质与热敷

利用介质和热敷按摩是临床常用的两种手段，如摩擦类手法的操作常借助于介质来完成；而且，介质和热敷与手法结合运用，可明显提高临床疗效。

一、介质

按摩时，为了减少对皮肤的摩擦损伤，或者为了借助某些药物的辅助作用，可在按摩部位的皮肤上涂些液体、膏剂或洒些粉末，这种液体、膏剂或粉末统称为按摩介质，也称按摩递质。按摩时应用介质，在我国有悠久的历史。如《圣济总录》说："若疗伤寒以白膏摩体，手当千遍，药力乃行，则摩之用药，又不可不知也。"《景岳全书》说："治发热便见腰痛者，以热麻油按痛处揉之可止。"目前，按摩临床中运用的介质种类颇多，如冬青膏、葱姜水、薄荷水等。

（一）介质的种类与作用

（1）滑石粉：即医用滑石粉。有润滑皮肤的作用，一般在夏季常用，适用于各种病证；是临床上最常用的一种介质，在小儿按摩中运用最多。

（2）爽身粉：有润滑皮肤、吸汗、吸水的作用。质量较好的爽身粉可代替滑石粉应用，可用于多种病证。

（3）葱姜汁：由葱白和生姜捣碎取汁使用，亦可将葱白和生姜切片，浸泡于75%乙醇中使用。能加强温热散寒作用，常用于冬春季及小儿虚寒证。

（4）白酒：即食用白酒。适用于成人按摩，有活血驱风、散寒除湿、通经活络的作用，对发热患者尚有降温作用。一般用于急性扭挫伤。

（5）冬青膏：由冬青油、薄荷脑、凡士林和少许麝香配制而成，具有温经散寒和润滑作用。常用于治疗小儿虚寒性腹泻及软组织损伤。

（6）薄荷水：取5%薄荷脑5g，浸入75%乙醇100ml内配制而成。具有温经散寒、清凉解表、清利头目和润滑作用。常用于治疗小儿虚寒性腹泻以及软组织损伤，用于擦法、按揉法可加强透热效果。

（7）木香水：取少许木香，用开水浸泡后放凉去渣后使用，有行气、活血、止痛作用。常用于急性扭挫伤及肝气郁结所致的两胁疼痛等症。

（8）凉水：即食用洁净凉水。有清凉肌肤和退热作用。一般用于外感热证。

（9）红花油：由冬青油、红花、薄荷脑配制而成，有消肿止痛等作用。常用于急性或慢性软组织损伤。

（10）传导油：由玉树油、甘油、松节油、酒精、蒸馏水等量配制而成。用时摇匀，有消肿止痛、驱风散寒作用。适用于软组织慢性劳损和痹证。

（11）麻油：即食用麻油。运用擦法时涂上少许麻油，可加强手法透热的作用而提高疗效，常用于刮痧疗法中。

（12）蛋清：将鸡蛋穿一小孔，取蛋清使用。有清凉散热、化积消食作用。适用于小儿外感发热，消化不良等症。

（13）外用药酒：取归尾 30g、乳香 20g、没药 20g、血竭 10g、马钱子 20g、广木香 10g、生地 10g、桂枝 30g、川草乌各 20g、冰片 1g。浸泡于 1.5kg 高浓度白酒中，2 周后使用。有行气活血、化瘀通络功效。适用于各种慢性软组织损伤，骨和软骨退行性病证。

（二）介质的选择

（1）辨证选择：根据中医学理论进行辨证分型，依据证型的不同选择不同的介质。但总的来说可分为两大类，即辨寒热和辨虚实。寒证，用有温热散寒作用的介质，如葱姜水、冬青膏等；热证，用具有清凉退热作用的介质，如凉水、医用乙醇等；虚证，用具有滋补作用的介质，如药酒、冬青膏等；实证，用具有清、泻作用的介质，如蛋清、红花油、传导油等。其他证型可用一些中性介质，如滑石粉、爽身粉等，取其润滑皮肤作用。

（2）辨病选择：根据病情的不同，选择不同的介质。软组织损伤，如关节扭伤、腱鞘炎等选用活血化瘀、消肿止痛、透热性强的介质，如红花油、传导油、冬青膏等；小儿肌性斜颈选用润滑性能较强的滑石粉、爽身粉等；小儿发热选用清热性能较强的凉水、酒精等。

（3）根据年龄选择：成年人，一般而言，不论水剂、油剂、粉剂均可应用；老年人常用的介质有油剂和酒剂；小儿常用的介质主要选择滑石粉、爽身粉、凉水、酒精、薄荷水、葱姜汁、蛋清等。

二、热敷

运用热敷法治疗某些疾病，在我国已有 2000 多年的历史。《内经》中所述的"熨"法就是热敷法。古代应用热敷的方法很多，有药熨、汤熨、酒熨、葱熨、土熨等。热敷的主要作用是透热，根据不同的病情，配合各种性能的药物，以加强温经通络、活血祛瘀、散寒止痛等作用。热敷可分为湿热敷和干热敷两种。

（一）湿热敷

按摩临床中湿热敷较为常用，一般在手法操作以后应用，如应用擦法后常配合湿热敷。湿热敷既能加强手法的治疗效果，也可减轻因手法刺激过度对机体局部的不良反应。

（1）湿热敷方

1）传统按摩热敷方：由红花 10g、桂枝 15g、乳香 10g、没药 10g、苏木 50g、香樟木 50g、宣木瓜 10g、老紫草 15g、伸筋草 15g、钻地风 10g、路路通 15g、千年健 15g 组成。主治扭伤，挫伤，风湿疼痛，局部怕冷，关节酸痛等。

2）简化按摩热敷方：由香樟木 50g、豨莶草 30g、桑枝 50g、虎杖根 50g 组成。主治因扭挫伤而引起的疼痛肿胀，并治肢体酸楚等。

3）海桐皮汤：由海桐皮 6g、透骨草 6g、乳香 6g、没药 6g、当归 5g、川椒 10g、川芎 3g、红花 3g、威灵仙 2g、白芷 2g、甘草 2g、防风 2g 组成。主治因跌打损伤而引起的疼痛不止。

4) 散瘀和伤汤：由番木鳖 15g、红花 15g、生半夏 15g、骨碎补 10g、葱须 30g。用水煮沸后，再加入醋 60g 组成，煎使之沸。主治碰撞损伤，瘀血积聚。

5) 五加皮汤：由当归 10g、没药 10g、五加皮 10g、皮硝 10g、青皮 10g、川椒 10g、香附子 10g、丁香 3g、麝香 0.3g、老葱 3g、地骨皮 3g、丹皮 6g 组成。治疗伤后瘀血疼痛。

6) 八仙逍遥汤：由防风 3g、荆芥 3g、川芎 3g、甘草 3g、当归 6g、黄柏 6g、苍术 10g、丹皮 10g、川椒 10g、苦参 15g 组成。主治因跌仆损伤而引起的体表肿硬疼痛，风湿疼痛，肢体酸痛等。

（2）湿热敷操作方法：将中草药置于布袋内，扎紧袋口，放入锅内，加适量清水，煮沸数分钟。趁热将毛巾浸透后绞干，根据治疗部位需要折成方行或长条形敷于患部。待毛巾不太热时，即用另一块毛巾换上（也可放在上一块毛巾夹层中）。一般换 2~3 次即可。为加强治疗效果，可先在患部用擦法，随即将热毛巾敷上，并施以轻拍法，这样热量更易透入皮肤。

（3）湿热敷注意事项

1) 热敷时必须暴露患部，因而室内要保持温暖无风，以免患者感受风寒。

2) 毛巾必须折叠平整，这样不宜烫伤皮肤，并可使热量均匀透入。

3) 热敷时可隔着毛巾使用拍法，但切勿按揉；被热敷部位不可再用其他手法，否则容易破皮。所以，热敷均应在手法后使用。

4）热敷的温度应以患者能忍受为限，要防止发生烫伤。对皮肤感觉迟钝的患者尤需注意。

（二）干热敷

（1）理气止痛方：食盐500g，置于锅内，在炉火上炒热。然后取布袋一个，将炒热的盐放入布袋内。使患者仰卧，将包着热盐的布袋置于患者胸部，然后将此袋缓缓地自胸部向腹部移动，如此数次。主治胸腹饱闷疼痛、气滞胀痛。

（2）祛积滞方：枳壳30g、莱菔子30g、大皂角1条、食盐15g。共研为末，用白酒炒，使其温热，即用布包好，乘热敷于胃脘处。主治食积痰滞结于胃脘。

（3）暖痰方：生附子1枚、生姜30g，一起捣烂炒热。再用布袋一个，将捣烂炒热的附子和生姜置于袋中。先用此袋敷于患儿背部，然后敷于其胸部，至袋不太热时，将袋中的附子和生姜取出，把它做成圆饼状，贴于患儿的胸口。主治小儿胸有寒痰，一时昏迷，醒则吐痰如绿豆粉，浓厚而带青色者。

附：膏摩方

（1）黄膏：由大黄、附子、细辛、干姜、蜀椒、桂心、巴豆组成。将上述药物用苦酒浸泡一夜，次日再放入1000g腊月猪油内煎沸，绞去药滓，密封于瓷器内备用。具有温散风寒，舒筋通络作用。治疗目赤，头痛，项强，贼风游走皮肤等疾患。

（2）陈元膏：由当归、天雄、乌头、细辛、川芎、朱砂、干姜、附子、雄黄、桂心、白芷、松脂、生地、猪脂组成。把上述药物（除松脂、猪脂、雄黄、朱砂外）切细，用米醋、苦酒和生地黄汁，浸泡一夜，再放入4000g猪油内微火熬炼，使沸15次，煎至药色变黄为度，绞去药滓，再把雄黄、朱砂细末放入，搅拌和匀，置于密封器具内备用。具有温通活血，祛风止痛作用。治疗腰背疼痛，胸胁胀满，心腹积聚，经闭不孕，风痒肿痛及风湿痹痛等。

（3）莽草膏：由莽草、乌头、附子、踯躅花、苦酒、猪脂组成。将前4味药物切细，用1L苦酒浸泡一夜，次日放入2000g猪油内煎沸，绞去药渣，倒进瓷器内贮存备用。具有散寒消肿，温热止痛，安神定魄作用。治疗痹证肿痛，精神恍惚等。

（4）野葛膏：由野葛、水牛角、蛇衔、莽草、乌头、桔梗、升麻、防风、蜀椒、干姜、鳖甲、雄黄、巴豆、丹参、踯躅花组成。把上述药物切碎，用4L苦酒，将这些切碎的药物浸泡一夜，次日，把这些药物放入已熬成的2500g猪油内，以微火煎熬，使药物在油中翻滚，三上三下，使药色变黄，绞去药渣，贮存备用。具有清热解毒，祛痹止痛等作用。治疗风毒恶肿，痛痹不仁，瘰疬恶疮，偏枯胫肿，脚弱等病证。

（5）青膏：由当归、川芎、蜀椒、白芷、吴茱萸、附子、乌头、莽草组成。把上述药物切细，用醇苦酒浸泡两天，然后放入2000g猪油内煎至药色发黄，绞去药渣，贮存备用。具有祛风散寒，活血止痛作用。治疗伤寒头痛，项强，四肢烦痛等。

（6）白膏：由天雄、乌头、莽草、羊踯躅组成。把上述药物切成粗末，用醇苦酒浸泡一夜，次日放入盛有

1500g 腊月猪油的铜器中，文火煎炼，使药变成焦黄色，绞去药滓，置于瓷器中备用。具有解毒，祛风湿，散寒止痛作用。治疗伤风恶寒，肢节疼痛，目赤，咽喉痛，小儿头疮，牛皮癣等疾患。

（7）丹参赤膏：由丹参、雷丸、芒硝、戎盐、大黄组成。把上述药物切碎，用250g苦酒浸泡一夜，次日再放入猪油内煎沸，绞去药滓，贮存备用。治疗心腹热痛。

（8）乌头膏：由乌头、野葛、莽草组成。把上药切细，用适量高度白酒浸泡3天，再放入2500g猪油内煎沸，待药色成焦黄时，滤去药渣，盛入瓷器备用。具有祛风散寒，活血通络作用。治疗伤寒身强直，偏枯口僻，手足顽麻等病证。

（9）蹉跌膏：由当归、续断、附子、细辛、甘草、通草、川芎、白芷、牛膝、蜀椒组成。将上述药物切细，用1000g猪油先煎取油，然后把药物放入油内煎熬，使药成黄色，绞去药滓，盛入瓷器备用。具有活血养筋，消肿止痛作用。治疗因脱位、挫伤而引起的疼痛。

（10）商陆膏：由商陆根、猪油组成。以上二味合煎，待炼至色黄，绞去药滓成膏。具有逐水消肿作用。治疗水肿等症。

（11）乌头摩风膏：由乌头、附子、当归、羌活、细辛、桂心、防风、白术、川椒、吴茱萸、猪脂组成。将上述药物切碎，用醋浸泡一夜，次日放进500g腊月猪油内，用文火煎熬，使药色变黄成膏，盛入瓷器中备用。具有祛除风湿，温中散寒，活血止痛作用。治疗风湿痹痛，腰腿不遂，四肢拘挛，皮肤不仁等病证。

（12）当归摩膏：由当归、细辛、桂心、生地黄、天雄、白芷、川芎、丹砂、干姜、乌头、松脂、猪脂组成。将上述药物（除松脂、丹砂、猪脂外）切碎，用500g生地黄取汁，浸泡药物过夜，次日放入2500g猪油和120g松脂内，慢火煎熬，使药至黄色，滤去药滓，盛于瓷器内备用。具有散寒祛风，活血止痛作用。治疗风湿痹痛等症。

（13）牡丹膏：由牡丹皮、芫花、皂荚、藜芦、附子、莽草叶、大黄、蜀椒组成。将上述药物切细，用布裹好，放入干净器具内，用1500g酒浸泡过夜，次日放入1500g腊月猪油内，文火煎熬，使药质变为稀糊样，绞去药滓，装进密封瓷器中备用。具有清热凉血，活血散瘀作用。治疗脚气，痹痛，鼠漏恶疮，风毒，腹中痛等症。

（14）皂荚摩膏：由皂荚、醋组成。把上述皂荚捣细研为末，用陈醋调和成膏。本方有祛痰开窍等作用。治疗中风口㖞。

（15）摩脐膏：由杏仁、葱、盐组成。把上3味同研成糊状成膏。具有通便作用。治疗大便不通，腹胀。

（16）杏仁膏：由杏仁、川椒、附子、细辛组成。把上述药物（除川椒外）切碎，用适量醋浸泡过夜，次日倒入250g猪油内，以文火煎熬，使药变黄成膏，滤去药渣，盛入瓷器，贮存备用。具有发散风寒，温通鼻窍作用。治疗小儿鼻塞，涕流不出等。

（17）摩风膏：由附子、乌头、防风、凌霄花、踯躅花、露蜂房组成。将上述药物研为细末，放入1500g猪油内煎炼，使药至焦黄，绞去药滓，待其凉后，盛入瓷器中备用。具有凉血祛风，散毒消肿作用。治疗白癜风等。

（18）雷丸膏：由雷丸、甘草、莽草、升麻、防风、桔梗、白术组成。将上述药物切成细末，放入适量猪油，文火煎熬，用柳枝搅匀成膏，滤去药渣，盛进瓷器内备用。具有清热解毒，消肿散结作用。治疗小儿风痛，胸中蓄热等症。

（19）清润黄连膏：由黄连、当归、生地、黄柏、姜黄片、生石膏、薄荷组成。将上述药物用水煎，滤去药渣，加少量冰片和蜂蜜，炼膏后备用。具有清热解毒，消疮散风作用。治疗热毒风疮等。

第四章　推拿按摩练功

按摩练功源自古代的导引。《内经》指出："导引按跷者，亦从中央出也。"唐·王冰注为："导引，谓摇筋骨、动肢节。"可见当时导引作为一种运动疗法常与按跷配合应用。随着时间的推移，导引方法不断发展，名目繁多，流派纷呈。但概括起来可分为四大类：第一类发展成了以表演为主要目的的特定肢体动作，即舞蹈；第二类发展成了以养生、治病为主要目的的运动锻炼方法，即医疗练功；第三类发展成了以技击为主要目的的特殊运动方法，即武术；第四类发展成了修行的手段，常用于传教活动之中。近代形成的一些著名推拿按摩流派，根据操作技能的特殊要求，吸收各流派功法之长，将一些传统的练功方法运用于推拿按摩技能的学习、训练和临床之中，收到良好效果，逐渐形成了与推拿按摩技能操作密切相关的具有一定特色的练功方法，称之为推拿按摩功法，也叫推拿按摩练功。

按摩练功的主要目的是提高按摩医生的身体素质和专业技能，包括基本的指力、臂力和腰腿部力量，以及对力的体验、把握和运用。在方法上，尤其重视肌肉等长收缩的训练，因为这种肌肉运动形式所产生的力，更适宜于手法运用的需要，习惯上称之为"霸力"。同时，由于这些锻炼方法还具有一定的医疗保健作用，所以常常有选择地应用于临床治疗。本章仅介绍"易筋经"和"少林内功"两种功法。

第一节　易筋经

易筋经，是我国民间早已流传的健身锻炼方法，也是骨伤和按摩医生常用的练功方法之一。从字面上看，"易"是改变之意；"筋"是指与骨关节相连的组织结构；"经"指方法。易筋经即是一种强筋健骨、增强内力的锻炼方法。历史上易筋经流派较多，本节介绍的是一指禅流派沿用的易筋经十二势。其特点是多数动作与呼吸的密切配合，始终采用静止性用力，不可迸气。呼吸方式有自然呼吸、顺腹式呼吸和逆腹式呼吸 3 种，一般由自然呼吸开始，逐步过渡到腹式呼吸。

一、基本要求

练习前，需宽松衣带，穿练功鞋或软底布鞋，活动四肢，排除干扰，集中注意力。练功过程中，做到刚柔相济，用力适度，切不可用僵力。训练量因人而异，可选择其中若干动作或整套动作进行练习，但总的训练量以练至微微汗出为度。动功锻炼结束后，还可结合静功练习，一般选用盘坐式，要求松静自然，腹式呼吸，意守丹田。松静自然是指形体和思想均要自然放松，心平气静。意守丹田，是指将注意力集中于脐下 1 寸左右的下丹田部位，两眼内视丹田，两耳聆听丹田，心里想着丹田，随着呼吸运动仔细体会腹壁的起伏变化。但用意不可过度，宜似守非守，循序渐进，否则会适得其反，欲速则不达。值得注意的是，要取得好的练功效果，必须天天练习，持之以恒。对于体质虚弱者，可适当减轻训练量。练习结束后或中间休息时，不可当风，并作适当活动，如散步、活动关节等，但不要做剧烈运动。

二、易筋经十二势

（一）韦驮献杵（第一势）

（1）原文：立身膝正直，五拱平当胸。气定神皆敛，心澄貌亦恭。

（2）预备：并步站立，头正身直，目视前方，头如顶物，口微开，舌舔上腭，下颌微收，含胸拔背，直腰蓄腹，收臀提肛，松肩虚腋，两臂自然下垂于身体两侧，中指贴近裤缝，两臂不可挺直，两脚相靠，足尖并拢。心平气定，神情安详。

（3）动作

1）左脚向左横跨一步，与肩等宽，两膝微挺，五趾着地。两臂同时外展至水平位，掌心向下。肘、腕自然伸直。

2）掌心向前，慢慢合拢于胸前，曲肘，两臂与腕徐徐内收，腕、肘、肩相平，十指朝天。

3）两臂内旋，指尖对胸（与天突穴相平）。

4）两肩徐徐拉开，双手在胸前成抱球状，肘略垂，十指微屈，掌心内凹，指端相对，约距4~5寸，身体微前倾，意守丹田（图4-1）。

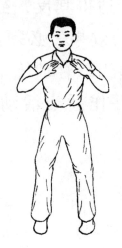

图 4 - 1　韦驮献杵

5）结束时，先深吸一口气，然后徐徐呼出，并慢慢放下两手，恢复预备姿势。

（4）要领：练习时应全神贯注，心平气静，各部肌肉松紧适度，做到似动非动，似静非静，似实非实，似虚非虚，即所谓"动中静，静中动，实中虚，虚中实"也。使体内气血运行自如，练习日久，自觉气向下行，藏气于少腹。

（5）按语：本势是易筋经训练的基础。以韦驮献杵姿势形象比喻练功时内外两方面的要求，锻炼重点在三角肌、肱三头肌、前臂旋后肌群、伸肌群、肛门括约肌。久练可增强上述肌群的气力，有利于手法持久力的维持。患者锻炼此势则可使气机协调，血脉畅达。初练 10 分钟，一周后每周延长 5 分钟，可增至 30 分钟。久病体弱者酌情而定。

（二）横担降魔杵（第二势）

（1）原文：足趾拄地，两手平开。心平气静，目瞪口呆。

（2）预备：同韦驮献杵。

（3）动作

1）左脚向左横跨一步，与肩等宽，两手用力下按，掌心朝下，指端向前，肘须挺直，两目平视。

2）两手翻掌上提至胸，拇指桡侧着力，徐徐向前推出，高于肩平。

3）两手同时向左右分开，以拇指桡侧着力为主。两臂伸直，一字分开，肩、肘、腕相平，翻掌，掌心向下（图4－2）。

4）两膝挺直，足跟提起，前掌着地，两目圆睁，牙齿紧咬。

5）结束时，先深吸气，然后徐徐呼出，并慢慢放下两手及两足跟，恢复预备姿势，闭目片刻。

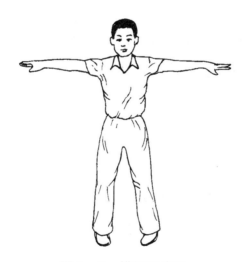

图4－2　横担降魔杵

（4）要领：两手平开，与肩相平，足跟提起，脚尖着力是关键。这样就会觉得两肩沉重，如负重担。练习日久，可只用脚趾点地，意念集中于掌心与趾尖，心平气静，其外部征象似目瞪口呆。如两目乱视，口动气粗，就会适得其反，甚至出现站立不稳，徒劳无功。

（5）按语：本势可与韦驮献杵势相接。锻炼重点在三角肌、腓肠肌、趾伸肌群、股四头肌、肛门括约肌、咬肌、眼轮匝肌等。久练之能增强气力，协调气机，强壮身体，调节身体平衡性。初练 3 分钟，一周后每周增加 2 分钟，可增至 20 分钟。体弱者酌情而定。

（三）掌托天门（第三势）

（1）原文：掌托天门目上观，足尖着地立身端；力周腿胁浑如植，咬紧牙关莫放宽；舌可生津将腭抵，鼻能调息觉心安；两拳缓缓收回处，用力还将夹重看。

（2）预备：同韦驮献杵。

（3）动作

1）左脚向左横跨一步，与肩同宽，平心静气。

2）两手同时上提至胸前，旋腕转掌，四指并拢，掌心向上，内凹，指端相距 1~2 寸，不高于肩。

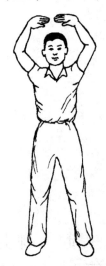

3）两手上举过头，同时翻掌，掌心朝上，指端相距约 1 寸，四指并拢，拇指外分，微触或对着天门（前囟门）处，两虎口相对成四边形（图 4-3）。

4）头略向后仰，两目注视掌背，两膝微挺，足跟提起，前掌着实，咬牙致耳根有振动感。

5）结束动作同韦驮献杵。

图 4-3 掌托天门

（4）要领：两目上视掌背，实指内视，不需过分仰头，意从天门观两手背。初学者一时难以做到，需要一个过程。如果不守此意，过分仰头，可致头昏脑胀，且站立不稳。初练者可不抬足跟，练习日久，要求将足跟逐步抬高，直至不能再升为止。足跟抬起时要微微向两侧分开，使阴跷收而阳跷开，三阳脉之气血上升，合络督脉，督脉阳气均衡，背后三关自然流畅，姿势也就平稳了。此外，全身要充分放松，使气血随心所指，两臂切忌贯力，否则不能持久，提肛、咬牙、舌舔上腭以通督、任脉。

（5）按语：本势可与横担降魔杵相接。主要增强上肢各肌群、腓肠肌、提肛肌的气力，提高整体协调稳定性。高血压患者忌练此功。初练 3 分钟，一周后每周加 2 分钟，至 20 分钟后，每周加 1 分钟，一般 30 分钟左右即可。体弱者酌减。

（四）摘星换斗（第四势）

（1）原文：只手擎天掌覆头，更从掌中注双眸；鼻端吸气频调息，用力收回左右眸。

（2）预备：同韦驮献杵。

（3）动作

1）右足向前跨半步，两足相隔一拳，成前丁后八式。双手同时动作，左手握空拳，靠于腰眼（第二腰椎旁），右手垂于右下肢内侧。

2）左腿弯曲下蹲，右足尖着地，足跟提起离地约 2 寸，身体不可前倾后仰，左右歪斜。

3）右手五指并拢弯曲如钩状，屈腕沿胸上举，至身体右侧，于额右前方约一拳远。

4）指端向右略偏，头同时略向右侧抬起，双目注视掌心，紧吸慢呼，使气下沉，两腿前虚后实，虚中带实，实中带虚（图4－4）。

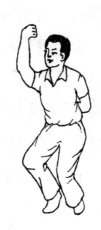

图4－4　摘星换斗

5）结束时，紧吸慢呼，同时还原至预备姿势。左右交换，要求相同。

（4）要领：单手高举，五指须微微捏齐，屈腕如钩状。肘向胸前，指端向外，头微偏，松肩。两目注视掌心是关键。舌舔上腭，口微开。呼吸调匀，臀微收。前腿虚中带实，约负担体重的30%～40%，后腿实中求虚，约负担体重的60%～70%。换步时，前足向后退半步，动作左右相同。

（5）按语：本势可与掌托天门相接。较其他各势为难，在推拿按摩练功中占重要地位。练习日久能增加腕屈肌群、肱三头肌、下肢屈伸肌群及提肛肌的张力，自觉掌心发热、发麻。初练2分钟，一周后每周增加1分钟，至10分钟后，据具体情况增加，一般15分钟即可。体弱多病者勿练此功。

（五）倒拽九牛尾（第五势）

（1）原文：两腿后伸前屈，小腹运气空松；用意存于两膀，观拳须注双瞳。

（2）预备：同韦驮献杵。

（3）动作

1）左脚向左平跨一步，距比肩宽，足尖内扣，屈膝下蹲成马裆势，两手握拳护腰。随势上身略前俯，松肩，直肘，昂头，目前视。

2）两拳上提至胸前，由拳化掌，成抱球势（上身势同韦驮献杵），随势直腰，肩松肘屈，肘略低于肩，头端平，目前视。

3）旋转两掌，使掌心各向左右（四指并拢朝天，拇指外分，成八字掌）。随势徐徐向左右平分推，至肘直。松肩，挺肘，腕背伸，肩、肘、腕相平。

4）身体向右转侧，成右弓步，面向右方。两上肢同时动作，右上肢外旋，屈肘成半圆状，手握空拳用力，拳心对面，高不过肩，双目注拳，拳高约与肩平。肘不过膝，膝不过足尖。左上肢内旋向后伸，作螺旋劲，上身正直，塌腰收臀，鼻息调匀（图4-5）。

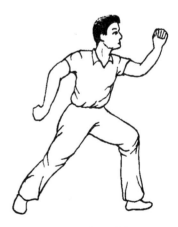

图4-5 倒拽九牛尾

5）结束时，深呼气，徐徐呼气，同时还原至预备姿势。左右交换，姿势相同。

（4）要领：两腿前弓后箭，前肘微屈，似半弧形，高不过眉，肘不过膝，膝不过足，后肘微屈内旋。两肩松开蓄劲用力内收，作螺旋劲，即如绞绳状，双目注视外劳宫，上身微向前俯，重心下沉，口微开，舌舔上腭，鼻息调匀，少腹藏气含蓄，运气归纳丹田。

（5）按语：本势可与摘星换斗相接。久练，可增强两臂旋后肌群、旋前肌群和五指的气力。本着"左阴右阳"的规律，以右手领先，不可反之。两拳空握尽力，心念只想掌中，如同拽着九条牛的尾巴向后拉一样。初练3分钟（即左右各1分半钟），一周后每周增加1分钟，一般至8分钟左右即可。

（六）出爪亮翅（第六势）

（1）原文：挺身兼怒目，推窗望月来；排山望海汐，随息七徘徊。

（2）预备：同韦驮献杵。

（3）动作

1）两手握拳提至腰侧，拳心向上。

2）两拳缓缓上提至胸变掌，拇指桡侧着力，掌心向上，向前推出，掌侧相距2寸，高与肩平，两手缓缓旋腕翻掌，拇指相接，四指并拢，肩、肘、腕、掌相平。两手十指用力外分，使劲贯于指端，两目平视，头如顶物。

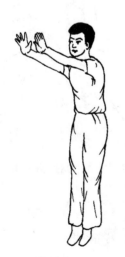

图4-6　出爪亮翅

3）十指用力上翘外分，肘直腕曲，两目视指端，挺胸，足踏实，膝含蓄，气欲沉，握拳7次（图4-6）。

4）用力收回，恢复预备姿势。

（4）要领：握拳护腰，伸掌向

前，拇指桡侧着力，开始时轻如推窗，继而推到极点则重如排山倒海，这时要挺胸拔背，两目睁开，不许眨眼，集中心念于两掌中，如观明月。练习日久，会感觉有月在前，不可追求。握拳7次，用力收回。收拳时要吸气，推掌要呼气，犹如海水还潮，落汐归海。

（5）按语：本势可与倒拽九牛尾自然相接。主要锻炼两臂屈伸肌群和十指功夫，久练之会气行随意，使劲由肩臂循肘腕贯于指端，以增加按摩手法的功力。初练时推收可快一些，逐渐变缓，观掌初练1分钟，一周后每周增加1分钟，至7分钟后酌情增加，一般增至15分钟后即可。

（七）九鬼拔马刀（第七势）

（1）原文：侧身弯肱，抱顶及颈；自头收回，弗嫌力猛；左右相轮，身直气静。

（2）预备：同韦驮献杵。

（3）动作

1）右手上举过头，掌心朝天，肘关节伸直，指端向左，继之下按，指端向前，头略向前俯。

2）左手旋臂向后背下按，掌心朝前，指端向右。

3）颈部用力上抬，使头后仰，右手掌用力下按，肘弯尽力，二力抗争，两目向左平视，背后五指欲紧按（图4－7）。

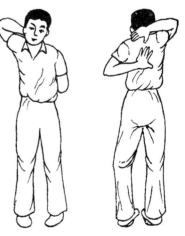

图4－7　九鬼拔马刀

4）结束时，深呼吸，随呼收回。左右交换，要求相同。

（4）要领：上举下按，肘部欲直，上举之掌，指端向对侧，旋腕翻掌，抱颈用力下按，头后抬用力与之抗争，目须平视对侧，下按之掌，指端向前，掌心朝下。始终气沉丹田，不可升降，自然呼吸，使颈、胸、肩放松，气机平静，意念集中后背。

（5）按语：本势可与出爪亮翅自然相接。旨在锻炼肱三头肌、项肌、肩胛提肌及掌指的气力。练习日久，可同时提起足跟。高血压患者勿练此势。初练1分钟，一周后每周增加1分钟，至5分钟后可据具体情况酌情增加。一般10分钟即可。

（八）三盘落地（第八势）

（1）原文：上腭坚撑舌，张眸意注牙；足开蹲似踞，手按猛如拿；两掌翻齐起，千金重有加；瞪睛兼闭口，起立足无斜。

（2）预备：同韦驮献杵。

（3）动作

1）左足向左横开一步，较肩为宽，足尖微向内收。屈膝下蹲，两手叉腰。

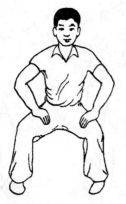

2）两掌心朝上如托物，沿胸徐徐上托与肩平，高不过眉，两手相距1尺左右。

3）两掌翻转，掌心朝下，慢慢下压，五指自然分开，虎口朝内，如握物状，悬于膝上或虚掌置于膝盖，上身稍向前俯（图4-8）。

图4-8　三盘落地

4）上身正直，前胸微收，后背

如弓，两肩松开，两肘内裹，两目直视，收腹提肛。

5）结束时，深呼吸，随呼气恢复预备姿势。

（4）要领：三盘是指两手、两膝、两足之间犹有三盘。练功时协同用力，勿使三盘坠地。前胸微挺，后背如弓，两肘略内旋，头如顶物，两目直视，舌舔上腭，口微开，鼻息调匀，提肛，重心放在两足，尽量屈膝90°，不过足尖，意守丹田。

（5）按语：本势可与九鬼拔马刀自然相接。是按摩医生的必修功法之一。锻炼得法能使神贯于顶，气注丹田，全身气血周流不息，使两臂沉静，精力充沛，尤其能使股四头肌、腰背肌气力加强。初练2分钟，一周后增加1分钟，至5分钟后，每两周增加1分钟，至8分钟即可。

（九）青龙探爪（第九势）

（1）原文：青龙探爪，左从右出，修士效之，掌平气定。力同肩平，围收过膝；两目注平，息调心谧。

（2）预备：左脚向左平跨一步，与肩等宽，两手成仰拳护腰。头正身直，头端平，目前视。

（3）动作

1）左上肢仰掌向右前上方伸探，掌高过顶，随势身略向右转侧，面向右前方，松肩直肘，腕勿屈曲，右拳仍仰拳护腰。目视左掌，两足踏实勿移（图4-9）。

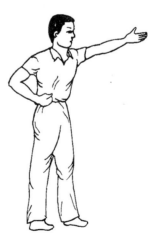

图4-9　青龙探爪

2）左手大拇指向掌心屈曲，目视拇指。

3）左臂内旋，掌心向下，俯身探腰，随势推掌至地。膝直，足跟勿离地，昂首，目前视。

4）左掌离地，围左膝上收至腰，成仰拳护腰。左右交换，要求相同。

（4）要领：两手握拳在腰侧，左从右出拳化掌，目注掌平勿过眉，拇指内屈四指并。肩松肘直气实掌，俯身探腰推及地，围收过膝足勿移，左右轮换要求同。须意守丹田，神贯拇指。

（5）按语：本势可与三盘落地自然相接。是专练肺、肝胆、带脉的动作，久练之可起到疏肝利胆、宣肺束带之功效，增加两臂的蓄劲和手指功夫，是一指禅推法的入门功法之一。初练 3 分钟，每周增加 1 分钟，至 7 分钟后，每两周增加 1 分钟，至 10 分钟后，可据情况适当增加。

（十）卧虎扑食（第十势）

（1）原文：两足分蹲身似倾，屈伸左右腿相更。昂头胸作探前势，偃背腰还似砥平。鼻息调元均出入，指尖着地赖支撑。降龙伏虎神仙事，学得真形也卫生。

（2）预备：同韦驮献杵。

（3）动作

1）左足向左跨出一大步，右足稍向左偏斜，成左弓步。

2）两手向前，五指着地，掌心悬空，后足跟略微提起，头向上抬（图 4－10）。

3）前足收回，足背放于后足跟之上，胸腹微收，抬头。

4）全身后收，臀部突起，两肘挺直，头昂起，向前运行，约离地2寸。此时两肘弯曲，右足尖着地，全身向前，然后臀部突出，成波浪形往返动作，势如卧虎扑食。

5）结束时，随呼吸徐徐起立。左右交换，要求相同。

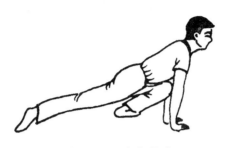

图4-10　卧虎扑食

（4）要领：头向上抬，不可过高或过低，两目注视前方，两肘和两膝伸直时不能硬挺，切忌用力过猛，应蓄力待发，吸气时全身向后收缩，臀部突出，胸腹内收，呼气时将身向前推送，力求平衡，往返动作，切勿屏气，量力而行，紧吸慢呼。

（5）按语：本势可与青龙探爪相接。练习日久，可增加手指功夫及上肢屈伸肌肉和腰腹肌群的气力。初练时掌心可与五指同时着地，经过一个时期的锻炼，在臂力增强的基础上，再用五指着地，掌心悬空，并逐渐减为拇指、食指、中指三指着地，拇指、食指二指或仅拇指着地。初练左右各起伏4次，以后每周增加2次，至10次即可。体弱者勿练此功。

（十一）打躬击鼓（第十一势）

（1）原文：两掌持后脑，躬腰至膝前，头垂探胯下，口紧咬牙关。舌头微抵腭，两肘对平弯，掩耳鸣天鼓，八音奏管弦。

（2）预备：同韦驮献杵。

（3）动作

1）左足向左横开一步，足尖内扣，与肩等宽。两手仰掌徐徐向左右而上，成左右平举势。头如顶物，目向前视，松肩直肘，腕勿屈曲，立身正直，腕、肘、肩相平。

2）屈肘，十指交叉相握，掌心抱持后脑。勿挺腹凸臀。

3）屈膝下蹲成马步。

4）直膝弯腰俯身，两手用力使头尽向胯下，两膝不得屈曲，足跟勿离地（图4－11）。与此同时鸣天鼓左右各24次。

5）结束时，直腰松手，两手随呼吸恢复预备姿势。

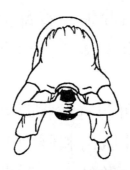

图4－11　打躬击鼓

（4）要领：两手抱头，十指相握，力与项争，足勿移动，两膝勿屈，两腿下蹲，上身欲挺，打躬前俯，使头向胯，两膝勿挺，力在肘弯，舌舔上腭，不可屏气。

（5）按语：本势可与卧虎扑食自然相接。本势有并步、八字步、蹲裆步等数种步法。为锻炼腰、腿、项、臀的基础功，对按法、抖法很有帮助。初练2分钟，一周后每周增加1分钟，至10分钟即可。高血压患者禁练此势。

（十二）掉尾摇头（第十二势）

（1）原文：膝直膀伸，推手至地，瞪目昂头，凝神一志，起而顿足，二十一次，左右伸肱，以七为志。更作坐功，盘膝垂眦，口注于心，调息于鼻，定静乃起，厥功维备。

（2）预备：同韦驮献杵。

（3）动作

1）两手仰掌由胸前徐徐上举过顶，双目视掌，随掌上举而渐移，身立正直。

2）十指交叉相握，旋腕反掌上托，掌心朝天，两肘欲直，目向前平视。

3）仰身，腰向后弯，上肢随之而往，目上视。

4）俯身向前，推掌至地，昂首瞪目，膝直，足跟勿离地（图4-12）。

5）结束时，随呼吸徐徐恢复预备姿势。

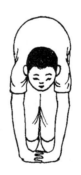

图4-12 掉尾摇头

（4）要领：十指交叉相握，上举肘须直，身向前俯，掌须直推至地，以膝直、肘直为要，昂首，瞪目。

（5）按语：本势可与打躬击鼓自然相接。能舒通经络，强健筋骨，增强腰和手臂的气力，为锻炼易筋经的主要基础功，也是易筋经的结束功法；看似简单，实际上能使全身十二经脉、奇经八脉通达调和，达到舒通气血的作用，使人练功后有种轻松愉快的感觉。初练往返 3 次，每周增加 2 次，至 15 次后视具体情况增减。

第二节　少林内功

少林内功原为武术练功方法，内功按摩流派将其引入推拿按摩练功之中，逐渐成为推拿按摩练功的重要内容之一。

一、基本要求

少林内功锻炼讲求以力贯气，所谓"练气不见气，以力带气，气贯四肢"，要求运用"霸力"，即肌肉静力性收缩，下肢挺直，两股用力内夹，足跟踏实，五趾抓地，脚尖内收；上肢要求凝劲于肩、臂、肘、腕、指，四指并拢，拇指分开，成八字掌；躯干挺拔，挺胸收腹，下颌内含；呼吸自然，不能屏气，气往下沉，外紧内松，刚中有柔，刚柔相济。动作协调，力达四肢腰背，气随力行，注于经脉，使气血畅通，荣灌四肢九窍、五脏六腑，阴阳平复，而达扶正祛除之目的。一般先练裆势，待达到要求后，再结合上肢动作进行练习，训练量由弱渐强，循序渐进，坚持不懈，才可取得较好的练功效果。

二、基本裆势

（一）站裆势

（1）动作

1）并步站立，左脚向左横跨一步，稍宽于肩，足尖略收成内八字，五趾着地，运用霸力，劲由上贯下注于足。

2）前胸微挺，后臀内蓄，两手后伸，挺肘伸腕，肩腋勿松，四指并拢，拇指外分，两目平视，勿左顾右盼，精神贯注，呼吸随意（图4-13）。

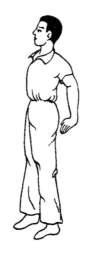

图4-13　站裆势

（2）要领：做到三直四平。即保持臂、腰、腿用力伸直；头、肩、掌、脚尽量水平，两脚内扣，运用霸力。夹肩、挺肘、伸腕、翻掌、立指。挺胸收腹，舌舔上腭，呼吸自然，两目平视。

（3）按语：本势为少林内功基本功之一，重在锻炼趾骨肌、股薄肌、长收肌、短收肌、大收肌、背阔肌、大圆肌、三角肌后束、桡侧腕长伸肌、拇长伸肌、指总伸肌等。

（二）马裆势

（1）动作

1）并步站立，左脚向左平开一步，屈膝下蹲，足踵距离较肩为宽，两膝和脚尖微向内扣，两脚跟微向外蹬，成内八字形。

2）两手后伸，肘直腕伸，拇指分开，四指并拢，或两手平放两胯处，虎口朝内。挺胸收腹，微微前倾，重心放在两腿之间，头如顶物，目须平视，呼吸随意（图4－14）。

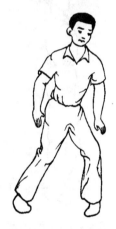

图4－14　马裆势

（2）要领：沉腰屈膝，挺胸收腹，两目平视，呼吸自然。

（3）按语：本势是锻炼下肢的基本功，所谓练"架力"的功夫，以半腱肌、半膜肌、股二头肌、缝匠肌、股薄肌及腓肠肌为主，并通过骶棘肌、腹直肌、腹外斜肌、腹内斜肌和腹横肌等的作用，以挺胸收腹，将重心放在两腿之间，从而达到健腰补肾的作用。

（三）弓箭裆势

（1）动作

1）并步站立，身向右旋，右足向右前方跨出一大步，距离可根据自己身体高矮调整；在前之右腿屈膝半蹲，膝与足垂直，足尖微向内扣；在后之左腿膝部挺直，足略向外撤，脚跟着地，成前弓后箭之势。

2）上身略向前俯，重心下沉，臀部微收，两臂后伸，挺肘伸腕，掌根蓄劲或两手叉腰，虎口朝内，蓄势待发（图4-15）。

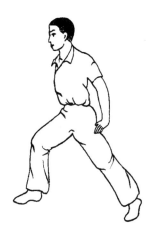

图4-15　弓箭裆势

（2）要领：前弓后箭，用劲后沉，挺胸收腹，呼吸随意，虚灵顶劲，全神贯注。

（3）按语：本势锻炼以髂腰肌、股直肌、阔筋膜张肌、缝匠肌、半腱肌、半膜肌、股二头肌、腓肠肌和股四头肌为主，使前腿屈髋屈膝，后腿挺直。

（四）磨裆势

（1）动作

1）右弓步，上身略向前俯，重心下沉，臀部微收，两手仰掌护腰。

2）左手化俯掌屈肘向右上方推出，掌根及臂外侧运动徐徐向左方磨转，同时身体随之向左旋转，右弓步演变成左弓步，左手变仰掌护腰〔图4-16（1）〕。

3）右手化俯掌屈肘向左上方推出，掌根及臂外侧运动徐徐向右方磨转，同时身体随之向右旋转，左弓步演变成右弓步，右手变仰掌护腰〔图4－16（2）〕。

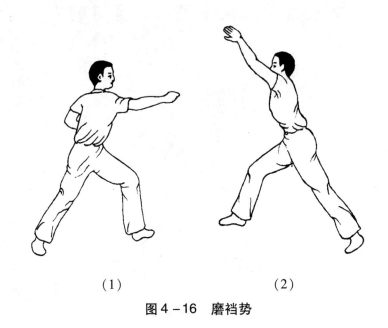

（1）　　　　　　　　（2）

图4－16　磨裆势

（2）要领：前弓后箭，重心下沉，上肢蓄力，磨转时以腰为轴。

（3）按语：本势锻炼以三角肌、冈上肌、冈下肌、小圆肌为主，蓄力于掌根、臂外，徐徐向左或右方磨转。

（五）亮裆势

（1）动作

1）弓箭步，两手自腰间向前上方推出亮掌，指端相对，掌心朝上，目注掌背，上身略前俯，重心下沉。

2）换步时向后转，两掌收回由腰部向后，左右交替练习。

（2）要领：蓄力上举亮掌，目注掌背，换步后转时，两掌收回后伸。

（3）按语：本势锻炼以冈上肌、三角肌、斜方肌和前锯肌为主。

（六）并裆势

（1）动作

1）并步站立，两足跟微微向外蹬，足尖并拢，五趾着实，用力宜匀。

2）两手挺肘伸腕，微向后伸，掌心朝下，四指并拢，拇指外分，目须平视（图4-17）。

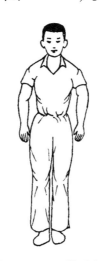

图4-17　并裆势

（2）要领：同站裆势。

（3）按语：本势为少林内功的基本功之一，作用与站裆势类似，运动量稍轻。

（七）大裆势

（1）动作

1）并步站立，左足向左横开一大步，膝直足实，成内八字。

2）两手后伸，肘直腕伸，四指并拢，拇指分开，虎口相对，成八字掌（图4-18）。

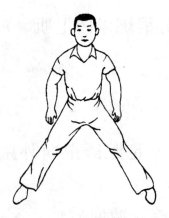

图 4 - 18　大裆势

（2）要领：同站裆势。

（3）按语：本势为少林内功的基本功之一，作用与站裆势类似，运动量较大。

（八）悬裆势

（1）动作

1）并步站立，左足向左横开一大步，屈膝半蹲，两足距离较马裆势宽。

2）两手后伸，肘直腕伸，四指并拢，拇指外分，动作与马裆势相同，故又称大马裆。

（2）要领：同马裆势。

（3）按语：本势为少林内功的基本功之一，作用与马裆势类似，运动量较大。

（九）低裆势

（1）动作

1）并步站立，足尖靠拢，五趾着地，足跟外蹬，略呈内八字。

2）屈膝下蹲，上身下沉，臀部后坐不可着地，故有蹲裆之称，同时两手握拳前上举，肘要微屈，掌心相对，目须平视（图4-19）。

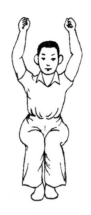

图4-19　低裆势

（2）要领：屈膝下蹲，上身下沉，臀不着地，握拳上举，拳心相对，两肘微屈。

（3）按语：本势锻炼以半腱肌、半膜肌、股二头肌、缝匠肌、股薄肌、腓肠肌、髂腰肌、股直肌、阔筋膜张肌和缝匠肌为主，屈膝屈髋，使上身下沉，同时以其拮抗肌，即股四头肌、臀大肌、股二头肌、半腱肌和半膜肌收缩，使身体保持平衡。

（十）坐裆势

（1）动作

1）两脚交叉，盘膝而坐，脚外侧着地，上身微向前俯，故称之为坐盘功架。

2）两手掌心朝下，腕背伸，使身体平衡，两目平视（图4-20）。

（2）要领：盘膝而坐，脚侧着地，上身微前俯。

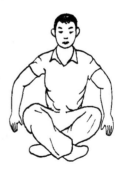

图4-20　坐裆势

（3）按语：本势锻炼以臀中肌、臀小肌后部肌束、梨状肌等为主，使髋关节外旋，呈坐裆势。

三、基本动作

（一）前推八匹马

（1）动作

1）取站裆或指定裆势。屈肘，直掌于两胁。

2）两掌心相对，拇指伸直，四指并拢，蓄劲于肩臂指端，两臂徐徐运力前推，以肩与掌成直线为度。胸须微挺，臂略收，头勿盼顾，两目平视，呼吸自然（图4-21）。

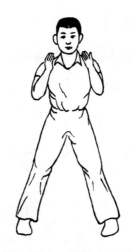

图4-21　前推八匹马

3）手臂运动，拇指上翘，指端力求与手臂成直线，慢慢屈肘，收于两胁。

4）由直掌化俯掌下按，两臂后伸，恢复原裆势。

（2）要领：指臂蓄力，立指运气慢推，两目平视，呼吸自然。

（3）按语：本势为内功按摩的基础功法，以练肱三头肌为主。

（二）倒拉九头牛

（1）动作

1）取站裆或指定裆势。屈肘，直掌于两胁。

2）两掌沿两胁前推，边推边将前臂渐渐内旋，手臂完全伸直时，虎口朝下。四指并拢，拇指用力外分，腕、肘伸直，力求与肩平。

3）五指向内屈收，由掌化拳如握物状，劲注拳心，旋腕，拳眼朝上，紧紧内收（图4-22）。化直掌于两胁，身微前倾，臀部微收。

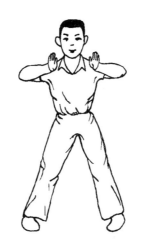

图4-22　倒拉九头牛

4）由直掌化俯掌下按，两臂后伸，恢复原裆势。

（2）要领：直掌旋推，劲注拳心，肘腕伸直，力求肩平，紧紧后拉，呼吸自然。

（3）按语：前推时以肩胛下肌、胸大肌、背阔肌及大圆肌用力为主，化掌握拳后拉以肱二头肌、肱桡肌及旋前圆肌收缩为主。以上两势，两手自胁肋两侧向前推出，使气行于中焦；故能健脾和胃，促进胃肠功能，人体化生有源，气血充沛；对于食滞不化、嗳气、胃脘胀痛、肠鸣等症有较好的防治作用。

（三）单掌拉金环

（1）动作

1）取站裆或指定裆势。屈肘，直掌于两胁。

2）右手前推，边推边将前臂内旋，虎口朝下，掌心朝外，四指并拢，拇指外分，臂欲蓄劲，掌侧着力，肘腕伸直，松肩，身体正直，两目平视，呼吸随意。

3）五指内收握拳，使劲注掌心，旋腕，拳眼朝上，紧紧内收，化直掌护胁（图4-23）。左右手交替练习。由直掌化俯掌下按，两臂后伸，恢复原裆势。

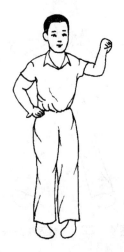

图4-23　单掌拉金环

（2）要领：同倒拉九头牛。

（3）按语：在上势的基础上，可加强臂肌的锻炼。

（四）仙人指路

（1）动作

1）取并裆势或指定裆势。屈肘，仰掌于腰部。

2）右仰掌上提至胸前立掌而出，四指并拢，拇指伸直，手心内凹成瓦楞掌，肘臂运动，掌劲立向前推出，力要均匀（图4-24）。

3）推直后屈腕握拳，蓄劲内收，边收边外旋前臂，仰掌于腰部，左右掌交替练习。

4）由仰掌化俯掌下按，两臂后伸，恢复原裆势。

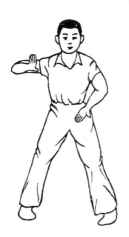

图4-24　仙人指路

（2）要领：仰掌上提，立掌胸前，手心内凹，如同瓦楞，臂指运动，用力前推，旋腕握拳后拉。

（3）按语：前推时通过骨间掌侧肌、拇长伸肌、蚓状肌等收缩，使四指并拢，拇指伸直，手心内凹成瓦楞掌，肘臂运力，向前推出。以上两势，凝劲于肩、臂、肘、腕、指，旋腕前推，翻掌空抓，可以激发十二经脉经气，有健脑开窍，行气活血，疏通经脉的作用；对神经衰弱，肢体麻木，筋骨不利以及颈、肩、掌、指各关节劳损有较好防治作用。

（五）凤凰展翅

（1）动作

1）取弓箭裆或指定裆势。屈肘，两手徐徐提至胸前呈立掌交叉。

2）立掌化为俯掌，缓缓用力向左右外分，两臂尽力伸直，形如展翅，四指并拢，拇指外分，指欲上翘，头如顶物，两目平视，上身微倾，切勿抬肩，呼吸随意（图4－25）。

3）旋掌，屈肘内收，两侧蓄劲着力，徐徐收回，使掌心逐渐相对，处于胸前交叉立掌。

4）立掌化俯掌下按，两臂后伸，恢复原裆势。

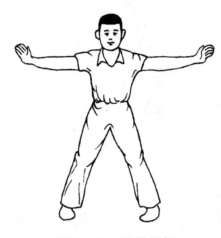

图4－25　凤凰展翅

（2）要领：立掌交叉，用力外展，劲如开弓，肩肘腕平，蓄劲内收。

（3）按语：外展时以桡侧腕屈肌、尺侧腕屈肌、掌长肌、指浅屈肌和指深屈肌用力，化立掌为俯掌，通过三角肌、冈上肌等上臂肌群收缩，使两臂用力缓缓向左右外分，其形如凤凰展翅。

（六）风摆荷叶

（1）动作

1）取站裆或指定裆势。屈肘，仰掌于腰部。

2）屈肘，掌心向上，四指并拢，拇指伸直，向前上方推出，至胸部左掌在右掌上相叠，运劲向前推足，然后缓缓向左右外分，肩肘掌平，成直线形，拇指外侧着力含蓄，使两手平托成水平线，头如顶物，目欲平视，呼吸自然（图4-26）。

3）仰掌慢慢合拢，右下左上，交叉相叠，再收于腰部。

4）仰掌化俯掌下按，两臂后伸，恢复原裆势。

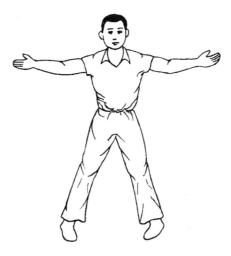

图4-26　风摆荷叶

（2）要领：仰掌交叉前推，外旋挺肘拉开，肩肘腕掌平齐。

（3）按语：本势通过肱三头肌等收缩，运劲前推，然后以三角肌、冈上肌等上臂肌群为主，缓缓向左右外分，使两手平托成水平线。以上两势，上臂运劲前伸、外屈，使胸廓尽量张开，上焦气机得以舒展，起到宽胸理气、调整气机、强心宣肺的作用，对心肺疾患有一定的防治作用。

（七）两手托天

（1）动作

1）取悬裆或指定裆势。屈肘，仰掌于腰部。

2）两掌上托，掌心朝天，缓缓上举。指端着力，肩松肘直，两目平视，头如顶物（图4－27）。

3）掌根外旋，四指并拢，分向左右，蓄力徐徐而下至胸部，旋腕变仰掌收回护腰。

4）由仰掌化俯掌下按，两臂后伸，恢复原裆势。

（2）要领：仰掌上托，掌心朝天，指端运劲，松肩挺肘，两目平视。

（3）按语：仰掌上托时，以三角肌、冈上肌、斜方肌、前锯肌等用力为主，蓄力上举，犹如托天。

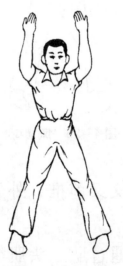

图4－27　两手托天

（八）霸王举鼎

（1）动作

1）取弓箭裆或指定裆势。屈肘，仰掌于腰部。

2）仰掌缓缓上托，掌心朝天，过于肩部，掌根外展，指端由左右向内旋转，虎口相对，犹托重物，徐徐上举，肘部要挺，指端相对，四指并拢，拇指外分，两目平视，呼吸自然（图4－28）。

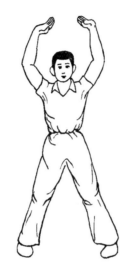

图4－28　霸王举鼎

3）旋腕翻掌，指端朝上，掌侧相对，拇指外分，蓄力而下，渐渐收回腰部。

4）仰掌化俯掌下按，两臂后伸，恢复原裆势。

（2）要领：仰掌上托，过肩旋腕翻掌，指端相对，挺肘上举，回收旋腕翻掌直下，指端朝上，掌侧相对。

（3）按语：上举时以桡侧腕长伸肌、桡侧腕短伸肌、尺侧腕伸肌及所有伸指肌收缩，使腕关节尽量背伸，挺肘缓缓上举。以上两势，掌臂徐缓向上推动，引清阳之气上行于巅顶，营养脑髓。同时发力向上，振动肌肉、筋腱、体表、脏腑，故对体虚头晕、失眠及胃、肾气虚等症有一定防治作用。

（九）平手托塔

（1）动作

1）取大裆或指定裆势。屈肘，仰掌于胁部。

2）两掌慢慢向前运劲推出，边推拇指边向左右外侧倾斜，保持掌平，犹如托物在手，推至手与肩平（图4－29）。

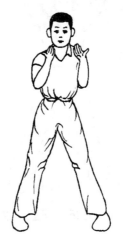

图4－29　平手托塔

3）拇指运劲向左右外侧倾斜，四指着力，屈肘缓缓蓄劲收回于两胁。

4）由仰掌化俯掌下按，两臂后伸，恢复原裆势。

（2）要领：仰掌运劲前推，大指外下倾斜，肘直掌平托物。

（3）按语：前推时以冈下肌、小圆肌用力为主，使前臂外旋，保持手掌平行。

（十）顺水推舟

（1）动作

1）取马裆或指定裆势。屈肘，直掌于两胁。

2）两直掌运动徐徐向前推出，边推边掌根外展，虎口朝下，四指并拢，拇指外分，由外向内旋转，指尖相对，肘欲伸直，腕欲屈曲，似环之形，头勿低，身勿倾，力求掌肘肩平（图 4 – 30）。

3）五指慢慢向左右外旋，恢复直掌，四指并拢，拇指运劲后翘，指端着力，屈肘蓄力而收，置于两胁。

4）由直掌化俯掌下按，两臂后伸，恢复原裆势。

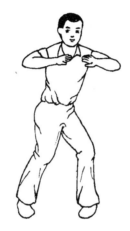

图 4 – 30　顺水推舟

（2）要领：直掌运劲慢推时，旋腕指尖相对，挺肘形似推舟。

（3）按语：直掌前推时以肩胛下肌、胸大肌、背阔肌、大圆肌及上臂肌群蓄力，边推边内旋前臂，同时通过桡侧腕长伸肌、桡侧腕短伸肌、尺侧腕伸肌及所有指伸肌的收缩，背伸腕关节，待推足后其形似环。

（十一）丹凤朝阳

（1）动作

1）取并裆或指定裆势。屈肘，仰掌于腰部。

2）左仰掌旋腕变俯掌。屈肘由胸之左上方运力外展，再缓缓运向右下方，屈肘运动上抄作半圆形，收回护腰（图4－31）。

3）右手动作与左手相同，唯方向相反。

4）由仰掌化俯掌下按，两臂后伸，恢复原裆势。

（2）要领：旋腕化掌，蓄力外展，缓缓下运，形似半圆。

（3）按语：由仰掌化俯掌，以三角肌、冈上肌及手臂肌群运力，推足后再以胸大肌、背阔肌、三角肌、肱三头肌长头等为主运力，缓缓运向右下方。以上3势，臂、腕平推、外展，用力柔和、均匀，劲力俱自胸背而出，有利于肝、胆之气运行，对胸胁满闷、气郁脘腹之证有较好的防治效果。

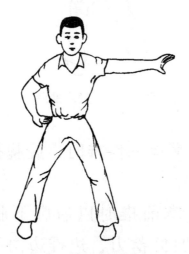

图4－31　丹凤朝阳

（十二）海底捞月

（1）动作

1）取大裆或指定裆势。屈肘，仰掌于腰部。

2）两手仰掌上提，经胸徐徐高举，并向左右分推，旋腕翻掌，掌心朝下，同时腰向前俯，腿不可屈，脚用霸力，两掌由上而下逐渐相拢，掌心向上似抱物，蓄劲待发（图4－32）。

3）两臂运劲，掌心指端着力，慢慢抄起，用抱力缓缓提到胸部或仰掌护腰，上身随势而直，目须平视。

4）由仰掌化俯掌下按，两臂后伸，恢复原裆势。

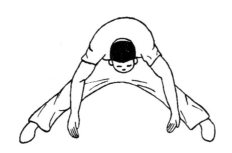

图4－32 海底捞月

（2）要领：仰掌上提，胸上高举，左右分推，旋腕翻掌，腰俯腿直，掌心向上，似如抱月，两臂运劲，指端着力，慢慢抄起。

（3）按语：仰掌以冈上肌、三角肌、前锯肌、斜方肌为主运力，将两臂缓缓上提，并通过三角肌和冈上肌等使两臂向左右推分，旋腕翻掌后腹肌收缩，使身体微向前俯，同时以胸大肌、背阔肌、大圆肌等蓄力，将两掌由上而下，再由下而上慢慢抄起，形似海底捞月。

（十三）顶天抱地

（1）动作

1）取大裆或指定裆势。屈肘，仰掌于腰部。

2）仰掌上托，过于肩部，旋腕翻掌，掌根外展，指端内旋相对，徐徐上举〔图4－33（1）〕；待推足后，旋腕翻掌，慢慢向左右外分下抄，同时身向前俯，两掌逐渐合拢，拇指外分，两掌相叠，右掌在上，掌背尽量靠底待发〔图 4 – 33（2）〕。

3）两掌如托重物缓缓提到胸部，成仰掌护腰，上身随势伸直，目须平视。

4）两仰掌化俯掌下按，两臂后伸，恢复原裆势。

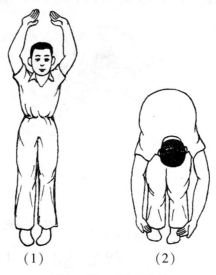

（1）　　　　　（2）

图 4 – 33　顶天抱地

（2）要领：仰掌上托，过肩旋腕翻掌，掌心朝上，指端相对，两翻掌外分下抄，身向前俯，两掌合拢相叠，如抱物上提。

（3）按语：仰掌上托时以桡侧腕长伸肌、桡侧腕短伸肌、尺侧腕伸肌及所有伸指肌的收缩，使腕关节尽量背伸，挺肘缓缓上举，推足后以桡侧腕屈肌、尺侧腕屈肌、掌长肌、指浅屈肌、指深屈肌和拇指屈肌等为主运力，旋腕翻掌，通过骶棘肌的作用，身体随势伸直。

（十四）怀中抱月

（1）动作

1）取悬裆或指定裆势。屈肘，仰掌于腰部。

2）两仰掌由腰部上提，化立掌在上胸交叉，缓缓向左右外分，肘欲直，指端朝向左右，掌心朝前与肩平。

3）两指端向下，掌心朝内，慢慢蓄劲，上身略前倾，两手势如抱物，由上而下，再由下而上徐徐抄起，仍直掌回收，交叉于胸前（图4－34）。

4）立掌化俯掌下按，两臂后伸，恢复原裆势。

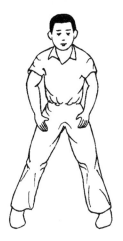

图4－34　怀中抱月

（2）要领：仰掌上提，立掌交叉，左右外分，掌心朝前，腕肘肩平，指端向下，掌心朝内，上身略向前倾，呼吸自然。

（3）按语：以胸大肌、背阔肌、大圆肌及二头肌等为主运力，将两臂由下而上徐徐抄起，其势如抱月。以上3势，蓄劲于腰背，在此基础上，分掌抄抱，仰俯曲身，均可激发任、督两脉经气，因任、督脉俱起子胞中，故能益养气血，通调阴阳；对于体虚衰弱、月经不调、闭经、带下及阳痿、遗精症有较好的防治作用。

（十五）力劈华山

（1）动作

1）取弓箭裆或指定裆势。屈肘，在胸部成立掌交叉。

2) 两立掌缓缓向左右分推, 两肩松开, 肘部微曲, 四指并拢, 拇指后翘, 掌心向前, 力求成水平线。

3) 两臂同时用力下劈, 连续 3 次, 头勿转侧摇动, 两目平视, 待劈完最后一次, 仰掌护腰 (图 4 - 35)。

4) 由仰掌化俯掌下按, 两臂后伸, 恢复原裆势。

(2) 要领: 立掌交叉, 左右分推, 用力下劈, 两目平视。

(3) 按语: 以斜方肌、背阔肌、胸大肌、大圆肌、肩胛下肌及上臂肌群等蓄力, 连续用力劈砍 3 次。蓄力腰腿, 继而运劲于两臂, 自上而下劈动, 可利三焦气机, 对于胸闷、脘胀及腹部不适等三焦诸症有防治作用。

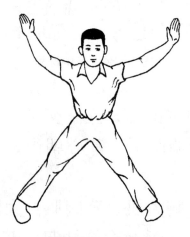

图 4 - 35 力劈华山

(十六) 三起三落

(1) 动作

1) 取并裆或指定裆势。屈肘, 直掌于两胁。

2) 两膝屈曲下蹲, 同时两手前推, 掌心相对, 四指并拢, 拇指运劲后伸。保持原势要求, 头勿随势俯仰摇动, 两目平视 (图 4 - 36)。

3）两掌用劲后收，同时慢慢起立，待立直时两掌正好收至两胁，往返 3 次，须用劲均匀。

4）由直掌化俯掌下按，两臂后伸，恢复原裆势。

（2）要领：指臂蓄力，前推下蹲，用劲后收，随之立起。

（3）按语：屈膝下蹲时以髂腰肌、股直肌、阔筋膜张肌、缝匠肌、半腱肌、半膜肌、股二头肌、股薄肌和腓肠肌为主运力，使身体下沉，同时要求肩臂运力徐徐前推。蓄劲前推，气行中焦，健脾和胃，加强腰腿气血运行，对内脏虚弱等有较好防治效果。

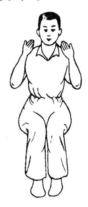

图 4–36　三起三落

（十七）乌龙钻洞

（1）动作

1）取大弓箭裆势。屈肘，直掌于两胁。

2）两直掌并行，掌心相对，徐徐前推，边推掌心边向下逐渐化成俯掌，指端向前，上身随势前俯。两足内扣（图 4–37）。

3）推足后旋腕，蓄力而收，边收掌心边慢慢朝上，由俯掌化仰掌护腰。

4）由仰掌化俯掌下按，两臂后伸，恢复原裆势。

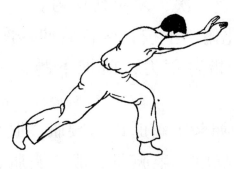

图 4-37　乌龙钻洞

（2）要领：直掌渐化俯掌前推，上身随势前俯，推足渐化仰掌，蓄力而收。

（3）按语：以肩胛下肌、大圆肌、旋前圆肌和旋前方肌收缩，边推掌心边向下，由直掌化俯掌，上身随势前俯。推足后以冈下肌、小圆肌和旋后肌为主运力，边收掌心边朝上，化俯掌为仰掌护腰，上身随势而直。

（十八）饿虎扑食

（1）动作

1）取大弓箭裆势。两手仰掌护腰。

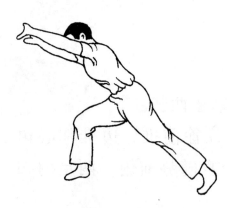

图 4-38　饿虎扑食

2）两仰掌化直掌前推，同时两前臂内旋，两腕背伸，虎口朝下，腰随势前俯，前腿得势，后腿使劲勿松（图 4-38）。

3）五指内收握拳，旋腕，拳眼朝天，屈肘紧收，成仰掌护腰。

4）由仰掌化俯掌下按，两臂后伸，恢复原裆势。

（2）要领：仰掌旋推，腰向前俯，劲注拳心。

（3）按语：前推时以旋前圆肌和旋前方肌为主运力，化仰掌为直掌，同时以肩胛下肌、胸大肌、背阔肌和大圆肌收缩使前臂内旋，桡侧腕长伸肌、桡侧腕短伸肌、尺侧腕伸肌及所有伸指肌收缩，使两腕、背、腿、腰也随势前俯。推足后，握拳旋腕，屈肘紧张，身体随势而直。以上两势采取弓箭裆势，意取前弓后箭，尽蓄全身之力，配合腰背前俯，伸臂劲推，使意气力相融一致，久练此势对全身伤痛、关节屈伸不利以及各种慢性疾病都有较好的防治作用。

第五章 骨伤科疾病按摩手法技术操作规范

第一节 落 枕

一、概述

落枕又称失枕，多因睡眠时卧姿不良，颈肩部感受风寒，气血凝滞，经络痹阻而致，以颈部拘急疼痛为主要病证。

现代医学认为落枕是颈部常见的软组织损伤之一，为单纯的肌肉痉挛或关节紊乱，成年人若经常发作常系颈椎病的前驱症状。落枕多见于青壮年，男多于女，冬春季发病率较高。临床上以急性颈部肌肉痉挛、强直、酸胀、疼痛以致转动失灵为主要症状。轻者4～5天可自愈，重者疼痛严重并向头部及上肢部放射，迁延数周不愈。此病按摩治疗疗效确切、迅速。

二、解剖生理

颈部的肌群有颈阔肌、胸锁乳突肌、菱形肌、斜方肌、头夹肌、半棘肌、肩胛提肌、斜角肌等。这些肌群主管头和颈肩部各种活动。如受到外力牵拉或劳损，致使颈部肌肉群张力平衡失调，便可产生颈部肌筋损伤性痉挛和疼痛。颈部的筋膜位于浅筋膜及颈阔肌的深面，各处厚薄不一，围绕颈项部的肌肉、器官，并在血管和神经周围形成纤维鞘，以维护其完整性而起保护作用。若受外力牵拉，受到损伤，颈项部的相应部位便可出现疼痛不适的感觉。

三、病因病机

落枕多由睡眠时枕头过高、过低或过硬，以及躺卧姿势不良等因素，致使颈部一侧肌群在较长时间内处于过度伸展牵拉位，在过度紧张状态下而发生的静力性损伤，临床中主要是胸锁乳突肌、斜方肌及肩胛提肌发生痉挛。本病的发生多由素体亏虚，气血不足，循行不畅，舒缩活动失调，或夜寐肩部外露，颈肩复受风寒侵袭，致使气血凝滞，肌筋不舒，经络痹阻，不通则痛，故而拘急疼痛。临床中也有少数患者因颈部突然扭转或肩扛重物，致使部分肌肉扭伤，发生痉挛性疼痛，而致本病者。

四、临床表现

（1）颈项相对固定在某一体位，某些患者用一手扶持颈项部，以减少颈部活动，缓解症状。

（2）颈部疼痛，动则痛甚。

（3）颈部活动明显受限，如左右旋转、左右侧弯、前屈与后伸等活动。

五、检查

（1）颈活动受限：颈部呈僵硬态，活动受限往往限于某个方位上，强行使之活动，则加重症状。

（2）肌痉挛伴压痛：胸锁乳突肌痉挛者，在胸锁乳突肌处有肌张力增高感和压痛；斜方肌痉挛者，在锁骨外1/3处或肩井穴处或肩胛骨内侧缘有肌紧张感和压痛；肩胛提肌痉挛者，在上4个颈椎棘突旁和肩胛骨内上角处有肌紧张感和压痛。

六、诊断与鉴别诊断

落枕是一种急性发作的症状，多在睡眠后出现一侧颈项部疼痛，局部僵硬并有明显压痛，头颈活动受限。但在手法治疗前需与下列疾病加以区别。

（1）颈椎半脱位：常见有寰枢关节半脱位，往往有外伤史和肩部负重史，临床表现为颈项疼痛，颈椎旋转活动明显受限。可摄颈椎张口位片协助诊断。（参考"急性腰扭伤"章节）

（2）颈椎病：反复落枕，起病缓慢，病程长。因颈椎关节不稳而引起，常伴有椎间隙狭窄，骨质增生，需摄颈椎双斜位片或正位片协助诊断。

（3）颈椎结核：有结核病史和全身体征，如低热、消瘦、盗汗及疲乏无力等，多发于儿童及青壮年，需摄颈椎正侧位片协助诊断。

七、按摩手法

（一）基础手法

患者坐位，医者位其后。

（1）在患侧颈肩部施㨰法、推法或揉法3~5遍。

（2）在颈部两侧施一指禅推法、拿法 3～5 遍，重点施术于肌肉紧张处。

（3）一手托下颌，另一手扶后枕部，颈部略前屈，下颌内收，双手同时用力向上提拉，并缓慢左右旋转头部 3～5 次。

（4）按住痛点，令患者作缓慢的左右旋转动作 3～5 次。

（5）点按风池、风府、风门、肩井、天宗、肩外俞、阿是穴。

（二）辨证治疗

（1）风寒型：在颈肩部施擦法 0.5～1 分钟，患侧为重点，点按风池、风府、曲池、阿是穴。

（2）瘀滞型：在颈部两侧施推法、揉法或拨法 3～5 遍，点按风池、后溪、肩井、阿是穴。

八、注意事项

（1）注意调整卧姿，垫枕高低要合适。
（2）注意保暖，避风寒。

第二节　项痹病（颈椎病）

一、概述

项痹病多因年老体衰、肝肾不足、筋骨失养；或低头久坐、劳损筋肉；或感受外邪、客于经脉；或扭挫损伤、气血瘀滞、经脉痹阻不通所致，属痹病、颈项痛范畴。

现代医学称颈椎病、颈椎综合征，是因颈部的椎间盘、椎体、关节、韧带发生退行性改变，刺激或压迫神经根、脊髓、椎动脉和交感神经等组织而出现的一系列症状和体征的综合征。

本病是中老年人的常见病、多发病，多见于 30～60 岁的人，男性多于女性。其临床表现轻者头、颈、肩臂麻木疼痛，重者可致肢体酸软无力，甚至大小便失禁、瘫痪。病变累及椎动脉及交感神经时则可出现头晕、心慌等相应的临床表现。

二、解剖生理

颈椎共有 7 个，椎间盘 6 个，椎管和椎间孔由椎体和椎弓组成。除第一、二颈椎外，颈 3～7 都有基本相同的结构（图 5-1）。

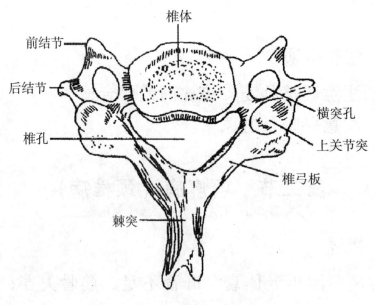

图 5-1 颈椎（上面）

（1）寰椎：即第一颈椎，上连枕部，组成枕寰关节。

寰椎无椎体，也无棘突，适宜头部作环转运动。寰椎由前后弓和两个侧块组成，前弓较短，与枢椎的齿状突构成寰齿关节。后弓较长，有向上后方的结节，是项韧带和头后小直肌的附着处，侧块上方与枕骨髁构成枕寰关节，侧块下方与枢椎构成寰枢关节（图5－2，5－3）。

（2）枢椎：即第二颈椎，在椎体上方有一齿状的隆起，称为齿突，与寰椎构成寰齿关节，头作旋转运动时，齿突为轴枢，故又称枢椎。第二颈椎棘突长而粗大，横突较小，下垂，不分叉，便于头向左右活动（图5－4）。

（3）第三至第七颈椎：基本结构大致相同，每节椎骨均包括椎体、椎弓及棘突等。前面椎体的连接，主要是钩椎关节，后缘是关节突关节。第三至第七颈椎椎体上缘呈左右方向的凹陷，在椎体两侧偏后方有向上的嵴状突起，称为钩突，左右两侧的钩突呈臼状包绕上方的椎间盘，并与上椎体形成滑膜性关节，即钩椎关节。此关节从左右增强了颈椎的稳定性，防止椎间盘向侧方脱出，当椎间盘退化变薄时，上下椎体缘往往发生碰撞而磨损，因而极易产生骨质增生，导致椎间孔缩小。

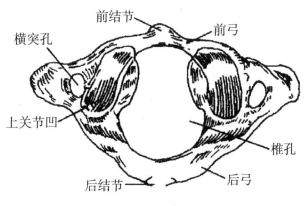

图5－2　寰椎（上面）

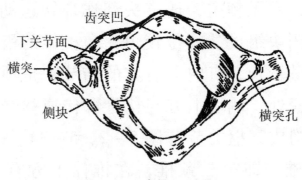

齿突凹

下关节面

横突

侧块

横突孔

图5-3　寰椎（下面）

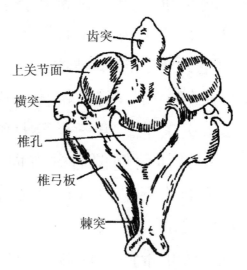

齿突

上关节面

横突

椎孔

椎弓板

棘突

图5-4　枢椎（上面）

（4）颈椎的椎弓根较短而细，因此椎骨的上、下切迹较为狭窄，两者深浅也近似。相邻椎骨的上、下切迹组合形成椎间孔，颈椎的椎间孔为斜位的骨性管，呈卵圆形，其纵径大于横径。由于椎间孔的前后径小，若后关节突和椎体向前、后移位或骨赘形成，则可使前后径进一步缩小，临床上易出现神经根和椎动脉受挤压。

（5）关节突间关节：位置接近水平，因此稳定性较差，脊神经根位于此关节的前方，一旦椎间盘发生萎缩性退变，椎间隙变窄，关节突间关节囊松弛，就容易发生椎体滑脱，从而使椎间孔变窄而产生神经根刺激症状。

（6）颈椎横突：由椎弓和椎体相连合成，其根部有一圆孔，称为横突孔或椎动脉孔。椎动脉从颈总动脉的后上方上升，进入第6颈椎的横突孔，向上于寰椎横突孔上方穿出。

三、病因病机

颈椎病是一种颈椎退行性疾病，颈椎间盘退变是本病的内因，各种急慢性颈部外伤是导致本病的外因。由于长期从事低头伏案工作，使椎间盘发生退变，导致关节囊和韧带松弛，椎骨间滑移活动增大，影响了脊柱的稳定性，久之产生骨赘增生、韧带钙化，直接和间接地刺激或压迫颈神经根、椎动脉、交感神经、脊髓而使颈椎病发作。

（1）内因：在一般情况下颈椎椎间盘从30岁以后开始退变，退变从软骨板开始并逐渐骨化，通透性随之降低，髓核中的水分逐渐减少，最终形成纤维化，缩小变硬成为一个纤维软骨性实体，进而导致椎间盘变薄，椎间隙变窄。由于椎间隙变窄，使前、后纵韧带松弛，椎体失稳，后关节囊松弛，关节腔变小，关节面易发生磨损而导致增生。由于以上因素使颈段的脊柱稳定性下降，椎体失稳，故椎体前后形成代偿性骨质增生。总之，椎体后关节、钩椎关节等部位的骨质增生以及椎间孔变窄或椎管前后径变窄是造成脊髓、颈神经根、椎动脉及交感神经受压的主要病理基础。

（2）外因：颈椎的急性外伤或慢性劳损是引起颈椎病

的外因。由于跌、仆、扭、闪或长期从事低头伏案工作，均可使颈椎间盘、后关节、钩椎关节、颈椎周围各韧带及其附近软组织受到不同程度的损伤，从而破坏了颈椎的稳定性，促使颈椎发生代偿性骨质增生。若增生物刺激或压迫邻近的神经、血管和软组织就会出现各种症状。此外，颈项部受寒，肌肉痉挛，使局部缺血缺氧，也可引起临床症状或诱发各型颈椎病。

四、临床表现

（一）神经根型颈椎病

（1）肩背或颈枕部呈阵发性或持续性的隐痛或剧痛。

（2）受刺激或压迫的颈脊神经其走行方向有烧灼样或刀割样疼痛，伴针刺样或过电样麻感。

（3）当颈部活动、腹压增高时，上述症状会加重。

（4）颈部活动有不同程度受限或发硬、发僵，或颈呈痛性斜颈畸形。

（5）患侧上肢发沉、无力，握力减弱或持物坠落。

（二）脊髓型颈椎病

（1）四肢麻木、酸胀、烧灼感、僵硬无力。

（2）头痛、头昏、大小便改变（如排尿、排便障碍，排便无力或便秘等）。

（3）重者活动不便、走路不稳，甚至出现瘫痪。

（三）椎动脉型颈椎病

（1）每当头部取过伸位或转向某一方位时，即出现位置性眩晕、恶心、呕吐、耳鸣、耳聋等。

（2）猝然摔倒，摔倒时，神志多清楚。

（四）交感神经型颈椎病

（1）头痛或偏头痛，头沉或头晕，枕部或颈后痛。

（2）心跳加快或缓慢，心前区或有疼痛。

（3）肢体发凉、局部皮温降低，肢体遇冷时刺痒感，继而出现红肿、疼痛加重，也有指端发红、发热、疼痛或痛觉过敏。

（4）或有耳鸣耳聋等。

（五）混合型颈椎病

指出现两型或两型以上症状者。

五、检查

（一）神经根型颈椎病

（1）压痛：在病变节段间隙、棘突旁及其神经分布区可出现压痛。

（2）生理前凸减少或消失，脊柱侧凸。

（3）颈部肌肉张力增高，局部有条索状或结节状反应物。

（4）椎间孔挤压试验阳性。

（5）臂丛神经牵拉试验阳性。

（6）X线片显示与临床表现和检查一致。

（二）脊髓型颈椎病

（1）肢体张力增高，肌力减弱。低头1分钟后症状加重。

（2）肱二、三头肌肌腱及膝、跟腱反射亢进，同时还可出现髌阵挛和踝阵挛。

（3）腹壁反射和提睾反射减弱。

（4）霍夫曼征和巴宾斯基征阳性。

（5）X线片示椎体后缘骨质增生，脊髓造影可见异常。

（三）椎动脉型颈椎病

（1）病变节段横突部压痛。

（2）颈椎旋转到一定的方位即出现眩晕，改变位置时，症状即可消失。

（3）X线片示钩椎关节侧方或后关节部骨质增生，斜位片可见椎间孔变小。

（4）椎动脉造影可见椎动脉扭曲。

（5）脑血流图可出现异常。

（四）交感神经型颈椎病

（1）颈5椎旁压痛。

（2）X线片示椎体和钩椎关节骨质增生。

（3）根据临床体征排除其他疾患。

六、诊断与鉴别诊断

临床上根据患者的病史、症状和体征就可有初步诊断印象，通过进一步检查可明确诊断。各型颈椎病应分别与下列疾病相鉴别。

（一）神经根型颈椎病

（1）颈部风湿病：有颈肩上肢以外多发部位的疼痛史，无放射性疼痛，无反射改变，麻木区不按脊神经根节段分布，该病与天气变化有明显关系，服用抗风湿类药物症状可好转。

（2）落枕：颈项强痛，无手指发麻症状，起病突然，以往无颈肩症状。

（3）前斜角肌综合征：颈项部疼痛，患肢有放射痛和麻木触电感，肩部下垂时症状加重，肩上举时症状可缓解，前斜角肌痉挛发硬，艾迪森试验阳性。

（二）脊髓型颈椎病

（1）颈脊髓肿瘤：颈、肩、枕、臂手指疼痛或麻木，同侧上肢为下运动神经元损害，下肢为上运动神经元损害。症状逐渐发展到对侧下肢，最后到达对侧上肢。压迫平面以下显示椎间孔增大、椎体或椎弓破坏。造影片示梗阻部造影剂呈倒杯状。

（2）脊髓粘连性蛛网膜炎：可有脊神经感觉根和运动根的神经症状，亦可有脊髓的传导束症状。腰椎穿刺，脑脊液呈不全或完全梗阻现象。脊髓造影，造影剂通过蛛网膜下腔困难，并分散为点滴延续的条索状。

（3）脊髓空洞症：好发于 20～30 岁的年轻人，痛觉与其他深浅感觉分离，尤以温度觉的减退或消失较为突出。

（三）椎动脉型颈椎病

（1）梅尼埃病：平时可无症状，常因劳累、睡眠不足、情绪波动而发作。其症状有头痛、眩晕、呕吐、恶心、耳鸣、耳聋、眼球震颤等症。

（2）位置性低血压：患者突然改变体位时，尤其从卧位改为立位时，突然头晕，而颈部缓慢活动时无任何表现。

（3）内听动脉栓塞：突发耳鸣、耳聋及眩晕，症状严重且持续不减。

（四）交感神经型颈椎病

（1）心绞痛：有冠心病史，发作时心前区剧烈疼痛，伴胸闷气短、出冷汗，心电图有异常表现。含服硝酸甘油片有效。

（2）神经官能症或植物神经紊乱症：X线片示颈椎无改变，神经根、脊髓无受累现象。应用调节植物神经类药物有效。对此类患者需长期观察，以防误诊。

七、按摩手法

（一）基础手法

（1）患者俯卧位，医者位其旁。

1）在颈部两侧施揉法、拨法或拿法3~5遍，点按风池、百劳穴。

2）拨、揉项韧带3~5遍，重点施术于阳性反应物和压痛点。

3）在两侧斜方肌施拿法、揉法或㨰法3~5遍，点按肩井穴。

4）沿脊柱两侧（胸1~胸7）施揉法、拨法3~5遍，点按肩中俞、肩外俞穴。

5）在肩胛冈下部施揉法、㨰法3~5遍，点按天宗穴、冈下酸痛点。

（2）患者仰卧位，医者位其旁。

1）揉锁骨下缘3~5遍，点按气户穴。

2）拿、揉患侧上肢3~5遍，点按曲池、合谷穴。

（二）辨证治疗

（1）风寒湿型：在颈肩部施擦法0.5~1分钟，点按风池、风府、风门、曲池穴。

（2）气滞血瘀型：沿背部膀胱经施推法、揉法或捏法3~5遍，点按膈俞、肝俞、脾俞、膻中、曲池穴。

（3）痰湿阻络型：沿头部督脉及膀胱经、胆经路线施揉法、推法3~5遍，点按中府、中脘、阴陵泉、丰隆穴。

（4）肝肾不足型：沿背部膀胱经施推法、揉法3~5遍，擦腰骶部0.5~1分钟，点按肝俞、肾俞、三阴交、太溪穴。

（5）气血亏虚型：捏脊3~5遍，点按膻中、血海、足三里、膈俞穴。

（三）对症治疗

（1）颈型：重点拨、揉或拿颈肩部斜方肌、菱形肌，点按百劳、肩中俞、肩外俞、阿是穴。

（2）神经根型：重点施术于颈部阿是穴、冈下酸痛点、肩外俞、天宗、小海穴，拨臂丛神经干。

（3）椎动脉型：重点施术于风池、风府、天柱、太阳、百会穴。

（4）交感神经型：连续按压郄门至内关穴3~5遍，点按心俞、肝俞、肾俞穴。

（5）混合型：结合症状对症治疗。

（6）脊髓型：慎用手法治疗。

八、注意事项

（1）注意颈部保暖，垫枕高度要适当。

（2）急性期应减少颈部活动。

九、功能锻炼

（1）左顾右盼：立位或坐位。颈部左右交替地缓慢旋转，双眼随之尽量向身体侧方看，转至颈部有牵拉感或微痛处保持5～15秒。

（2）低头仰头：立位或坐位。头部缓慢抬起，双眼观天保持5～15秒后，再缓慢低头保持5～15秒。

（3）左右侧屈：立位或坐位。颈部左右交替地缓慢侧屈，至颈部有牵拉感或微痛处保持5～15秒。

（4）手颈相抗：立位或坐位。①前后相抗：颈部居中，双手交叉置于额部或枕部，并施加一定阻力，手颈对抗5～15秒。②左右相抗：颈部左或右侧屈后，将同侧手放于头部并施加一定阻力，手颈对抗5～15秒。

上述动作5～20个/组，3～5组/次，2～3次/日。

第三节　岔　气

一、概述

岔气又称胸胁迸伤，是由气机运行失常，气行岔道所致的胸部板紧掣痛，胸闷不舒的一种病证。

现代医学认为胸胁迸伤是在不正常的姿势下扭转胸部、躯干，伤及胸廓的关节及软组织而引起的胸、背部疼痛。本病为临床常见多发病之一。多由外伤、暴力的撞击或挤压，但又不足以使肋骨骨折时，所形成的一种病证。

二、解剖生理

胸廓包括胸段脊柱、肋骨、肋软骨与胸骨及其连结组织。胸廓诸骨的连结比较复杂，胸廓大部分由 12 对肋骨构成，另外，还有一部分骨骼与软骨和结缔组织直接连结，包括肋椎关节、胸肋关节、肋软骨间关节、肋骨与肋软骨的连结和胸骨间的连结。此外，还有胸壁固有肌和肋间肌，具有保护胸腔内的脏器不受伤害，协助运动和支持身体等功能。

三、病因病机

胸胁部迸伤，多因外伤或迸气用力提拉托举、搬运重物、扛抬负重时，姿势不良，用力不当，旋转扭挫，筋肉过度牵拉而产生损伤，导致胸壁固有肌肉的撕裂伤、痉挛或肋椎关节半脱位，滑膜嵌顿，从而使气机阻滞，经络受阻，壅塞横逆，不通则痛。因此，迸伤多以伤气为主，严重者可由气及血，产生气血两伤。

四、临床表现

患者一般都有明显的外伤史，受伤后即出现一侧胸胁部疼痛、肩背部疼痛，咳嗽或呼吸时疼痛加重，疼痛范围较广而无定处。由于患者施以保护性措施，故出现减少呼吸运动幅度的浅表急促呼吸，同时伴有胸闷不适。

临床上属伤气者，痛时走窜不定，局部无明显压痛，呼吸、说话时有牵掣性疼痛，甚者不能平卧，不敢俯仰转侧。由气及血者，痛有定处，局部瘀肿。肋椎关节半脱位的患者，其受累关节处可有小范围的压痛。胸壁固有肌群撕裂或痉挛，在相应的肋间隙可见肿胀、压痛、肋间隙稍窄等现象。此外，若胸壁附着肌拉伤、劳损，亦可出现损伤部位的明显肿胀，局部明显压痛。

五、检查

（1）伤气患者常不能明确指出疼痛部位，或在局部伤处可有小范围的压痛。

（2）气血两伤患者可见损伤部位有青紫瘀斑和肿胀，压痛明显，拒按。

（3）骨折患者则有肿痛显著，肋骨有挤压痛，或有肋骨移位畸形，或兼痰中带血，或见呼吸困难等症。胸部 X 线摄片可见单发或多发横断形或斜形骨折形态，胸片可发现气胸、肺挫伤、血胸、皮下或纵隔气肿等病理表现。

六、诊断与鉴别诊断

患者均有明显的外伤史，一般不需要特殊检查，严重者可拍 X 线片，以排除骨折及错位。本病当与下列疾病鉴别：

（1）胸肋软骨炎：本病的病理特征是胸骨旁肋软骨非化脓性痛性肿胀，多侵犯一、二肋软骨，受累的肋软骨常隆起，并有剧烈疼痛。

（2）肋间神经炎：胸痛的性质为刺痛或灼痛，并沿肋间神经分布。疼痛部位以脊椎旁、腋中线及胸骨旁较明显。

（3）胸膜炎：干性（纤维素性）胸膜炎胸痛呈刺痛

或撕裂痛，多位于胸廓下部腋前线与腋中线附近，并可出现胸膜摩擦音；渗出性胸膜炎的胸痛不如干性剧烈，患者可有毒性症状和中、高度的发热，严重者可有端坐呼吸并有紫绀现象。X线胸部检查可证实。

七、按摩手法

（1）患者坐位，医者位其旁。

1）在患处施摩法、揉法或一指禅推法0.5～1分钟。

2）令患者屈肘抬肩，医者双手扣住患者腋下，嘱患者闭气10秒钟左右后，令其呼气，同时端提抖动肩部，使胸廓肌肉有抖动感为宜。反复施术2～3次。

若患者瘦小或年老体弱者，医者可直接握其上臂，做被动耸肩抖动。反复施术2～3次。

若患者体型肥胖，可令其坐矮凳，医者用侧髋顶住患者胸背部，同时用双手扣住患者腋下，嘱患者闭气10秒钟左右后，令其呼气，同时端提抖动肩部，使胸廓肌肉有抖动感为宜。反复施术2～3次。

3）点按肩井、中府、支沟、内关、阳陵泉、阿是穴。

（2）患者仰卧位，医者位其旁。

患者两臂上举置于头侧，医者双手分别置于患者两侧胁肋部，拇指相对，嘱患者闭气10秒钟左右后，令其呼气，同时做震颤法。反复施术2～3次。

八、注意事项

（1）手法宜轻柔。

（2）注意休息，避免负重。

（3）在按摩治疗前须排除骨折、肿瘤等其他疾患引起的胸胁疼痛。

第四节　脊柱小关节紊乱

一、概述

脊柱小关节紊乱属中医学"错缝"范畴，多见于青壮年，男性多于女性。

现代医学认为脊柱小关节紊乱是指因脊椎小关节的解剖位置改变，而导致脊柱机能失常所引起的一系列临床症候群。本病多由脊柱小关节滑膜嵌顿和因部分韧带、关节囊紧张引起反射性肌肉痉挛，致使关节面绞锁在不正常或扭转的位置上而致。

二、解剖生理

脊柱由椎体、椎间盘及椎旁韧带所组成，三者共同维持脊柱的形态，并构成其功能活动的解剖基础。前、后纵韧带对椎间盘和椎体起保护作用，并对其运动范围加以约束；棘上韧带对棘突的活动有限制作用，保证各小关节活动于正常的范围之内。同时脊柱的正常运动又依赖于肌力的平衡作用。脊柱小关节即关节突关节，由上椎体的下关节突和下椎体的上关节突及关节囊所组成。具有稳定脊柱、引导脊柱运动方向的功能。颈椎小关节的排列接近水平位，因此比较容易发生半脱位。胸椎间关节面呈额状位，故胸部脊柱只能做侧屈运动而不能伸屈。腰椎间关节面呈矢状位，因此其活动范围较大，可侧屈和前后屈伸。

腰骶关节的小关节面呈斜位，即介于冠状和矢状位之间，关节囊较为松弛，可作屈伸和旋转各种运动。腰骶关节是先天性生理变异的好发部位。

三、病因病机

因姿势不良或突然改变体位引起腰背肌肉挫伤或脊柱小关节错位、滑膜嵌顿从而破坏了脊柱的力平衡和脊柱运动的协调性。同时，各种损伤刺激可刺激感觉神经末梢而引起疼痛并反射性地引起肌肉痉挛，肌肉痉挛进而可引起关节解剖位置的改变，发生交锁或扭转。长期的交锁及各种炎性反应的刺激，均可导致小关节粘连而影响其功能。

四、临床表现

（1）颈椎小关节紊乱：此病多由外伤引起，故起病较急，伤后颈部疼痛，转动不便，活动时疼痛加剧，颈部酸痛无力，肌力减退，持物落地。

（2）胸椎小关节紊乱：患者在突然外力作用下有过度前屈或后伸肩背运动的受伤史，伤后即出现胸背疼痛，痛连胸前，有背负重物之感，坐卧不宁，走路震动、咳嗽、喷嚏、深呼吸等均可引起疼痛加重。常可出现胆囊、阑尾、胃区的疼痛。

（3）腰椎小关节紊乱：患者大都有腰部扭挫、闪伤的病史。伤后即发生难以忍耐的剧烈腰痛，表情痛苦，不敢活动，惧怕别人搬动，轻轻移动下肢则疼痛无法忍受。全部腰肌处于紧张僵硬状态，腰部活动功能几乎完全丧失。待嵌顿解除后，剧痛可自行缓解或转为一般扭伤性腰痛。

五、检查

（一）颈椎小关节紊乱

（1）颈部肌肉稍有痉挛、强硬，头歪向健侧或略有前倾。病变颈椎棘突可有压痛或颈椎棘突有轻度偏移。

（2）X线检查：正位片可见颈椎向患侧凸，棘突偏离中线。侧位片可见颈椎正常生理弧度前凸变小。斜位片可见颈椎变直。

（二）胸椎小关节紊乱

（1）患椎及其相邻数个胸椎有深压痛，压痛在棘突上或棘间韧带处，并可摸到患椎处有筋结或条索状物等软组织异常改变。患椎棘突略高或偏歪，与正常椎体棘突的距离变宽或略变窄。关节滑膜嵌顿者可见胸椎后凸或侧倾的强迫体位。

（2）X线检查：部分患者有患椎棘突偏歪改变。

（三）腰椎小关节紊乱

（1）患者腰部呈僵硬屈曲位，后伸活动明显受限，损伤的关节突关节及其同节段上的棘突偏左或偏右，并伴有压痛。严重疼痛者可出现保护性腰脊柱的侧凸体征。

（2）X线检查：可见腰椎后关节排列方向不对称，腰椎侧弯和后突，椎间隙左右宽窄不等。

六、诊断与鉴别诊断

本病多有明显的外伤史，根据症状、体征及X线检查等即可确诊。本病当与下列疾病相鉴别。

（1）颈椎病：有慢性劳损或外伤史，颈、肩背疼痛，头痛，头晕，颈部板硬，上肢麻木。颈部活动功能受限，可有上肢肌力减弱和肌肉萎缩，臂丛神经牵拉试验阳性，X线检查示颈椎退行性病变。

（2）落枕：一般无外伤史，多因睡眠姿势不良或感受风寒而致。颈部疼痛、酸胀，活动不利，在肌肉紧张处可触及肿块和条索状物。

（3）肋间神经痛：疼痛沿肋间神经分布区出现，疼痛性质为针刺样、刀割样，疼痛表现为走窜，时发时止，伴有胸部挫伤者多见。

（4）肋间关节与胸肋关节半脱位：主要表现是局部明显肿胀，呼吸受限，痛连胸肋，呈放射性。

（5）急性腰肌筋膜扭伤：腰部各方向的活动均受限，并引起疼痛加剧，在棘突旁骶棘肌处，腰椎横突或髂嵴后部有压痛，压痛点较表浅。

七、按摩手法

此处仅介绍胸椎小关节紊乱的手法治疗方法。

（1）患者俯卧位，医者位其旁。

1）在胸椎两侧施按法、揉法或推法3~5遍。

2）按压胸段华佗夹脊穴3~5遍。

3）点按肩井、天宗、阿是穴。

4）俯卧扳压法：一手向上扳动一侧肩部，另一手掌抵压患处棘突，两手同时相对用力扳压，常可闻及弹响。

（2）患者坐位或立位，医者位其后。

抱颈提升法：患者屈颈，双手于颈后相扣抱住颈部，两肘内收，全身放松，医者两手抱住患者的肘臂部，胸部紧贴其脊背，瞬间用力上提，常可闻及弹响。

扳肩膝顶法：患者正坐，医者位其后。患者十指交叉置于胸前，医者握其肩部或穿过腋下握其前臂，一足踏于凳面，屈膝置于患椎，嘱患者放松，医者双手向后上方提拉，同时膝向前顶，常可闻及弹响声。

八、注意事项

（1）施关节整复手法时宜轻、快、稳、准，勿以关节有无声响为标准。骨质疏松的患者慎用。

（2）治疗期间卧硬板床休息，避风寒，勿劳累。

第五节　急性腰扭伤

一、概述

急性腰扭伤多因跌仆、闪挫，伤及腰脊，经络受损，气滞血瘀，致腰部疼痛，转侧不利，属筋伤范畴。

现代医学认为急性腰扭伤是指劳动或运动时腰部肌肉、筋膜、韧带、椎间小关节、腰骶关节的急性损伤，多为突然承受超负荷牵拉或扭转等间接外力所致。

本病多发于青壮年体力劳动者，长期从事弯腰工作的人和平时缺乏锻炼、肌肉不发达者，易患此病。如治疗及时，手法运用恰当，疗效极佳。若治疗不当或失治，可致损伤加重而转变成慢性腰痛。

二、解剖生理

腰部脊柱是一根独立的支柱，其前方为松软的腹腔，附近只有一些肌肉、筋膜和韧带等软组织，而无骨性结构保护，既承受着人体二分之一的重力，又从事着各种复杂的运动，故腰部在承重和运动时，过度的负重、不良的弯腰姿势所产生的强大拉力和压力，容易引起腰段脊柱周围的肌肉、筋膜和韧带损伤。

腰背部的扭伤多发生在腰骶、骶髂关节和腰背两侧骶棘肌。腰骶关节是脊柱运动的枢纽，骶髂关节则是连接躯干和下肢的桥梁，腰部两侧的肌肉和韧带是维持脊柱稳定的重要因素。

腰背部的肌肉一般分为浅、深两层。

（一）浅层

主要有斜方肌和背阔肌（图5-5）。

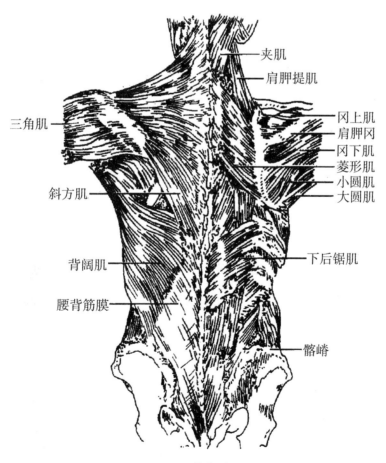

图5-5　腰背部浅层肌

（1）斜方肌：三角形阔肌，起自颈部上项线、枕外隆凸、项韧带和全部胸椎棘突，肌纤维向外，止于锁骨外侧端、肩峰和肩胛冈外侧端。其上部纤维收缩可上提肩胛骨并使肩胛下角外旋，下部肌纤维收缩可下降肩胛骨，中部肌纤维收缩可使肩胛骨向脊柱靠拢。肩胛骨固定时，单侧收缩可使头颈部偏向同侧而面部转向对侧，两侧同时收缩则使头颈后仰。

（2）背阔肌：三角形阔肌，以腱膜起自下 6 个胸椎和全部腰椎棘突、骶正中嵴、髂嵴后缘以及腰背筋膜后层。肌纤维向外上止于肱骨小结节嵴。该肌能内收、内旋、后伸肱骨。

（二）深层

包括由浅至深的骶棘肌、横突棘肌和深层短肌（图 5－6）。

（1）骶棘肌：为腰背部最强厚的肌肉。该肌以一个总肌腱起于骶骨背面、骶髂韧带和髂嵴后部，向上纵行排列于脊柱棘突和肋角之间的沟内，分为外、中、内 3 条肌柱。骶棘肌为强大的伸肌，主要作用是后伸躯干和维持直立，一侧骶棘肌收缩也可侧屈躯干。

（2）横突棘肌：包括由浅至深的半棘肌、多裂肌和回旋肌 3 层。肌纤维起于各椎骨的横突，向上止于上数椎骨的棘突，愈深层肌纤维愈短。半棘肌纤维一般向上跨越 5 个椎骨，多裂肌纤维一般跨越 3 个椎骨，而回旋肌纤维仅只跨越 1 个椎骨。

（3）深层短肌：指横突间肌、棘突间肌等最深层的、位于相邻椎骨之间的短肌，其作用是协同横突棘肌维持躯

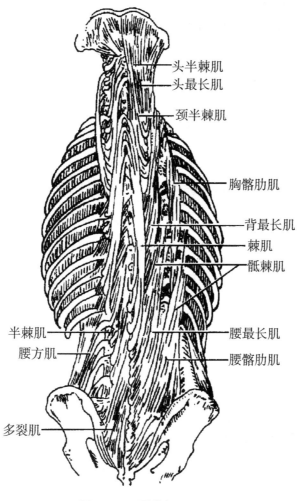

图5-6　腰背部深层肌

干的姿势。躯干无论位于何种姿势，腰背部肌肉都处于收缩状态，以抵抗重力。腰背部深肌收缩还可使躯干屈、伸、侧屈和回旋。

（三）腰背筋膜

腰背筋膜分浅、深两层包绕在骶棘肌周围。其浅层贴于骶棘肌表面，内侧附于棘突和棘上韧带，向外与背阔肌腱膜紧密结合，尤其厚韧。深层位于第12肋和髂嵴之间，内侧附于腰椎横突，向外分隔骶棘肌和腰方肌，在骶棘肌外侧缘与浅层会合，再向外成为腹内斜肌和腹横肌的起始部之一。腰背筋膜对骶棘肌起着强有力的保护和支持作用。

三、病因病机

腰部急性损伤，多因卒然感受暴力所致，或由于腰部活动时姿势不正确，用力不当，或用力过度，或搬运抬扛重物时，肌肉配合不协调，以及跌仆闪挫，使腰部肌肉、韧带受到剧烈地扭转、牵拉等，均可使腰部受伤。《金匮翼》载："瘀血腰痛者，闪挫及强力举重得之。盖腰者，一身之要，屈伸俯仰，无不由之，若一有损伤，则血脉凝涩，经络壅滞，令人卒痛不能转侧，其脉涩，日轻夜重者是也。"

四、临床表现

急性腰扭伤多为间接外力所致，轻者为骶棘肌和腰背筋膜不同程度的损伤；较重者可发生棘上、棘间韧带的损伤；严重者可发生滑膜嵌顿后关节紊乱等。

（1）腰部疼痛：腰部因损伤部位和性质不同，可有刺痛、胀痛或牵扯样痛。疼痛一般较剧烈，部位较局限，且有局部肿胀，常牵掣臀部及下肢疼痛。

（2）活动受限：腰不能挺直，俯仰转侧均感困难，甚至不能翻身起床、站立或行走，咳嗽或深呼吸时疼痛加重。

五、检查

（1）局部压痛：伤后多有局限性压痛，压痛点固定，与受伤组织部位一致。

（2）腰部肌肉痉挛：多数患者有单侧或双侧腰部肌肉痉挛，多发生在骶棘肌、腰背筋膜等处。这是疼痛刺激引起的一种保护性反应，站立或弯腰时加重。

（3）脊柱侧弯：疼痛引起不对称性的肌肉痉挛，可改变脊柱正常的生理曲线，多数表现为不同程度的脊柱侧弯畸形，一般是脊柱向患侧侧弯。疼痛和肌肉痉挛解除后，此种畸形可自行消失。

（4）直腿抬高试验阳性、骨盆旋转试验阳性有助于确诊。

六、诊断与鉴别诊断

有明显外伤史，伤后即出现典型的剧痛、活动受限是诊断本病的重要依据。

其次，受伤部位固定压痛点、下肢牵扯痛、腰肌痉挛、脊柱侧弯和检查直腿抬高试验阳性、骨盆旋转试验阳性有助于确诊。

本病应与严重的棘上、棘间韧带断裂，棘突、关节突骨折，横突骨折，椎体压缩骨折及腰椎间盘突出症相鉴别。除拍正位 X 线片以外，必要时让患者腰椎屈曲位拍摄侧位和斜位 X 线片，以显示上述病理改变。如棘上、棘间韧带断裂者，则可见棘突间隙加宽。

急性腰扭伤与腰椎间盘突出症不易鉴别，尤其是未出现下肢放射痛以前，更不易鉴别。可先行观察，待症状明显后方可鉴别。

七、按摩手法

（一）基础手法

（1）患者俯卧位，医者位其旁。

1）在腰背部两侧施揉法、㨰法 3～5 遍。

2）按压或一指禅推腰段华佗夹脊穴 3～5 遍。

3）在两侧腰臀部施揉法，重点施术于肌肉紧张处，反复施术 3～5 遍。

4）点揉或一指禅推肝俞、肾俞、委中、承山、阿是穴，拨揉环跳穴及周围阳性反应物，反复施术 3～5 遍。

（2）患者仰卧位，医者位其旁。

1）在患侧股四头肌施㨰法、拿法或揉法 3～5 遍。

2）拨揉或点按手三里、阳陵泉穴。

（二）辨证治疗

（1）气滞血瘀型：在腰背部两侧施推法 3～5 遍，点按血海、太冲、膈俞穴。

（2）湿热内蕴型：点按天枢、阴陵泉、三阴交穴。

（三）对症手法

（1）棘上、棘间韧带损伤

腰部屈伸按压法：患者坐位，医者位其后，令患者腰部前屈，使棘突间隙加宽，同时医者用双手拇指在损伤处点按，再令患者腰部主动后伸以形成对抗作用。

（2）腰椎小关节紊乱

腰椎斜扳法：患者侧卧位，医者一手抵住患者肩前部，另一手抵住臀部，把腰被动旋转至最大限度后，两手同时用力作相反方向扳动。

（3）髂后上棘周围软组织损伤

屈伸按动法（以右侧为例）：患者坐位，医者位其后。患者腰部向前屈曲，并稍向左旋转，同时医者用双手拇指指腹压住髂后上棘周围痛点，令患者腰部向右后方背伸、旋转，以损伤部位有酸痛为度，反复施术2~3遍。

八、注意事项

（1）治疗期间应卧硬板床休息。

（2）日常活动时配合医用护腰带固定腰部，注意腰部保暖。

（3）恢复期应加强腰背肌功能锻炼。

九、功能锻炼

（1）"空中自行车"运动：仰卧位。双腿抬起，在空中模拟骑自行车动作，动作要缓慢而有力。

（2）俯卧抬腿：俯卧位。双腿伸直，一侧腿缓慢向上抬起。左右腿交替进行。上述动作5~20个/组，3~5组/次，2~3次/日。

第六节　慢性腰肌劳损

一、概述

慢性腰肌劳损是因平素体弱，肾气亏虚，劳累过度，或外感风、寒、湿邪，凝滞经脉，致气血不和、经络阻滞、肌肉拘挛而引发的慢性腰痛。

现代医学又称慢性腰部劳损、腰背肌筋膜炎，是指腰部肌肉、筋膜、韧带等组织的慢性疲劳性损伤。

本病是慢性腰腿痛中常见的疾病之一，多见于青壮年，有时外伤史不明显，常与职业和工作环境有一定关系。

二、解剖生理

参见"急性腰扭伤"。

三、病因病机

（1）慢性劳损：慢性腰肌劳损是一种积累性损伤，主要由于腰部肌肉疲劳过度，如长时间的弯腰工作，或由于习惯性姿势不良，或由于长时间处于某一固定体位，致使肌肉、筋膜及韧带持续牵拉，使肌肉内的压力增加，血供受阻，这样肌纤维在收缩时消耗的能源得不到补充，产生大量乳酸，加之代谢产物得不到及时清除，积聚过多，而引起炎症、粘连。如此反复，日久即可导致组织变性、增厚及挛缩，并刺激相应的神经而引起慢性腰痛。

（2）急性损伤之后未得到及时正确的治疗，或治疗不彻底，或反复多次损伤，致使受伤的腰肌筋膜不能完全修复。局部存在慢性无菌性炎症，微循环障碍，乳酸等代谢产物堆积，刺激神经末梢而引起症状，受损的肌纤维变性或疤痕化，也可刺激或压迫神经末梢而引起慢性腰痛。

（3）先天性畸形：如隐性骶椎裂使部分肌肉和韧带失去附着点，从而减弱了腰骶关节的稳定性；一侧腰椎骶化或骶椎腰化，两侧腰椎间小关节不对称，使两侧腰背肌运动不一致，造成部分腰背肌代偿性劳损。

（4）风寒湿邪侵袭：可妨碍局部气血运行，促使和加速腰背肌肉、筋膜和韧带紧张痉挛而变性，从而引起腰痛。

四、临床表现

（1）腰部疼痛：长期反复发作的腰背部疼痛，呈钝性胀痛或酸痛不适，时轻时重，迁延难愈。休息、适当活动或经常改变体位姿势可使症状减轻。劳累、阴雨天气、受风寒湿影响则症状加重。

（2）腰部活动：腰部活动基本正常，一般无明显障碍，但有时有牵掣不适感。不耐久坐久站，不能胜任弯腰工作，弯腰稍久，便直腰困难。常喜双手捶击，以减轻疼痛。

（3）急性发作时，诸症明显加重，可有明显的肌痉挛，甚至出现腰脊柱侧弯、下肢牵掣作痛等症状。

五、检查

（1）压痛点：腰背部压痛范围较广泛，压痛点多在骶髂关节背面、骶骨背面和腰椎横突等处。轻者压痛多不明显，重者伴随压痛可有一侧或双侧骶棘肌痉挛僵硬。

（2）X线检查：除少数可发现腰骶椎先天性畸形和老年患者椎体骨质增生外，多无异常发现。

六、诊断与鉴别诊断

根据病史、症状以及反复发作、时轻时重的特点，本病诊断一般并不困难。应与以下疾病鉴别：

（1）增生性脊柱炎：腰痛主要表现为休息痛，即夜间、清晨腰痛明显，而起床活动后腰痛减轻。脊柱可有叩击痛。X 线检查可见腰椎骨钙质沉着和椎体边缘增生骨赘。

（2）陈旧性腰椎骨折：有外伤史，不同程度的腰部功能障碍。X 线检查可发现椎体压缩或附近骨折。

（3）腰椎结核：有低热、盗汗、消瘦等全身症状。血沉加快，X 线检查可发现腰椎骨质破坏或椎旁脓肿。

（4）腰椎间盘突出症：有典型的腰腿痛伴下肢放射痛，腰部活动受限，脊柱侧弯和腱反射异常，皮肤感觉障碍等神经根受压症状。

七、按摩手法

（一）基础手法

（1）患者俯卧位，医者位其旁。

1）在腰背部两侧施揉法、推法 3～5 遍。

2）在腰部酸痛点及阳性反应物施拨法、按法 3～5 遍。

3）揉或点按肾俞、大肠俞、委中、阳陵泉穴。

4）擦腰骶部 0.5～1 分钟。

（2）患者侧卧位，医者位其后。

1）自上而下捋顺侧腰部肌肉，以骶棘肌为主，反复施术 3～5 遍。

2）按揉肾俞、志室、腰阳关、腰眼穴。

3）沿臀上皮神经走行自后向前捋顺 3～5 遍。

4）用肘尖按揉梨状肌深层结节反复0.5~1分钟。

5）前臂滚揉足少阳胆经，反复施术3~5遍。两侧均要施术。

（二）辨证治疗

（1）寒湿型：滚八髎穴，拿、揉患侧小腿后侧肌群3~5遍。

（2）湿热型：点按丰隆、阴陵泉穴。

（3）肾虚型：擦命门、涌泉穴各0.5~1分钟。肾阳虚者，点按志室、昆仑穴；肾阴虚者，点按腰眼、太溪穴。

（4）瘀血型：点按血海、膈俞穴。

八、注意事项

（1）适当休息，保持良好的姿势。

（2）睡卧硬板床，注意腰部保暖。

（3）适当加强腰背肌功能锻炼。

九、功能锻炼

（1）"拱桥式"运动：仰卧位。双腿屈曲，以头、双肘及双足为支点，用力抬高臀部，腹部上凸如拱桥状，保持5~15秒后放下。

（2）"飞燕式"运动：俯卧位。双臂放于体侧，双腿伸直，以腹部为支撑点，胸部和双下肢同时抬起离床，如飞燕状，保持5~15秒后放下。

上述动作5~20个/组，3~5组/次，2~3次/日。

第七节　腰痛病（腰椎间盘突出症）

一、概述

腰痛病是指腰部气血运行失调，脉络阻滞，腰府失养所致的腰部一侧或两侧疼痛为主要症状的病证，主要与感受外邪、跌仆损伤和劳欲太过等因素有关。

现代医学所称的腰椎间盘突出症，是指腰椎间盘发生退行性改变后，因外力作用，使纤维环部分或完全破裂，髓核向外膨出或突出，压迫神经根，或刺激脊髓，而引起的一组以腰腿痛为主的症候群。又称"腰椎间盘纤维环破裂症"，是临床常见的腰腿痛疾病之一。发病率约占门诊腰腿痛的 15%。本病好发于 30 ~ 50 岁的体力劳动者，男性多于女性。临床以腰 4 ~ 5 和腰 5 ~ 骶 1 之间突出最多。

中医对腰椎间盘突出症，很早就有论述。如《素问·刺腰痛篇》说："衡络之脉令人腰痛，不可以俯仰，仰则恐仆，得之举重伤腰。"又云："肉里之脉令人腰痛，不可以咳，咳则筋缩急。"说明本病由外伤引起，症状为腰痛合并下肢痛，咳嗽时加重。这与西医所说的腰椎间盘突出的症状基本相似。

二、解剖生理

椎间盘是椎体之间的连接部分，除第 1、2 颈椎之间，骶椎和尾椎之间无椎间盘外，其余椎体之间均存在，成人共有椎间盘 23 个（图 5 – 7）。

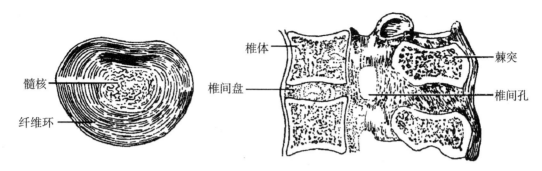

图5-7　椎间盘的构造

椎间盘由髓核、纤维环和软骨板三部分组成，是一个富有弹性的软垫，其长度总和约占脊柱全长的 1/4～1/3，它和脊椎后关节构成脊柱运动的基础，同时可承受压力、缓冲震荡。各椎体和椎间盘前后面分别为前、后纵韧带，前纵韧带宽大坚强，后纵韧带较窄，椎弓间则有坚韧而富有弹性的弓间韧带，棘突间有棘间韧带，棘突顶端有棘上韧带。椎体和附件上附着的肌肉、韧带，既是脊柱运动的动力，又能对椎间盘起很好的保护作用。

椎间盘的髓核、纤维环、软骨板随年龄的增长，也发生相应的变化，髓核的变性从 20 岁后即开始，20～30 岁之间表现为外形逐渐模糊，与纤维环之间分界不清；30 岁以后随着水分吸收的加快髓核逐渐出现纤维化，50 岁以后可退变为纤维软骨。

三、病因病机

（一）内因

（1）解剖结构的因素：腰椎间盘纤维环后外侧较为薄弱，后纵韧带纵贯脊柱的全长，加强了纤维环的后面，但自第1腰椎平面以下，后纵韧带逐渐变窄，至第5腰椎和第1骶椎间，宽度只有原来的一半。腰骶部是承受动、静力最大的部分，故后纵韧带的变窄，造成了自然结构的弱点，使髓核易向后方两侧突出。

（2）椎间盘的退变和发育上的缺陷：椎间盘随年龄的增长，可有不同程度的退变。至30岁以后，退变明显开始，由于负重和脊柱运动的机会增多，椎间盘经常受到来自各方面力的挤压、牵拉和扭转应力，因而容易使椎间盘发生脱水、纤维化、萎缩、弹力下降，致脊柱内外力学平衡失调，稳定性下降，最后因外伤、劳损、受寒等外因导致纤维环由内向外破裂。这是本病发生的主要原因。

（二）外因

（1）损伤和劳损：尤其是积累性损伤，是引起该病的重要因素。由于腰椎排列成生理性前凸，椎间盘前厚后薄，人们在弯腰搬运重物时，由于受到体重、肌肉和韧带等张力的影响，髓核产生强大的反抗性张力，在此情况下，如腰部过度负重或扭伤，就很可能使髓核冲破纤维环而向侧后方突出，引起脊神经根、马尾或脊髓的刺激或压迫症状。

椎间盘在弯腰活动或受压时则变形，此时，椎间盘吸水能力降低，直至压力解除后，变形和吸水能力方能恢复。若长期从事弯腰工作，或腰部积累性劳损，使髓核长期得不到正常充盈，纤维环的营养供应也长期不足，加之腰背肌肉张力增高，导致椎间盘内压力升高，故轻微的外力也可使纤维环破裂而致髓核突出。

（2）寒冷刺激：长期受寒冷的刺激，使腰背肌肉、血管痉挛、收缩，影响局部血液循环，进而影响椎间盘的营养供应。同时，由于肌肉的紧张痉挛，导致椎间盘内压力升高，特别是对于已变性的椎间盘，更可造成进一步的损害，致使髓核突出。

四、病理分型

（一）根据髓核突出的方向，分为三型

（1）向后突出：一般所指的椎间盘突出，实际上皆属此种类型，为三型中最重要者。

（2）向前突出：一般不会引起临床症状，故无实际临床意义。

（3）向椎体内突出：是髓核经过已闭塞的血管，向软骨板和椎体内突出，形成环状缺口，此型多发生于青年期。

（二）根据向后突出的部位不同，分为三型

（1）单侧型：临床最为多见，髓核突出和神经根受压只限于一侧。

（2）双侧型：髓核自后纵韧带两侧突出，两侧神经根皆受压迫。

（3）中央型：髓核自后中部突出，一般不压迫神经根，而只压迫下行的马尾神经，引起鞍区麻痹和大小便功能障碍等症状。

（三）根据髓核突出的程度，分为三型

（1）隐藏型（幼弱型）：为纤维环不全破裂，其外层尚保持完整，髓核在受压情况下，向破裂部分突出。此时如椎间盘所受的压力大，纤维环破裂多，则髓核继续向外突出；如能适当休息，髓核完全可以还纳，破裂纤维环也可能得到愈合。

（2）突出型（移行型）：纤维环裂隙较大，但不完全，外层尚保持完整，髓核突出较大，呈球状，此型可转为破裂型，也可经手法复位而治愈。

（3）破裂型（成熟型）：纤维环完全破裂，髓核从破裂的纤维环向外突出。有的突出物上被以薄膜，从而与附近组织隔开，不致发生粘连；有的外无被膜，其突出的断端与附近组织发生粘连，甚至与神经根发生粘连；此种情况，回纳比较困难。

五、临床表现

（1）腰痛和一侧下肢放射痛：腰部反复疼痛，逐渐向一侧下肢放射，程度轻重不等，严重者不能久坐久立，翻身转侧困难，咳嗽、喷嚏或大便用力时，因腹压增高而疼痛加重。下肢放射痛多向一侧沿坐骨神经分布区域放射。

（2）腰部运动障碍：腰部各方向活动均受限，尤以后伸和前屈为甚。

（3）腰椎脊柱姿势改变：脊柱姿势的改变有脊柱侧弯、腰椎前凸增大、腰椎曲线变平或倒转 4 种形式，尤以脊柱侧弯最多见，占80%以上。

（4）主观麻木感：久病患者或神经根受压严重者常有患侧下肢麻木，中央型髓核突出可见鞍区麻痹。

（5）患肢温度下降：患者感觉患肢不温，怕冷，经与健肢对比，患肢温度确有降低。

六、检查

（1）压痛点：在腰4～5或腰5～骶1间隙、棘突旁有明显压痛，用力按压或叩击痛处时，可引起下肢放射痛。且在居髎、环跳、委中、阳陵泉、绝骨等穴处常有不同程度的压痛。

（2）直腿抬高及加强试验阳性，严重者在15°以下。本试验是确诊本病的重要检查，阳性率可达90%以上。

（3）拇趾背伸或跖屈力减弱或消失。腰4～5突出为拇趾背伸力减弱或消失；腰5～骶1突出，出现拇趾跖屈力减弱或消失。

（4）屈颈试验阳性。

（5）挺腹试验阳性。

（6）下肢后伸试验阳性。

（7）X线检查：腰骶椎X线检查的目的在于排除其他疾病，如肿瘤、结核、骨折等。同时查到与本病有关的异常改变，如椎间隙变窄，生理前凸消失，脊柱侧弯等。必要时也可作CT检查。

七、诊断与鉴别诊断

根据病史、症状和体征，对多数腰椎间盘突出症可作出诊断。但必须细致检查，综合分析各体征，再结合X线检查方可获得正确的诊断。临床上尚须与以下疾病相鉴别：

（1）急性腰肌扭伤：除有急性外伤史、剧烈腰痛外，可有臀及下肢的牵扯痛，但此病阳性体征不多，无沿坐骨神经分布区的压痛，无肢体感觉异样，无腱反射异常。直腿抬高及加强试验阴性。

（2）慢性腰肌劳损：病程长，症状轻，压痛点广泛，腰痛与劳累、休息、风寒湿关系密切，可有骶棘肌板硬和下肢反射性疼痛，经休息、理疗、按摩易治愈。

（3）梨状肌综合征：因下肢外展、外旋或内旋动作过猛，损伤梨状肌并累及坐骨神经所致，症状与腰椎间盘突出症有诸多相似之处，但无腰痛和脊柱侧弯等表现。疼痛主要在臀部及下肢。检查梨状肌局部压痛明显，直腿抬高试验在60°以下疼痛明显，超过60°后疼痛反而减轻，梨状肌紧张试验阳性。

（4）增生性脊柱炎：本病发病年龄大，病程缓慢，腰腿痛受寒湿、劳累后加重，疼痛不受体位改变的影响，压痛点广泛，直腿抬高试验阴性，腱反射无异常。X线检查可见椎间隙变窄，椎体前后缘有明显的骨质增生。

八、按摩手法

（一）基础手法

（1）患者俯卧位，医者位其旁。

1）在腰骶部施揉法、㨰法3~5遍。

2）在腰骶部酸痛点及阳性反应物施拨法、一指禅推法3~5遍，点按肾俞、大肠俞、志室、腰阳关、阿是穴。

3）在患侧臀部酸痛点及肌肉紧张处施按法、拨法3~5遍，点按环跳、秩边穴。

4）在患肢后侧施拿法、揉法或㨰法3~5遍。

5）沿患肢膀胱经路线施拨法、一指禅推法3~5遍，点按承扶、殷门、委中、承山穴。

6）根据腰椎侧弯、后凸、棘突偏歪等情况，有针对性地采取腰部扳法。

（2）患者仰卧位，医者位其旁。

1）在患肢前外侧施推法、揉法3~5遍。

2）揉或点按髀关、伏兔、风市、阳陵泉、足三里穴。

（二）辨证治疗

（1）寒湿型：擦八髎穴0.5~1分钟，点按命门、承山、三阴交穴。

（2）湿热型：点按丰隆、阴陵泉穴。

（3）肝肾亏虚型：擦涌泉穴0.5~1分钟。肾阳虚者，点按命门、昆仑穴；肾阴虚者，点按太溪、肾俞穴。

（4）血瘀型：推腰部及患肢后侧3~5遍，点按血海、膈俞穴。

九、注意事项

（1）卧硬板床休息，注意腰部保暖。

（2）有马尾神经压迫症状者不宜手法治疗。

十、功能锻炼

恢复期可配合功能锻炼。

（1）仰卧抬腿：仰卧位。双腿并拢伸直，同时上抬（抬腿越高，强度越小），腰部不离开床面，于最用力位置保持5~15秒后放下。

（2）"空中自行车"运动：要求同前。

（3）"拱桥式"运动：要求同前。

（4）"飞燕式"运动：要求同前。

上述动作5~20个/组，3~5组/次，2~3次/日。

第八节　骶髂关节损伤

一、概述

骶髂关节损伤属筋出槽、骨错缝范畴。

现代医学认为骶髂关节损伤是因外力而造成该关节紊乱及其韧带损伤，引起的局部疼痛和功能障碍，变换体位时疼痛加剧。近年来有人称其为骶髂关节错缝或骶髂关节脱位，实乃本病的并发症。本病临床较为常见，好发于青壮年女性。若延误治疗，可引起持久性下腰痛，亦可继发致密性髂骨炎。

二、解剖生理

骶髂关节是人体最坚固、最稳定的关节，位于骶骨的侧面与髂骨之间，是由骶骨和髂骨的耳状关节面相贴而构成的。其相吻处的关节面凹凸不平，在组成关节时彼此是凹凸相嵌，紧密相贴。此关节前后均有坚强的韧带加固，借以稳定关节。它的稳定性主要依靠骶髂前后韧带和骶髂间韧带，因此，没有强大的外力，骶髂关节是不易扭伤而发生错位的。脊柱所承负的重量必须通过两侧骶髂关节才能达到下肢，而足底或坐骨结节遭受外力，也必须通过骶髂关节才能达到躯干。正常的骶髂关节只有少许的前后旋转活动，以缓冲弯腰和负重时脊柱所承担的外力。青春期后的女性，此关节的活动范围增加，故骶髂关节扭伤者较男性多。

三、病因病机

（1）急性损伤：突然滑倒，单侧臀部着地，或弯腰负重时突然扭闪，使骶髂骨间韧带受到损伤，由于韧带被牵拉，使髂骨滑离与其相对应的骶骨关节面，使关节扭错移位。也可发生于胎儿过大的产妇，分娩时扩张骨盆而引起扭伤，甚至出现关节半脱位。

（2）慢性劳损：长期弯腰工作或抬举重物，可促使骶髂关节退行性变，久之发生损伤。妇女妊娠期可使韧带松弛和伸长，常因弯腰和旋转活动而引起扭伤。

四、临床表现

（1）下腰部疼痛，呈局限性、持续性钝痛，活动及受寒冷时疼痛加重，可有一侧下肢牵扯痛。

（2）腰部活动明显受限，患者躯干微向患侧侧屈，患侧下肢不敢着地，个别患者可有跛行。

（3）患侧怕负重而致步履蹒跚，行动缓慢。患侧髋关节外展和外旋受限。

五、检查

（1）骶髂关节的投影区有明显压痛，并有深在性叩击痛。

（2）"4"字试验阳性。

（3）骨盆分离和挤压试验阳性。

（4）床边试验阳性。

（5）髋后伸试验阳性。

（6）直腿抬高试验轻度受限。

（7）足跟叩击试验阳性。

（8）X 线片可排除骨关节破坏性疾病，并可发现骶髂关节面模糊或退行性改变。

六、诊断与鉴别诊断

本病诊断要点，主要掌握骶髂关节部疼痛及压痛；下肢后伸、外展受限；"4"字试验、床边试验、骨盆分离和挤压试验阳性等，即可明确诊断。但尚须和以下疾病鉴别：

（1）骶髂关节致密性骨炎：多有劳损史，关节疼痛呈渐进发展，由轻到重，休息后缓解。X 线片示关节骨质密度增高。

（2）急性腰扭伤：有腰部外伤史，腰部疼痛及活动功能障碍，但压痛点多在骶棘肌，骨盆分离、挤压试验、床边试验等检查均为阴性。

（3）强直性脊柱炎：早期腰骶部疼痛，活动欠利。但以男性青年为多，可有轻度贫血、血沉增高。X 线片示脊椎呈竹节样改变或骨质破坏等。

七、按摩手法

（一）基础手法

患者俯卧位，医者位其旁。

（1）在腰骶部和臀部施揉法、㨰法 3～5 遍。

（2）在骶髂关节损伤处重点施按法、揉法或一指禅推法 3~5 遍，点按八髎、环跳、秩边穴。

（3）在下肢后侧施拿法、揉法 3~5 遍。

（二）辨证治疗

（1）气滞血瘀型：在损伤部位施拨法、揉法 3~5 遍，点按太冲、血海、委中穴。

（2）气虚血凝型：一指禅推膻中、气海穴。

（3）气血两亏型：摩腹 0.5~1 分钟，点按气海、关元、足三里穴。

（4）肝肾亏虚型：擦腰骶部 0.5~1 分钟，点按肝俞、肾俞、三阴交穴。

（三）对症治疗

1. 向前错位

（1）患者仰卧位，医者位于患侧，一手握住患侧踝部，另一手扶膝，使髋膝关节屈曲至最大限度，用力下压 1~2 次。

（2）患者健侧卧位，健侧下肢伸直，患侧屈髋屈膝，助手站其后，固定肩部，医者站其前，一手按住髂前上棘，另一手按其膝盖外侧，按住膝盖的手要上下浮动，在患者放松的情况下，按住髂前上棘的另一手突然向前用力，常可闻及弹响声。

2. 向后错位

（1）患者健侧卧位，健侧下肢伸直，患侧屈髋屈膝，医者位其后，一手向前抵住患侧髂后上棘，一手握住患侧踝部，向后拉至最大限度的同时，两手作相反方向的推拉。

（2）患者俯卧位，医者站于健侧，一手掌根按于患侧髂后上棘，另一手托住患侧膝部，然后同时相对用力，常可闻及弹响声。

八、注意事项

（1）卧硬板床休息，不宜剧烈运动。

（2）注意保暖，避风寒。

第九节　肩凝症（肩关节周围炎）

一、概述

肩凝症又称冻结肩、五十肩、漏肩风，多由于年老体弱，肝肾亏损，气血虚衰，筋脉失于濡养，兼慢性劳损，风寒湿邪侵袭等，导致血不荣筋，痰浊瘀阻经脉所致。多在 50 岁左右发病，女性多于男性，单侧多见。

现代医学称肩关节周围炎，简称肩周炎，是指肩关节周围软组织的退行性、无菌性炎症的疾病。本病体力劳动者多见，女性略多于男性。

二、解剖生理

肩关节是人体具有最大活动范围的关节，它是由肩肱关节、肩锁关节、肩胛胸壁关节和胸锁关节四部分组成的关节复合体（图 5-8）。肩关节周围有很多肌肉和韧带附着，以维持肩关节的稳定及活动肩关节，包括冈上肌、冈下肌、小圆肌、肩胛下肌、三角肌、胸大肌、胸小肌、背阔肌、肱二头肌、肱三头肌以及喙肩韧带、盂肱韧带、喙肱韧带等。同时肩部还有肩肱关节囊和众多的滑液囊，起润滑关节、减少摩擦的作用。肩肱关节的血供主要依靠锁肱前动脉、肩胛上动脉及旋肱后动脉等，肩关节血供丰富，靠近大血管主干，流速较快，细菌栓子不易在局部停留，肩肱关节及周围滑液囊主要受颈 5 和颈 6 神经支配，即肩胛上神经、肩胛下神经、肌皮神经和腋神经的关节支支配。肩肱关节是典型的球窝关节，其运动分为前屈、后伸、外展、内收、外旋和内旋。

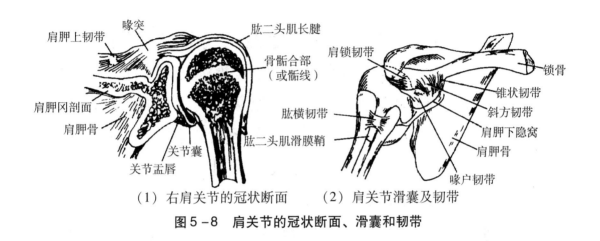

（1）右肩关节的冠状断面　　（2）肩关节滑囊及韧带

图 5-8　肩关节的冠状断面、滑囊和韧带

三、病因病机

本病的病因病机目前尚不十分清楚，主要有以下几种观点：

（1）外伤、劳损：肩关节是人体活动范围最广泛的关节，其关节囊较松弛。维持肩关节的稳定性，多数依靠其周围的肌肉、肌腱和韧带的力量。跨越肩关节的肌腱、韧带较多，而且大多是细长的肌腱，正常人的肌腱是十分坚韧的，但由于肌腱本身的血供较差，随着年龄的增长，常有退行性改变；另一方面由于肩关节在日常生活和劳动中，活动比较频繁。肩部软组织经常受到上肢重力和肩关节大范围运动的牵拉、扭转，容易引起损伤和劳损。损伤后，软组织的充血、水肿、渗出、增厚等炎性改变如得不到有效的治疗，久之则可发生肩关节软组织粘连形成，甚至肌腱钙化，导致肩关节活动功能严重障碍。

（2）肝肾亏虚，气血不足：中医认为，人到50岁左右，肝肾精气开始衰退，气血不足，血脉周流运行迟涩，不能濡养筋骨，筋脉失其所养，血虚生痛，日久，营卫失调，筋脉拘急而不用。

（3）外感风寒湿邪："风寒湿三气杂至，合而为痹"（《素问·痹论》）。本病的发生与风寒湿三邪的侵袭有关。其中湿邪长期滞留于关节，是导致关节运动功能障碍的主要原因。因湿性重浊黏滞，使气血运行迟涩，易使肩部诸筋粘连。在日常生活中，患者久居湿地，风雨露宿或贪凉夜寐露肩当风，以致风寒湿邪客于血脉筋肉，血受寒则凝，使筋脉失养，脉络拘急而疼痛；寒湿之邪淫溢于筋肉关节，则关节屈伸不用。

四、临床表现

（1）有肩部外伤、劳损或感受风寒湿邪的病史。

（2）肩部疼痛：初期常感肩部疼痛，疼痛可急性发作，多数呈慢性，常因天气变化和劳累后诱发。初期疼痛为阵发性，后期逐渐发展成持续性疼痛，并逐渐加重，昼轻夜重，夜不能寐。肩部受牵拉或碰撞后，可引起剧烈疼痛。疼痛可向颈部及肘部扩散。

（3）功能障碍：肩关节各方向活动功能明显受限。早期功能障碍多因疼痛所致，后期则因肩关节广泛粘连所致。尤以外展、内旋及后伸功能受限为甚。特别是当肩关节外展时，出现典型的"扛肩"现象。梳头、穿衣等动作均难以完成。严重时肘关节功能也受限，屈肘时手不能摸对侧肩部。日久，则可发生上臂肌群不同程度的废用性萎缩，使肩部一切活动均受限，此时，疼痛反而不明显。

五、检查

（1）压痛点：本病在肩关节周围可找到相应的压痛点。主要在肩内陵、肩髃、秉风、肩贞、天宗、曲池等处，常有不同程度的压痛。

（2）肩关节功能检查：先作主动活动，再作被动活动，以便比较。作肩关节前屈、外展、后伸、内收、内旋及外旋活动。观察并记录其活动幅度及粘连程度。

（3）X线检查：一般无异常改变。后期可出现骨质疏松，冈上肌腱钙化，大结节处有密度增高的阴影，关节间隙变窄或增宽等现象。

六、诊断与鉴别诊断

根据发病年龄及典型症状，一般不难作出诊断。肩关节平片检查一般无异常。本病应与以下疾病鉴别：

（1）冈上肌肌腱炎：疼痛多在肩外侧冈上肌肌腱止点处，局部压痛，且可触及肌腱增粗、变硬等。肩外展出现典型的疼痛弧是诊断本病的重要依据。

（2）肱二头肌长头腱鞘炎：疼痛部位局限在肩前肱骨结节间沟处，少数患者可触及条索状物。肩关节内旋试验及抗阻力试验阳性。

（3）肩峰下滑囊炎：疼痛部位在肩外侧深部，并向三角肌止点放射。活动受限以外展、外旋为主。

七、按摩手法

（一）基础手法（以右侧肩关节为例）

1. 初期（疼痛期）

（1）患者仰卧位，医者位其旁。

1）在患侧肩前部施揉法、拿法或拨法3~5遍，点按抬肩穴（肩髃穴下行1.5寸处，三角肌前缘）。

2）沿锁骨下缘由内向外连续按压3~5遍。

3）按揉或一指禅推喙肱韧带及肱二头肌长头肌腱3~5遍。

（2）患者健侧卧位，医者位其后。

拿、揉患侧三角肌、肱二头肌、肱三头肌，随后一手点按肩髃穴，另一手点按曲池穴，同时作肩关节外展、内收及旋转动作3~5次。

（3）患者俯卧位，医者位其旁。

在冈下肌、大圆肌处施拨法、揉法或一指禅推法3~5遍，点按肩髃、肩井、肩贞、天宗穴。

（4）患者坐位，医者位其旁。

拿、揉或拨患侧颈肩部3~5遍，以双手虎口环行叩患肢3~5遍。

2. 中后期（粘连期）

（1）前屈受限：患者坐位，医者位其前。

1）一手拇指点按患侧肩关节前方痛点，另一手握住手部，作肩关节屈伸运动3~5次。

2）点按抬肩、尺泽穴。

（2）外展受限：患者坐位或健侧卧位，医者位其旁。

1）拨、揉肩井至巨骨穴，拿、揉三角肌3～5遍。

2）点按肩髃、曲池、合谷穴。

（3）内旋摸脊受限：患者健侧卧位，患肢屈曲内收，医者位其后。

1）在大圆肌、背阔肌处施拨法、揉法或一指禅推法3～5遍。

2）一手拨、揉肱二头肌长头肌腱，另一手握患侧腕部作内旋后伸动作3～5次。

3）点按肩髎、天宗、肩贞穴。

（二）辨证治疗

（1）风寒湿型：搓、揉肩部0.5～1分钟，点按风门、秉风穴。

（2）瘀滞型：摩、揉三角肌前后缘及肱二头肌长头肌腱，点按肩髃、云门穴。

（3）气血亏虚型：擦脾俞、胃俞穴0.5～1分钟，点按膈俞、天宗、手三里穴。

八、注意事项

（1）注意肩部保暖，避风寒。

（2）恢复期加强功能锻炼。

九、功能锻炼

（1）爬墙运动：立位。①面对墙壁，肘部伸直，用患侧手自下而上沿墙爬动，患侧肩关节感疼痛后仍尽力向上，达极限位时保持 5 ～ 15 秒后放松。②侧对墙壁，用患侧手自下而上沿墙爬动，要求同前。

（2）背后拉手：立位。双手置于背后，用健侧手握住患侧腕部，逐渐用力向上或向健侧拉动，患侧肩关节感疼痛后仍用力拉，达极限位并轻微颤动保持 5 ～ 15 秒后放松。

上述动作 5 ～ 20 个/组，3 ～ 5 组/次，2 ～ 3 次/日。

第十节　肱骨外上髁炎

一、概述

肱骨外上髁炎多由气血虚弱、血不荣筋、筋骨失养，或损伤后瘀血留滞、气血运行不畅、经络不通所致，属"筋伤"范畴。

现代医学又称网球肘，是因急慢性损伤而致的肱骨外上髁周围软组织的无菌性炎症，以肘关节外侧疼痛、旋前功能受限为主要临床表现。本病与长期劳损有密切关系，常见于需反复作前臂旋前、用力伸腕的成年人，好发于右侧。本病名称较多，尚有肱桡关节滑囊炎、桡侧伸腕肌起点损伤、前臂伸肌总腱炎、肘关节劳损、桡侧伸腕肌与环状韧带纤维组织炎等。因网球运动员好发，故又名网球肘。

肱骨外上髁为肱桡肌及前臂伸肌总腱的附着部。如果前臂在旋前位腕关节经常作背伸性活动，可将其附着部位的软组织牵拉发生损伤，引起局部出血粘连，甚至关节滑膜嵌入肱桡关节间隙而致疼痛，本病为劳损性疾病。

二、解剖生理

肘关节由肱骨下端和尺桡骨上端包在一个关节囊内所构成，由关节囊、韧带、骨间膜及肌肉等软组织联系和保护。肘部主要依靠肱尺关节的屈伸活动，前臂旋前、旋后活动来满足生活和工作的需要。肘关节的稳定性，主要靠骨结构来维持肱尺关节的稳定，环状韧带维持上尺桡关节的稳定，内外侧副韧带及关节囊维持肱桡及整个肘关节的稳定。以上三个关节都包在一个关节囊内。肱骨远端扁平，外侧为外上髁而低小，为前臂伸肌总腱附着。内侧为内上髁而高突，主要是屈腕肌和前臂旋前肌肉的起点（图5-9）。肘关节的功能是前臂屈伸与旋转。

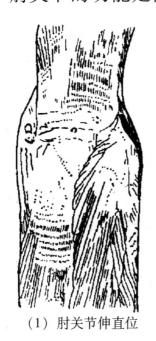 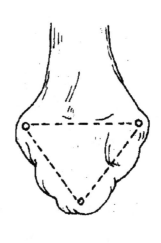

（1）肘关节伸直位　　　　　（2）屈肘90°

图5-9　肘后方的三点标志

三、病因病机

本病可因急性扭伤或拉伤而引起，但多数患者起病缓慢，一般无明显外伤史。与职业工种有密切关系，好发于网球运动员、木工、钳工、泥瓦工等。当某种职业需要经常用力屈伸肘关节，尤其需要使前臂反复旋前、旋后动作的人们，可由于劳损引起前臂伸肌群联合总腱在肱骨外上髁附着部的牵拉、撕裂伤，使局部出现出血、水肿等损伤性炎症反应，进而在损伤肌腱附近发生粘连，以致纤维变性而引起本病，以右侧多见。其病机有以下几点：

（1）桡侧伸腕肌起点的骨膜撕裂，引起骨膜下充血，形成小血肿，血肿钙化、骨化，从而造成肱骨外上髁骨质增生，形成一锐边或小结，使伸腕肌腱受到经常性刺激而发生本病。

（2）慢性劳损，由于工作性质，前臂经常处于紧张旋前、伸腕活动，使桡侧伸腕长、短伸肌经常处于紧张状态，牵拉周围软组织引起痉挛，从而挤压肌肉间的血管神经束，引起疼痛。

（3）由于桡侧伸腕短肌起点的炎症作用，刺激与相交织的桡侧副韧带引起炎症，桡侧副韧带止于桡骨小头，并与环状韧带紧紧附着，又造成环状韧带炎症，并减弱维持桡骨小头正常位置的力量。由于桡骨小头位置不稳，随即表现为沿桡侧伸腕肌的疼痛。

（4）桡侧伸腕肌群深层与肱桡关节间的滑囊炎或肱桡关节滑膜被肱骨与桡骨小头嵌挤引起疼痛。

中医学认为，本病多由气血虚弱，血不荣筋，肌肉失于温煦，筋骨失于濡养，加上前臂伸肌联合总腱在肱骨外上髁处长期反复牵拉刺激所致。损伤后瘀血留滞，气血运行不畅或陈伤瘀血未去，经络不通，造成本病。

四、临床表现

肘后外侧酸痛为主要症状。多起病缓慢，其疼痛在旋转背伸、提拉、端、推等动作时更为剧烈，如拧衣、扫地、端茶壶、倒水等。同时沿伸腕肌向下放射。

轻者，轻微症状时隐时现，有的经数月数日自然痊愈。重者，可反复发作，疼痛为持续性，前臂旋转及握物无力，局部可略微肿胀。

五、检查

（1）肱骨外上髁处及肱桡关节处明显压痛，以及沿伸腕肌行走方向广泛压痛。

（2）前臂伸肌紧张试验和密耳（Mill）试验阳性。

（3）X线摄片：有的无异常，有的可见钙化阴影或外上髁粗糙。

六、诊断与鉴别诊断

根据病史、症状和体征，以及相关检查，不难作出诊断。但应与以下疾病鉴别：

（1）肘关节外伤性骨化性肌炎：以肘关节活动障碍为主要症状，X线片见肌间隙有钙化阴影。

（2）肱骨内上髁炎：肘部疼痛部位在内上髁部。

七、按摩手法

（一）基础手法

患者坐位或仰卧位，医者位其患侧。

（1）在前臂桡侧施滚法、揉法、拨法或一指禅推法 3～5 遍。

（2）拿前臂桡侧 3～5 遍，点按曲池、手三里、尺泽、少海穴。

（3）一手拇指点按肘部痛点，另一手握住腕部作肘关节屈伸旋转运动 3～5 次。

（4）点按阳溪、肘髎穴。

（二）辨证治疗

（1）风寒阻络型：在肘外侧施擦法 0.5～1 分钟，点按风门、阳溪、阿是穴。

（2）湿热内蕴型：点按曲池、合谷穴。

（3）气血亏虚型：点按内关、手三里穴。

八、注意事项

（1）急性期，避免重刺激。

（2）注意保暖，勿劳累。

第十一节　桡骨茎突狭窄性腱鞘炎

一、概述

桡骨茎突狭窄性腱鞘炎是指拇指过度伸展牵拉劳损，

渗液积聚，留而不去，以致气血瘀滞、筋肌僵粘、拘凝挛掣，属筋伤范畴。

现代医学又称拇短伸肌和拇长展肌狭窄性腱鞘炎，属于手部慢性损伤性疾患，多由拇短伸肌和拇长展肌肌腱与骨性纤维管壁长期摩擦，反复的机械性刺激引起，与职业、寒凉刺激有密切关系。

狭窄性腱鞘炎在指、趾、腕、踝等部均可发生，但以桡骨茎突部最为多见。是中青年的易发病，多发于经常用腕部操作的劳动者，如瓦工、木工、家庭妇女等，女性多于男性，属于职业性劳损范围。

二、解剖生理

腱鞘是按一定模式组成的，它是保护肌腱的滑囊，有内外两层。内层与肌腱紧密贴附，外层通过滑液腔与内层分开。在两端，内外两层相互移行而构成封闭的腔隙。内外层之间有滑液，可减少肌腱活动时的摩擦，保证肌腱润滑，使之有充分的活动度（图5-10）。在桡骨下端茎突处，有一腱鞘，该腱鞘内有拇长展肌腱与拇短伸肌腱，两根肌腱通过这个腱鞘（长约7~8cm），进入拇指背侧；腱鞘浅层，被伸肌支持带遮盖；深层为桡骨茎突部之纵沟，形成一个骨纤维性管道，管道的沟浅而窄，表面粗糙不平，两条肌腱被约束在这狭窄又比较坚硬的鞘管内，通过此鞘管后，肌腱折成一定角度，跨过腕关节面附于拇指（图5-11）。当手腕或拇指活动时，此折角加大。

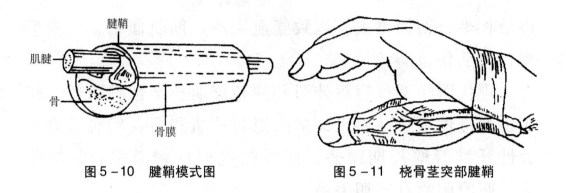

图 5-10　腱鞘模式图　　　　　图 5-11　桡骨茎突部腱鞘

三、病因病机

腕部经常活动或短期内活动过度，腱鞘因摩擦而慢性劳损或慢性寒冷刺激是导致本病的主要原因。人们在日常生活和生产劳动中，如果经常用拇指捏持操作，使两条肌腱在狭窄的腱鞘内不断地摩擦，日久可引起肌腱、腱鞘的损伤性炎症，如遇寒则症状加重，其主要病理变化是肌腱与腱鞘发生炎症、水肿，腱鞘内外层逐渐增厚，使本来就狭窄的腱鞘管道变得更加狭窄，以致肌腱与腱鞘之间轻度粘连，肌腱从狭窄的腱鞘内通过变得困难，临床上可产生交锁现象，影响到拇指的功能活动。由于肌腱的肿胀、受压，腱鞘内的张力增加，在腱鞘部位产生肿胀疼痛。其特点是：腱鞘内不是分泌过多的滑液，而是组织肥厚而疼痛。

四、临床表现

（1）起病多较缓慢，一般无明显外伤史。患者桡骨茎突部疼痛，初起较轻，逐渐加重，可放射至手或肩、臂部，严重时局部有酸胀感或烧灼感，遇寒冷刺激或拇指活动时痛剧。

（2）拇指无力，伸拇指或外展拇指活动受限，日久可引起大鱼际萎缩。

五、检查

（1）桡骨茎突部明显压痛，并有肿胀。

（2）可触及硬结，拇指运动时有摩擦感或摩擦音。

（3）握拳尺偏试验阳性。

六、诊断与鉴别诊断

本病的主要特征是桡骨茎突部疼痛、肿胀隆起、局部压痛、活动受限等，其中握拳尺偏试验阳性是诊断本病的重要依据。为避免误诊，应与以下疾病鉴别：

（1）腕舟骨骨折：腕桡侧深部疼痛，鼻烟窝部肿胀及压痛，第一、二掌骨远端腕部叩击痛阳性。X线检查（正、侧位及外展位）常可早期明确诊断。

（2）下尺桡关节损伤：间接扭拧伤为常见原因。下尺桡关节稳定性减弱，握物无力，有挤压痛、异常错动感，转腕可出现响声，前臂旋前尺骨小头向背侧突出。

七、按摩手法

（一）基础手法

患者坐位，医者位其旁。

（1）自曲池至阳溪穴施揉法、拨法或一指禅推法3～5遍。

（2）在痛点施揉法、点法3～5遍。

（3）一手握住患侧拇指施拨伸法，同时另一手自鼻烟窝部至拇指关节部施推法，反复施术 3~5 遍。

（4）点按阳溪、温溜、偏历、阳池、合谷穴。

（二）辨证治疗

（1）瘀滞型：在前臂桡侧施滚法 3~5 遍，点按曲池、列缺穴。

（2）虚寒型：在局部施擦法 0.5~1 分钟，点按手三里、外关穴。

八、注意事项

（1）急性期手法宜轻柔。

（2）注意休息，避免手部劳累和寒凉刺激。

第十二节　梨状肌综合征

一、概述

梨状肌综合征是由闪、扭、蹲起、跨越等动作不慎引起的损伤，或受风寒湿邪侵袭，以致气血瘀滞，经气不通，循足少阳经筋而筋络挛急疼痛，或累及足太阳经筋出现循足太阳经筋的腿痛。

现代医学又称梨状肌损伤或梨状肌孔狭窄综合征，是由于用力不当使梨状肌受到牵拉而造成损伤，引起局部充血、水肿、痉挛，刺激或压迫坐骨神经所产生的一系列症状。

二、解剖生理

梨状肌位于臀部中层，起自第 2~4 骶椎前面的骶前孔外侧，肌纤维向外下方穿过坐骨大孔出骨盆至臀部，形成狭窄的肌腱抵止于股骨大粗隆顶部。梨状肌把坐骨大孔分成两部分，即梨状肌上、下孔，在梨状肌上方有臀上神经和臀上动、静脉通过；在梨状肌下方有坐骨神经、股后皮神经、臀下神经、阴部神经及臀下动、静脉通过（图5-12）。梨状肌为髋关节外旋肌，受骶丛神经支配，其功能是使髋关节外展、外旋。

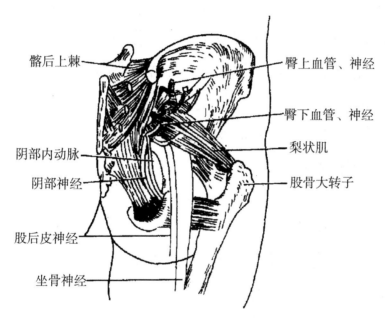

图5-12　梨状肌与周围血管神经的关系

三、病因病机

（1）损伤：梨状肌损伤多由间接外力所致，如闪扭、跨越、下蹲等，尤其在负重时，髋关节过度外展、外旋或下蹲猛然直立用力，使梨状肌拉长，肌肉产生保护性痉挛，突然收缩，使梨状肌因牵拉而致损伤，局部充血、水肿，引起无菌性炎症，从而刺激或压迫周围的神经、血管而产生症状。

（2）变异：在解剖学上，坐骨神经紧贴梨状肌下缘穿出为正常型。梨状肌变异是指坐骨神经和梨状肌的解剖位置发生改变。梨状肌变异有两种类型：一是坐骨神经从梨状肌肌腹中穿出；另一类是指坐骨神经高位分支，即坐骨神经在梨状肌处就分为腓总神经和胫神经，腓总神经从梨状肌肌腹中穿出，胫神经在梨状肌下穿出。在临床上梨状肌综合征好发于上述变异，显然和这一解剖结构上的异常情况有密切关系。一旦梨状肌因损伤或受风寒湿邪，即可使梨状肌痉挛收缩，导致梨状肌营养障碍，出现弥漫性水肿、炎症而使梨状肌肌腹钝厚、松软、弹性下降等，使梨状肌上、下孔变窄，从而刺激或压迫坐骨神经、血管等而出现一系列临床症状。

四、临床表现

（1）大部分患者有外伤史，如闪、扭、跨越、负重下蹲，部分患者有受凉史。

（2）臀部深层疼痛，疼痛可呈牵拉样、刀割样或蹦跳样疼痛，且有紧缩感，疼痛逐渐沿坐骨神经分布区域出现下肢放射痛。偶有小腿外侧麻木，会阴部下坠不适。

（3）活动受限：患侧下肢不能伸直，自觉下肢短缩，步履跛行，或呈鸭步移行。髋关节外展、外旋活动受限。

五、检查

（1）压痛：沿梨状肌体表投影区有明显压痛，有时压痛点可扩散到坐骨神经分布区域。

（2）肌痉挛：在梨状肌处可触及条索样改变或弥漫性肿胀的肌束隆起。日久可出现臀部肌肉萎缩、松软。

（3）患侧下肢直腿抬高试验，在60°以内疼痛明显，当超过60°时，疼痛反而减轻。

（4）梨状肌紧张试验阳性。

六、诊断与鉴别诊断

本病根据病史、症状及相关检查，不难明确诊断，但须与下列病证相鉴别：

（1）腰椎间盘突出症：见本章第七节。

（2）臀上皮神经损伤：以一侧臀部及大腿后侧疼痛为主，痛不过膝，在髂嵴中点下方2cm处压痛明显，梨状肌紧张试验阴性。

七、按摩手法

（一）基础手法

（1）患者俯卧位，医者位其旁。

1）在腰骶部及患肢施推法、揉法或㨰法3～5遍。

2）在臀部沿梨状肌走行方向施拨法、揉法或按法3～5遍。

3）点按秩边、环跳、承扶、阿是穴。

（2）患者健侧卧位，医者位其后。

在臀部及大腿外侧施推法、揉法或㨰法3～5遍，点按居髎、风市、阳陵泉穴。

（3）患者仰卧位，医者位其旁。

施髋关节摇法3～5遍。

（二）辨证治疗

（1）气滞血瘀型：拨、揉患侧臀部 3~5 遍，点按膈俞、血海穴。

（2）风寒湿阻型：擦腰骶部 0.5~1 分钟，点按次髎、阴陵泉、三阴交、丰隆穴。

（3）湿热蕴蒸型：点按足三里、丰隆、三阴交穴。

（4）肝肾亏虚型：按、揉腰骶部 3~5 遍，点按肝俞、肾俞、太溪穴。

八、注意事项

（1）梨状肌位置较深，施术时用力宜深透，避免暴力。

（2）急性期应卧床休息。

（3）注意保暖，避风寒。

第十三节　膝痹病（膝关节骨性关节炎）

一、概述

膝痹病多因慢性劳损、受寒或轻微外伤所致，也可因年老体弱、肾虚髓亏、气血不足而致，属痹证范畴。

现代医学称膝关节骨性关节炎，又称增生性膝关节炎，是由于膝关节的退行性改变和慢性累积性关节磨损，引起膝部关节软骨变性，关节软骨面反应性增生，骨刺形成，导致膝关节疼痛、活动受限伴关节活动弹响及摩擦音的一种病证。临床上以中老年人多见，特别是 50~60 岁的老年人，女性多于男性。

二、解剖生理

膝关节是人体中最大、而且结构最复杂的一个关节，其位置表浅、负重大、活动量大，其结构复杂且不稳定，特别是在活动过程中由于关节不稳，容易引起损伤。膝关节也是骨质增生的好发部位之一。膝关节的结构由骨关节面、肌肉、韧带以及关节腔内容物等组成。其功能活动为机械运动的过程。

膝关节是由股骨下端与胫骨上端及髌骨组成，膝关节面上附着关节软骨。软骨表面十分光滑，有防止摩擦的作用。

三、病因病机

本病的病因目前尚不十分明确，一般认为与年龄、性别、职业、机体代谢及损伤有关，尤其与膝关节的机械运动关系密切。膝关节的疼痛多发生于肥胖的中老年妇女，是由于超负荷等因素反复持久地刺激而引起膝关节的关节软骨面和相邻软组织的慢性积累性损伤，同时使膝关节内容物的耐受力降低，当持久行走或跑跳时在关节应力集中的部位受到过度的磨损，使膝关节腔逐渐变窄，关节腔内容物相互摩擦，产生炎性改变，关节腔内压力增高。异常的腔内压刺激局部血管、神经，使之反射性地调节减弱，应力下降，形成作用于关节的应力和对抗该应力的组织性能失调。另一原因是由于中老年人的内分泌系统功能减弱，骨性关节系统随之逐渐衰退。因此营养关节的滑液分泌减少，各种化学成分也逐渐改变，出现骨质疏松，关节软骨面变软变薄，承受机械压力的功能随之减低，加上长期的磨损和外伤，于是关节软骨面出现反应性软骨增生，经骨化形成骨刺或骨赘。另外，中老年人的胫骨髁部呈蝶形，骨质较疏松，而股骨髁则呈半球形，且骨质较硬，在站立和行动时（特别是肥胖患者），重力通过股骨髁而作用于胫骨髁的髁间棘上。当形成骨刺后则可对滑膜产生刺激，关节面变形或关节间隙狭窄时，关节活动明显受限且疼痛加剧。

本病的病理变化，早期因关节软骨积累性损伤导致关节软骨的原纤维变性，而使软骨变薄或消失，引起关节活动时疼痛与受限；在后期，关节囊形成纤维化增厚，滑膜充血、肿胀、肥厚，软骨呈象牙状骨质增生。同时，膝关节周围肌肉因受到刺激而表现为先痉挛后萎缩。总之，其病理改变是一种关节软骨退行变化引起的以骨质增生为主的关节病变，滑膜的炎症是继发的。

中医则认为产生本病的原因，一是因慢性劳损、受寒或轻微外伤，二是由于年老体弱、肝肾亏损、气血不足致使筋骨失养，日久则使关节发生退变及骨质增生而发生本病。

四、临床表现

本病患者主要表现为发病缓慢，多见于中老年肥胖女性，往往有劳损史；膝关节活动时疼痛，其特点是初起疼痛为发作性，后为持续性，劳累后加重，上下楼梯时疼痛明显；膝关节活动受限，跑跳跪蹲时尤为明显，甚则跛行，但无强直；关节活动时可有弹响摩擦音，部分患者可出现关节肿胀，股四头肌萎缩；膝关节周围有压痛，活动髌骨时关节有疼痛感。个别患者可出现膝内翻或膝外翻，关节内有游离体时可在行走时突然出现交锁现象，稍活动后又可消失。

五、检查

（1）X线检查：正位片显示关节间隙变窄，关节边缘硬化，有不同程度的骨赘形成。侧位片可见股骨内侧髁和外侧髁粗糙，胫骨髁间嵴变尖，呈象牙状，胫股关节面模糊，髌股关节面变窄，髌骨边缘骨质增生及髌韧带钙化。

（2）实验室检查：血、尿常规化验均正常，血沉正常，抗"O"及类风湿因子阴性，关节液为非炎性。

六、诊断与鉴别诊断

（一）诊断要点

（1）中老年女性患者多见，发病高峰在50～60岁。

（2）有典型的膝关节疼痛症状伴关节活动受限。

（3）有以下典型体征：膝关节周围压痛，关节活动弹响及摩擦音，关节挛缩或股四头肌萎缩。X线检查显示关节间隙变窄，髁间嵴变尖，髌骨边缘骨质增生，胫股关节面模糊及韧带钙化。

（二）鉴别诊断

应排除风湿及类风湿性关节炎、膝关节严重创伤（如骨折、半月板损伤、十字韧带或侧副韧带损伤等）、下肢畸形（如膝内外翻）及感染化脓性关节炎、关节结核等。

七、按摩手法

（一）基础手法（以右侧膝关节为例）

（1）患者仰卧位，医者位其旁。

1）自上而下沿下肢脾经、胃经走行路线至髌骨下缘施拿法、揉法或滚法3~5遍，点按梁丘、血海穴。

2）在髌骨两侧施拿法、揉法3~5遍。

3）将髌骨推向对侧，同时在髌骨边缘施点法、按法，以痛点为主，反复施术3~5遍。

4）双手拇指点按内、外膝眼，同时其余四指握住膝关节后侧，边点按、边屈伸膝关节，反复施术3~5遍。

5）一手按住膝关节内侧痛点，另一手握患肢踝部，作膝关节的屈伸运动3~5次。

（2）患者俯卧位，医者位其旁。

1）在患肢后侧施拿法、揉法或推法3~5遍。

2）膝关节屈曲，点按委中、阴谷、合阳穴，随后以拇指与食、中指相对，在半腱肌、半膜肌及股二头肌肌腱处施拿法3~5遍。

3）左手拇、食指点按昆仑、太溪穴，同时用右手手掌擦腘窝及腓肠肌0.5~1分钟。

（3）患者健侧卧位，医者位其后。

屈膝屈髋，沿患肢胆经路线，自大转子至股骨外侧髁施推法、拿法或滚法3~5遍，点按风市、阳陵泉穴。

（二）辨证治疗

（1）瘀血阻滞型：拨、揉患肢后侧膀胱经3~5遍，点按梁丘、血海、阳陵泉、委中穴。

（2）肾虚髓亏型：在关元穴施振法 0.5 ~ 1 分钟，点按肾俞、太溪、绝骨、三阴交穴。

（3）阳虚寒凝型：擦腰骶部 0.5 ~ 1 分钟，搓、揉患侧膝关节 0.5 ~ 1 分钟，点按气冲、膝关穴。

八、注意事项

（1）膝关节肿痛严重者，应卧床休息，局部慎用手法。

（2）避免超负荷的活动。

（3）避免感受寒凉。

九、功能锻炼

恢复期可配合功能锻炼。

（1）坐位伸腿：坐位。双腿屈膝着地，将患膝缓慢伸直保持5 ~ 15 秒后，恢复原状。

（2）抱膝运动：仰卧位。健侧腿伸直，患侧腿屈膝屈髋，同时双手抱住该膝保持 5 ~ 15 秒，使大腿尽量靠近胸部，然后双手放松，伸腿放下。

上述动作 5 ~ 20 个/组，3 ~ 5 组/次，2 ~ 3 次/日。

第十四节　踝关节扭伤

一、概述

踝关节扭伤，属筋伤范畴。

现代医学认为踝关节扭伤是在外力作用下，踝关节骤然向一侧活动而超过其正常活动度时，引起踝关节周围软组织如关节囊、韧带、肌腱等发生损伤，可分为内翻损伤和外翻损伤两种。任何年龄均可发生本病，尤以青壮年更多见。

二、解剖生理

踝关节是由胫腓骨下端和距骨滑车组成。胫骨下端内侧向下的骨突称为内踝，后缘稍向下突出称后踝，腓骨下端向下突出称外踝。外踝细长，较内踝长约1cm，且位于内踝后约1cm。三踝构成踝穴，可容纳距骨。距骨分头、颈、体三部，共有六个关节面。距骨体前宽后窄，其上面的鞍状关节面与胫骨下端的凹形关节面相接，其两侧关节面与内、外踝关节面相嵌合。

胫腓骨下端被坚强有弹性的骨间韧带、下胫腓前、后韧带及横韧带连接在一起，以保证踝关节的稳定。踝关节囊前后松弛而两侧较紧，其前、后韧带薄弱而内、外侧韧带较坚强。内侧副韧带又称三角韧带，起自内踝，向下呈扇形附着于舟状骨、距骨前内侧、跟骨载距突和距骨后内侧，且十分坚强，故不易损伤。外侧副韧带呈束状，分前、中、后三束。前束为距腓前韧带，起自外踝前缘，向前下方止于距骨颈；中束为跟腓韧带，起自外踝尖端，向下止于跟骨外侧面的隆起处；后束则为距腓后韧带，起自外踝内后缘，水平向后止于距骨后突，外侧副韧带不如内踝韧带坚强，故极易损伤。踝关节周围有许多肌腱包绕，却缺乏肌肉和其他软组织。前面有胫前肌腱和伸拇、伸趾长肌腱，后面主要为跟腱，内侧有胫后肌腱、屈拇和屈趾长肌腱，外侧有腓骨长、短肌腱（图5－13）。

踝关节的功能主要是屈伸活动和持重。一般背伸可达 20°～30°，跖屈达 40°～50°。当踝关节背伸时，腓骨外旋上升并向后移动，踝穴相应增宽 1.5～2mm，以容纳较宽的距骨体前部，同时下胫腓韧带相应紧张，距骨关节面与内、外踝关节面紧密相贴，踝关节较稳定。当足跖屈时，距骨体较窄部分进入到踝穴，腓骨内旋下降并向前移动，踝穴变窄，距骨与两踝关节面虽然相接触，但此时下胫腓韧带松弛，踝关节相对不稳定，则易发生踝部韧带扭伤，尤其是外侧副韧带的损伤。

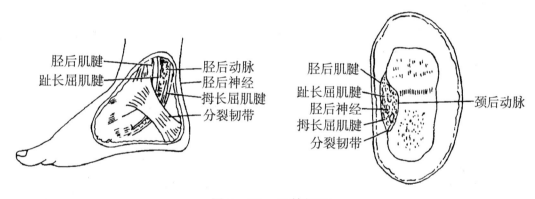

图 5 - 13　跗管解剖

三、病因病机

踝关节扭伤多是由于行走时不慎踏在不平的路面上或腾空后足跖屈落地，足部受力不均，而致踝关节过度内翻或外翻而造成踝关节扭伤。

根据踝部扭伤时足所处位置的不同，可以分为内翻损伤和外翻损伤两种，其中尤以跖屈内翻位损伤最多见。

跖屈内翻位扭伤时，多造成踝部外侧的距腓前韧带和跟腓韧带损伤，距腓后韧带损伤则少见。

外翻位扭伤多损伤踝部内侧的三角韧带，但由于三角韧带较坚韧，一般不易造成韧带的损伤而常常发生内踝的撕脱骨折。

当踝关节的内、外翻及旋转活动超过了踝关节的正常活动范围及韧带的维系能力时，则首先造成韧带的撕裂伤或韧带附着部位的撕脱骨折。如果关节附近的脂肪组织及断裂的韧带嵌入关节间隙中，则使关节腔内及皮下发生瘀血，韧带全部断裂时可合并踝关节的脱位。

四、临床表现

患者多有明显的外伤史。损伤后局部疼痛，尤以内、外翻活动及行走时疼痛明显。轻者可见局部肿胀，重者则整个踝关节均肿胀。踝部的软组织较少，损伤后常可引起局部血管破裂，皮下瘀血明显，尤其是在伤后 2 ~ 3 天，皮下瘀血青紫更为明显。主要表现为跛行，走路时患足不敢用力着地，踝关节活动时损伤部位疼痛而致关节活动受限。

五、检查

（1）踝关节被动内、外翻并跖屈时，局部疼痛剧烈。如足内翻跖屈时，外踝前下方发生疼痛，且有明显局部压痛。

（2）摄 X 线片可除外踝部的撕脱骨折。被动强力使足内翻或外翻位，在此应力下拍摄 X 线片，可见踝关节间隙明显不等宽或距骨脱位的征象，则提示韧带完全断裂。

六、诊断与鉴别诊断

本病有明显外伤史，局部症状典型，一般不难确诊。应与下列疾病鉴别：

踝部骨折：踝部扭伤史更明显，局部肿胀严重，疼痛更剧烈，踝关节功能活动丧失，不能行走。骨折处严重压痛，有时可触及异常活动或骨擦音。X线片检查可确立诊断。

七、按摩手法

（一）基础手法

患者仰卧位，医者位其旁（以外侧扭伤为例）。

（1）自下而上轻推踝关节3~5遍，摩、揉患部3~5遍。

（2）在损伤局部施一指禅推法3~5遍，一手按压痛点，另一手握住足趾部，做踝关节的屈伸旋转运动3~5次。

（3）一手托住足跟部，另一手握住足趾部，稍加活动后，快速地向远端牵拉，有时可闻及响声。

（4）点按阳陵泉、绝骨、昆仑、解溪、足临泣穴。

（二）辨证治疗

（1）气滞血瘀型：点按血海、太冲穴。

（2）筋脉失养型：点按气冲、足三里穴。

八、注意事项

（1）施术前应排除骨折与脱位。

（2）急性期不宜重刺激患部。

（3）施术期间，应适当制动，后期可逐步进行功能锻炼。

（4）注意保暖，避免重复扭伤。

第十五节　跟痛症

一、概述

跟痛症是由于年老体弱，肝肾不足，骨痿筋弛，久站久行，致足跟部气血亏虚、筋骨不荣所致，属痹证范畴。

现代医学认为跟痛症是指跟骨及周围软组织因急、慢性损伤引起的一种疼痛性综合征。本病多见于 40 ~ 60 岁的中老年及肥胖之人。

二、解剖生理

跟骨近似长方形，是人体负重的主要部分，在人体站立时至少有50%的体重需要跟骨与距骨来负担。为了行走和吸收震荡，足部形成了内、外二个纵弓和一个横弓，内纵弓较高，由跟骨、距骨、舟骨、楔骨和一、二、三跖骨组成，外纵弓较低，由跟骨、骰骨和四、五跖骨组成。在足的前部，3 个楔骨和 5 个跖骨基底部背宽跖窄呈拱桥式排列，组成所谓横弓。足弓能起弹簧作用，以缓冲人在行走、跳跃及跑步时所产生的震荡。

跟骨与距骨组成纵弓的后臂，以负重为主。通过跟距关节可使足有内翻、外翻或外展、外旋的作用，以适应在凸凹不平的道路上行走。跟骨结节为跟腱附着处，其上缘与跟距关节面成 30°~45° 的结节关节角（贝累角），为跟距关系的一个重要标志。此角常因跟骨骨折而减小、消失或成负角，从而减弱腓肠肌的力量及足的弹簧作用（图 5 - 14）。

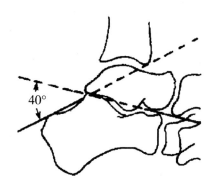

图 5 - 14　正常的跟距角

足底是三点负重，足跟部负重约 50%，拇趾和小趾球部联合负重约 50%。由于第一跖骨一般比其他跖骨长，而且还有两个子骨垫在它的下面，因而拇趾球部的负重比小趾球部为多。

跟骨体的后面呈卵圆形隆起，分上、中、下三部分。上部光滑；中部为跟腱起止部，跟腱止点上方的前方与后方均有小的滑囊；下部移行于跟骨结节，有拇展肌、趾短屈肌及跖腱膜附着，起维持足弓的作用；跟骨结节的下方亦有滑囊存在。足跟部皮肤是人体皮肤最厚的部位，其皮下组织由弹力纤维和致密发达的脂肪构成，又称脂肪垫。

跖筋膜呈三角形，后端狭窄，厚约 2mm 左右。起自跟骨结节内侧突的前方，其深面与趾短屈肌密切结合，向前逐渐增宽、变薄，于跖骨头处分成五束，分别伸向1~5趾，止于足底前端皮肤和移行于各趾腱鞘。跖腱膜有保护足底肌肉、肌腱和支持足弓等作用。

三、病因病机

（1）跟腱止点滑囊炎：主要因穿鞋摩擦所致，尤其是女性经常穿高跟鞋，鞋的后面与跟骨结节之间反复摩擦，导致跟骨结节处滑囊发生慢性无菌性炎症，使滑囊增大，囊壁增厚，发生本病。

（2）跟骨下脂肪垫炎：一般患者有外伤史，多因走路时不小心，足跟部被高低不平的路面或小石子硌伤，引起跟骨负重点下方脂肪组织损伤，局部充血、水肿、增生。

（3）跟骨骨骺炎：本症只发生于跟骨骨骺出现到闭合这段时间内，跟骨第二骨化中心从6~7岁出现，13~14岁逐渐闭合，所以本病多发生在少年发育生长期。

（4）跖筋膜炎：因长期的职业关系站立在硬地面工作，或因扁平足，使跖腱膜长期处于紧张状态，在其起点处因反复牵拉发生充血、渗出，日久则骨质增生，形成骨刺。

（5）肾虚性跟痛症：年老体弱或久病卧床，肾气虚衰，则骨萎筋弛；现代医学认为久病卧床，足跟部因不经常负重而发生退行性变，皮肤变薄，跟下脂肪垫部分萎缩，骨骼发生脱钙变化而致。

跟痛症常见的压痛点如下图所示（图5-15）。

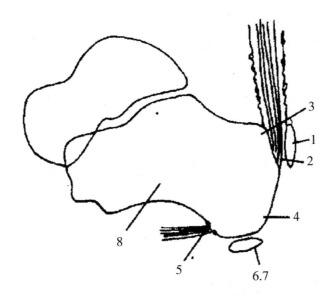

图5-15　跟痛症常见的压痛点示意图

1. 跟后滑囊炎；2. 跟腱止点撕裂伤；3. 痹证性跟痛症；4. 跟骨骨骺炎；5. 跖腱起点筋膜炎；6. 跟下滑囊炎；7. 跟骨下脂肪垫炎；8. 肾虚性跟痛症

四、临床表现

（1）跟腱止点滑囊炎：在跟腱附着处肿胀、压痛。走路多时可因鞋的摩擦而产生疼痛。冬天比夏天严重，疼痛与天气变化有关。

检查：在跟骨后上方有软骨样隆起。表面皮肤增厚，皮色略红，肿块触之有囊性感及压痛。

（2）跟骨下脂肪垫炎：站立或行走时跟骨下方疼痛，有僵硬肿胀及压痛，但无囊性感。

（3）跟骨骨骺炎：多见于6～14岁的儿童。主诉足跟部疼痛，多数患儿双侧足跟部疼痛，走路可现跛行，运动后疼痛加剧，跟骨结节后下部疼痛，有轻微肿胀。X线片显示：跟骨骨骺变扁平，密度呈不均匀的增高，外形不规则，呈波浪状或虫蚀状，骺线增宽。

（4）跖筋膜炎：站立或走路时，跟骨下面疼痛，疼痛可沿跟骨内侧向前扩展到足底，尤其在早晨起床以后或休息后刚开始走路时疼痛明显，行走一段时间后疼痛反而减轻。

（5）肾虚性跟痛症：站立或行走时双侧足跟部酸痛乏力，但局部无明显压痛。X 线片显示：跟骨本身稍有脱钙外无明显的异常。

五、诊断与鉴别诊断

本病根据病史、症状及相关检查可明确诊断。但应注意与以下疾病进行鉴别：

（1）跟骨骨髓炎：跟骨骨髓炎虽有跟痛症状，但局部可有明显的红肿热痛等急性感染的征象，严重者伴有高烧等全身症状。化验和 X 线片检查可确立诊断。

（2）跟骨结核：本病多发于青少年，局部症状明显，肿痛范围较大，全身情况差，并有低热盗汗、疲乏无力、食欲不振等，化验及 X 线片检查可鉴别之。

六、按摩手法

（一）基础手法

（1）患者仰卧位，下肢稍外旋，医者位其患侧（以左侧为例）。

1）自阴陵泉至太溪穴施按法、揉法 3~5 遍，在足跟痛点处施拨法 3~5 遍。

2）点按三阴交、太溪、照海穴。

（2）患者俯卧位，医者位其旁。

1）拿、揉小腿后侧、跟腱各 3～5 遍。

2）点按承山、昆仑、涌泉穴，叩击足跟 20～30 次。

（二）辨证治疗

（1）风寒湿型：擦足底至足跟部 0.5～1 分钟，点按昆仑、太溪、三阴交穴。

（2）气滞血瘀型：点按委中、承山、阿是穴，自下而上推小腿部足三阴经 3～5 遍。

（3）肝肾亏虚型：点按肾俞、次髎、京门、涌泉穴。

七、注意事项

（1）注意休息，减少负重。

（2）注意局部保暖，避风寒。

（3）选用合适鞋具。

第六章 内科疾病按摩手法技术操作规范

第一节 胃脘痛（慢性胃炎）

一、概述

胃脘痛是一种以上腹部经常发生疼痛为主证的消化道病证，常因饮食不节或情志不遂而发病。古医籍文献中将胃脘痛亦称为"心痛"、"心下痛"等，但与心脏疾患引起的真心痛不同。《灵枢·厥论》篇说："真心痛，手足青至节，心痛甚，旦发夕死，夕发旦死。"可见真心痛是一种危急证候，与胃脘痛的"心痛"绝不相同。

现代医学中急慢性胃炎、胃十二指肠溃疡、胃神经官能症、胃痉挛等消化道疾患均属此范畴。此处仅限于慢性胃炎。

二、病因病机

脾胃的升降、运化功能，有赖于肝的正常疏泄功能及肾阳的温煦推动作用。如肝的疏泄功能失调，则会出现肝胃不和的病理变化；如果肾阳不足，则会出现脾胃虚寒的病理变化。因此脾胃与肝肾是有密切关系的。

（1）病邪犯胃：外感寒邪，邪犯于胃或过食生冷，寒积于中，皆可使胃寒而痛，尤其是脾胃虚寒者更易感受寒邪而痛发；又如饮食不节，过食肥甘，内生湿热，可以发生热痛或食积痛。此外，虫积也可导致胃脘疼痛。

（2）肝气郁结：忧郁、恼怒伤肝，肝气失于疏泄，横逆犯胃而致胃脘痛。肝气郁结，进而可以化火，火邪又可伤阴，均可使疼痛加重或使病程缠绵。

（3）脾胃虚寒：脾阳衰微，或劳倦过度，饥饱失常，均可损伤脾胃，使中气虚寒而痛。胃脘痛的原因虽有不同，但其病机转归则有相同之处，即所谓"不通则痛"。病邪阻滞，肝气郁结，均使脾胃升降失调、气机不利，气滞而作痛；脾胃虚寒，脉络失于温养，或胃阴不足，脉络失于濡润，致使脉络拘急而作痛。气滞若日久不愈，而致血脉凝涩，瘀血内结，则疼痛更为顽固。

三、临床表现

胃脘痛在临床上分病邪阻滞和脏腑失调两类；但不论是病邪阻滞或脏腑失调的胃脘痛，只要未经彻底治疗，日久不愈，均可形成瘀血内停。

（一）病邪阻滞

（1）寒邪：胃脘疼痛暴作，畏寒喜暖，局部热敷痛减，口不渴或喜热饮，苔白，脉紧。

（2）食滞：胃脘胀闷，甚则疼痛，嗳腐吞酸，呕吐不消化食物，吐后痛减，或大便不爽，苔厚腻，脉滑。

（二）脏腑失调

（1）肝气犯胃：胃脘胀满，攻撑作痛，连及两胁，嗳气，大便不畅，苔多薄白，脉弦。

（2）脾胃虚寒：胃痛隐隐，泛吐清水，喜暖喜按，纳食减少，手足不温，大便溏薄，舌淡，苔白，脉软弱或沉细。

以上胃脘痛诸证，病邪阻滞者多为急性疼痛，脏腑失调者多为慢性疼痛。病邪阻滞者治疗较易收效，但如未及时彻底治愈，也可能转为慢性。在临床中上述诸证，往往不是单独出现或一成不变的，虚实并见、寒热错杂的并不少见，临证时必须辨证审因，灵活掌握。

四、诊断与鉴别诊断

（一）诊断

（1）胃脘部疼痛，常伴有食欲不振，痞闷或胀满，恶心呕吐，吞酸嘈杂等。

（2）发病常与情志不遂、饮食不节、劳累、受寒等因素有关。

（3）起病或急或缓，常有反复发作的病史。

（4）上消化道 X 线钡餐透视、纤维胃镜及病理组织学检查等，可见胃、十二指肠黏膜炎症、溃疡等病变。

（二）鉴别诊断

（1）胃痞：与胃痛部位同在心下，但胃痞是指心下痞塞，胸膈满闷，触之无形，按之不痛的病证。胃痛以痛为主，胃痞以满为患，且病及胸膈，不难区别。

（2）真心痛：心居胸中，其痛常及心下，出现胃痛的表现，应高度警惕，防止与胃痛相混。典型真心痛为当胸而痛，其痛多刺痛、剧痛，且痛引肩背，常有气短、汗出等，病情较急，如《灵枢·厥病》曰："真心痛，手足青至节，心痛甚，旦发夕死，夕发旦死。"老年人既往无胃痛病史，而突发胃痛者，当注意真心痛的发生。胃痛部位在胃脘，病势不急，多为隐痛、胀痛等，常有反复发作史。

（3）胁痛：肝气犯胃所致的胃痛常攻撑连胁，应与胁痛鉴别。胃痛以胃脘部疼痛为主，伴有食少、恶心、呕吐、泛酸、嘈杂等。胁痛以胁肋疼痛为主，伴胸闷、喜长叹息等。在病位和兼症上有明显差别。

（4）腹痛：与胃痛均为腹部疼痛，但腹痛是以胃脘以下、耻骨毛际以上部位的疼痛为主。其疼痛部位不难区别。但胃处腹中，与肠相连，有时腹痛可以伴有胃痛症状，胃痛又常兼有腹痛表现，这时应从起病及主要病位加以区分。

五、按摩手法

（一）基础手法

（1）患者俯卧位，医者位其旁。

1）沿背部膀胱经自上而下施推法、揉法3~5遍。

2）按压或一指禅推胸段华佗夹脊穴3~5遍。

3）按揉脾俞、胃俞穴。

4）捏脊3~5遍。

（2）患者仰卧位，医者位其旁。

1）分推肋弓，反复施术3~5遍。

2）按揉上脘、中脘、下脘、梁门、天枢穴，自上而下轻推三脘3~5遍。

3）沿下肢脾经、胃经路线施揉法3~5遍，按揉梁丘、足三里、公孙穴。

（二）辨证治疗

（1）肝胃气滞型：按揉肝俞、章门、太冲穴。

（2）寒邪犯胃型：擦脾俞、胃俞穴，摩腹各 0.5 ~ 1 分钟，按揉公孙、内关穴。

（3）胃热炽盛型：沿小腿胃经路线施拨法、揉法 3 ~ 5 遍，按揉梁丘、内庭穴。

（4）食滞胃肠型：拿、揉腹部胃经路线（不容至大巨穴）3 ~ 5 遍，按揉梁丘、足三里穴。

（5）瘀阻胃络型：揉腹 3 ~ 5 遍，按揉膈俞、期门、内关、三阴交穴。

（6）胃阴亏虚型：按揉章门、中脘、血海、三阴交穴。

（7）脾胃虚寒型：擦命门、肾俞穴，摩腹各 0.5 ~ 1 分钟，按揉内关、章门穴。

六、注意事项

（1）饮食有规律，忌暴饮暴食，忌烟酒，忌食生冷、辛辣及油腻食物。

（2）注意休息，保持心情舒畅。

第二节　泄泻（腹泻）

一、概述

泄泻是以排便次数增多，粪质稀薄或完谷不化，甚至泻出如水样为特征的病证，与脾胃有密切关系。

现代医学称腹泻，此处仅限于消化器官功能性病变导致的腹泻。本病一年四季均可发生，尤以夏秋两季多见。

二、病因病机

泄泻的主要病变在于脾胃与大小肠。其致病原因可分为外因和内因两类。外因包括感受外邪和饮食所伤，内因包括情志失调和脾肾阳虚。

（一）外因

（1）感受外邪：外邪引起的泄泻，以寒、湿、暑、热邪伤及脾胃为常见，其中尤以湿邪兼寒、暑、热邪为多见。由于脾喜燥恶湿，外来湿邪，最易困阻脾阳，致脾失健运，脾胃升降失司，清浊不分，水食相夹并走大肠而成泄泻。故有"无湿不成泻"之说。

（2）饮食所伤：饮食不节或过食肥甘，致使宿食内停，滞碍肠胃，影响脾胃之运化；或多食生冷，误食不洁之物，则损伤脾胃，致使水谷精微不能输布，水湿内停，而发生泄泻。

（二）内因

（1）情志失调：素体脾胃虚弱，复因情志影响，忧思恼怒则伤脾，致使脾胃气机失调；恼怒伤肝，肝气郁结，横逆犯脾，脾伤则运化失常而成泄泻。

（2）脾肾阳虚：脾主运化，全赖阳气之推动，若脾阳不振则运化功能减退，不能腐熟水谷运化精微，以致水谷停滞，并入大肠而泄泻；泄泻日久不愈，损伤肾阳，即所谓"由脾及肾"。肾阳受损又可影响脾阳之不足，致成脾肾阳虚，则泄泻缠绵不止。

三、临床表现

根据病因可知湿盛和脾虚为形成泄泻的主因，而两者又相互影响，互为因果。一般而言，湿盛多为急性泄泻，脾虚多为慢性泄泻。

（一）急性泄泻

（1）湿邪侵袭：发病急骤，大便稀薄或夹黏液，每日数次或者十余次，腹痛肠鸣，肢体酸痛，苔白腻或黄腻，脉濡或滑数。

（2）伤食：有暴饮暴食或不洁的饮食史。发病突然，脘腹胀痛，泻下粪便臭如败卵，泻后痛减，嗳腐吞酸，舌苔垢腻，脉濡或滑数。

（二）慢性泄泻

（1）脾胃虚弱：大便时溏时稀，完谷不化，反复发作，稍食油腻则大便次数增多，食欲不振。舌淡苔白，脉缓弱。

（2）脾肾阳虚：症多发作于黎明之前，脐周作痛，肠鸣即泻，泻后痛缓，并有腹部畏寒，腰酸肢冷。舌淡苔白，脉沉细。

（3）肝气乘脾：泄泻每以精神因素，情绪波动而诱发。平时可有腹痛肠鸣，胸胁痞满，嗳气食少。苔薄，脉弦细。

四、诊断与鉴别诊断

（一）诊断

（1）以大便粪质清稀为诊断的主要依据。或大便次数增多，粪质清稀；或次数不多，粪质清稀，甚则如水状；或完谷不化。

（2）常兼有腹胀腹痛，起病或急或缓，常先有腹痛，旋即泄泻，经常有反复发作病史，多由寒热、饮食、情志等因素诱发。

（3）大便常规、大便细菌培养、结肠 X 线及内窥镜检查有助于诊断与鉴别诊断。

（4）需除外某些生理习惯性的便次增多，以及其他病证中出现的泄泻症状。

（二）鉴别诊断

（1）痢疾：两者均为大便次数增多、粪质稀薄的病证。泄泻以大便次数增加，粪质稀溏，甚则如水样，或完谷不化为主证，大便不夹有脓血，也无里急后重，腹痛或有或无。而痢疾以腹痛，里急后重，便下赤白脓血为主证。

（2）霍乱：霍乱是一种上吐下泻同时并作的病证，发病特点是来势急骤，变化迅速，病情凶险，起病时先突然腹痛，继则吐泻交作，所吐之物均为未消化之食物，气味酸腐热臭；所泻之物多为黄色粪水，或如米泔，常伴恶寒、发热，部分患者在吐泻之后，津液耗伤，迅速消瘦，或发生转筋，腹中绞痛；若吐泻剧烈，则见面色苍白，目眶凹陷，汗出肢冷等津竭阳衰之危候。

五、按摩手法

（一）基础手法

（1）患者仰卧位，医者位其旁。

1）自中脘至关元穴施推法 3~5 遍。

2）逆时针摩腹 0.5~1 分钟，按揉中脘、天枢、气海、关元穴。

3）沿下肢脾经、胃经路线施揉法、拿法 3~5 遍，按揉足三里、上巨虚、地机穴。

（2）患者俯卧位，医者位其旁。

1）自脾俞至大肠俞穴施滚法、一指禅推法 3~5 遍。

2）按揉脾俞、胃俞、大肠俞穴，并施擦法 0.5~1 分钟。

（二）辨证治疗

（1）寒湿困脾型：按揉水分、建里、阴陵泉、丰隆穴，重点在胃脘部施摩法 0.5~1 分钟。

（2）肝气乘脾型：按揉章门、期门穴，擦两胁 0.5~1 分钟，按揉太冲、肝俞穴。

（3）脾肾阳虚型：擦腰骶部 0.5~1 分钟，按揉肾俞、命门、太溪穴。

六、注意事项

禁食生冷、荤腥、油腻之物。

第三节　便　秘

一、概述

便秘是指大便秘结不通，排便时间延长，或虽有便意，而排便困难，临床可见于多种病证，多因胃肠积热、气机郁滞、气血阴津亏虚、阴寒凝滞所致。

此处仅限于现代医学所称的功能性便秘。

二、病因病机

饮食入胃，经过脾胃运化，吸收其精微，所剩糟粕由大肠传送而出，成为粪便。如果脾胃运化和大肠传导功能正常，则大便通畅，不致发生便秘；若肠胃受病，或其他原因影响肠胃功能时，则可发生便秘。

（1）胃肠燥热：素体阳盛，或饮酒过度，嗜食辛热厚味，以致胃肠积热；或热病之后，津液耗伤，导致肠道燥热，津液失于输布而不能下润，于是大便干结，难于排出。

（2）气机郁滞：忧愁思虑，情志不舒而致肝气郁结，脾气不舒，胃失通降；肺气不足或壅滞，则肃降无力，肺与大肠相表里，致使大肠传导失司。气机郁滞，胃肠传导功能无力，糟粕内停，不得下行而成便秘。

（3）气血亏损：劳倦内伤，病后体虚或老年人气血不足，气虚则大肠传送无力，大便排出艰难；血虚则津枯，不能下润大便，而致大便干燥，排便不畅，甚至秘结不通。

（4）阴寒凝结：阳虚体质或年老体衰，阳气不足，温煦无权，寒自内生，凝滞肠胃而致大便艰难。

三、临床表现

一般为大便干燥，排便困难，经常三五日或七八日排便一次；或有的大便次数正常，但粪质干燥，坚硬难排；或少数患者，时有便意，大便并不干燥，但排出艰难。便秘日久，常可引发其他症状。部分患者，由于腑气不通，浊气不降，可引起腹胀，甚至腹痛，头晕头胀，食欲减退，睡眠不安等。长期便秘，可导致痔疮或肛裂。

（1）胃肠燥热：大便干结，小便短赤，面红身热或兼微热，口干，心烦，舌红、苔黄或黄燥，脉滑数。

（2）气机郁滞：大便秘结，欲便不得，嗳气频作，胁腹痞满，甚则腹中胀痛，纳食减少，舌苔薄腻，脉弦。

（3）气血亏损：大便不畅，临便努挣，便后汗出，短气，便下并不干结，舌淡、苔薄，脉虚弱，为气虚便秘；大便秘结，面色少华，头晕目眩，心悸，唇舌淡，脉细，为血虚便秘。

（4）阴寒凝结：大便艰涩，难以排出，小便清长，四肢欠温，喜热恶寒或腹中冷痛，腰脊酸冷，舌淡、苔白，脉沉迟。

四、诊断与鉴别诊断

（一）诊断

（1）便秘主要表现为排便次数减少，排便周期延长；或粪质坚硬，便下困难；或排出无力，出而不畅。

（2）常兼有腹胀、腹痛、纳呆、头晕、口臭、肛裂、痔疮、排便带血以及汗出气短、头晕心悸等兼证。

（3）发病常与外感寒热、饮食情志、脏腑失调、坐卧少动、年老体弱等因素有关。起病缓慢，多表现为慢性病变过程。

（4）纤维结肠镜等有关检查，常有助于部分便秘的诊断。

（5）应除外其他内科疾病中所出现的便秘症状，本病证中老年多发，女性多见。

（二）鉴别诊断

积聚与便秘均可出现腹部包块，但便秘者，常出现在小腹左侧，积聚则腹部各处均可出现；便秘多扪及索条状物，积聚则形状不定；便秘之包块为燥屎内结，通下排便后消失或减少，积聚之包块则与排便无关。

五、按摩手法

（一）基础手法

（1）患者仰卧位，医者位其旁。

1）顺时针方向摩腹 20~30 遍，按揉中脘、天枢、大横、气海穴。

2）拨揉左下腹 3~5 遍。

（2）患者俯卧位，医者位其旁。

1）在腰骶部施㨰法 3~5 遍。

2）按揉肾俞、大肠俞、次髎、长强穴。

（二）辨证治疗

（1）肠道实热型：自足三里至下巨虚穴施推法 3~5 遍，按揉足三里、丰隆、大肠俞、支沟、曲池穴。

（2）肠道气滞型：斜擦两肋 3~5 遍，按揉中府、膻中、章门、期门、肺俞穴。

（3）脾虚气弱型：按揉脾俞、胃俞、公孙、章门、足三里穴，捏脊 3~5 遍。

（4）脾肾阳虚型：擦命门、八髎穴各 0.5~1 分钟，按揉脾俞、肾俞、气海、章门、足三里穴。

（5）阴虚肠燥型：按揉肾俞、肓俞、太溪、涌泉穴。

六、注意事项

（1）保持心情舒畅，适当运动。

（2）合理膳食，忌辛辣刺激之品。

（3）养成定时排便习惯。

第四节　胁痛（慢性胆囊炎）

一、概述

胁痛是以一侧或两侧胁肋疼痛为主要临床表现的病证，是临床多见的一种自觉症状。

现代医学认为胁痛的发生主要和肝胆疾病有关。此处仅限于慢性胆囊炎。

胁痛的发病女性多于男性，四季均可发生。

二、病因病机

（1）肝气郁结：情志抑郁，或暴怒伤肝，皆能使肝失条达，疏泄不利，气阻络痹，而致胁痛。

（2）瘀血停着：气郁日久，血流不畅，瘀血停积，脉络痹阻，而致胁痛。或因外伤，或强力负重，胁肋受伤，瘀血停留，阻塞胁络，而致胁痛。

（3）肝胆湿热：外湿内侵，或饮食所伤，脾失健运，痰湿中阻，气郁化热，肝胆失其疏泄条达，而致胁痛。

（4）肝阴不足：久病体虚，劳欲过度，或由于各种原因引起的失血，均能导致精血亏损，肝阴不足，血虚不能养肝，脉络失养，而发生胁痛。

本病除气滞血瘀直伤肝胆外，还与脾胃、肾有密切关系。实证以气滞、血瘀、湿热为主，三者又以气滞为先。虚证多属阴血亏损，肝失所养。

三、临床表现

（1）肝气郁结：胁肋胀痛，走窜不定，疼痛每因情志变化而增减，胸闷气短，饮食减少，嗳气频作，苔薄，脉弦。

（2）瘀血停着：胁肋刺痛，痛有定处，入夜更甚，胁肋下或见癥块，舌质紫暗，脉沉涩。

（3）肝胆湿热：胁痛口苦，目赤或目黄、身黄，胸闷纳呆，恶心呕吐，小便黄赤，或发热恶寒，舌质红，苔黄腻，脉弦数或浮数。

（4）肝阴不足：胁肋隐痛，绵绵不休，遇劳加重，头晕目眩，口干咽燥，心中烦热，舌质红，少苔，脉细弦而数。

四、诊断与鉴别诊断

（一）诊断

（1）以一侧或两侧胁肋疼痛为主要临床表现。

（2）疼痛性质可表现为刺痛、胀痛、隐痛、闷痛或窜痛。

（3）反复发作的病史。

（4）结合实验室检查：血常规、肝功能、胆囊造影、B 超等检查有助于诊断。

（二）鉴别诊断

（1）胸痛：胸痛中有肝郁气滞证，与胁痛中的肝气郁结证病机基本相同。但胁痛以一侧或两侧胁肋部胀痛或窜痛为主，伴有口苦、目眩等症。而胸痛是以胸部胀痛为主，可涉及胁肋部，伴有胸闷不舒，心悸少寐。临证应分清主次，细心鉴别。

（2）胃脘痛：胃脘痛也易与胁痛混淆。因为两病证中皆有肝郁的病机。但胃脘痛病位在胃脘，兼有嗳气频作、吞酸嘈杂等胃失和降的症状。而胁痛病位在胁肋部，伴有目眩、口苦等少阳经的症状，两者有别。

（3）相关疾病：胁痛还应与黄疸、鼓胀、肝癌等疾病相鉴别。黄疸、鼓胀、肝癌等在病程中或早或晚均伴有一侧或两侧胁肋部疼痛，其鉴别要点在于：黄疸以身目发黄为主证；鼓胀为气、血、水互结，腹大如鼓；而肝癌又有相应的恶病质体征。所以，重视临床表现，结合病史不难鉴别。

五、按摩手法

（一）基础手法

（1）患者俯卧位，医者位其旁。

1）沿第7胸椎至第12胸椎两侧膀胱经路线，自上而下施按法、揉法或㨰法3～5遍。

2）按揉膈俞、肝俞、胆俞、阿是穴。

3）沿背部膀胱经施推法3～5遍。

（2）患者仰卧位，医者位其旁。

1）沿逆时针方向轻揉上腹部3～5遍，自鸠尾至关元穴施推法 3~5 遍。

2）分推肋弓 3~5 遍。

3）按揉期门、梁门、足三里、胆囊、足临泣穴。

（二）辨证治疗

气滞型：擦两胁 0.5~1 分钟，按揉章门、阳陵泉、太冲穴。

六、注意事项

（1）避免暴饮暴食、肥甘厚味。

（2）保持心情舒畅，避免不良情绪的刺激。

第五节　不寐（失眠）

一、概述

不寐是指脏腑机能紊乱，气血亏虚，阴阳失调，导致不能获得正常睡眠为特征的一类病证。轻者难以入寐，或睡中易醒，醒后不能再寐，或时寐时醒；重者可彻夜不能入寐。本病可单独出现，也可以与头痛、健忘、眩晕、心悸等症同时出现。《灵枢·大惑论》认为："卫气不得入于阴，常留于阳。留于阳则阳气满，阳气满则阳跷盛；不得入于阴，则阴气虚，故目不瞑矣。"不寐多见于现代医学的神经衰弱、绝经期综合征等病。

现代医学称失眠，此处不包括精神疾患引起的失眠。

二、病因病机

（1）心脾两虚：思虑劳倦过度，伤及心脾，脾伤则生化之源不足，营血亏虚，心伤则阴血暗耗，血虚不能养心，以致心神不安而不寐。

（2）阴虚火旺：禀赋不足，或病后体虚，或房劳过度，肾阴亏损，心肾不交，水不制火，心火独亢，神志不宁而致不寐。

（3）肝郁化火：情志所伤，肝失条达，气郁不舒，郁而化火，火性上炎，扰动心神，心神不宁以致不寐。

（4）痰热内扰：饮食不节，伤及脾胃，宿食停滞，痰热内生，壅遏于中，痰热上扰，胃气不和，以致不得安寐。

导致不寐的因素与心、脾、肝、肾及阴血不足有密切关系，其病理变化总属阳盛阴衰，阴阳失调。

三、临床表现

（1）心脾两虚：多梦易醒，面色不华，头晕目眩，心悸健忘，神疲肢倦，饮食无味，舌质淡，苔薄，脉细弱。

（2）阴虚火旺：心烦不寐，头晕耳鸣，心悸健忘，颧红潮热，口干少津，手足心热，腰膝酸软，舌质红，少苔，脉细数。

（3）痰热内扰：不寐多梦，头重心烦，头晕目眩，口苦痰多，胸闷脘痞，不思饮食，舌质红，苔黄腻，脉滑或滑数。

（4）肝郁化火：心烦不能入寐，急躁易怒，头痛面红，目赤口苦，胸闷胁痛，不思饮食，口渴喜饮，便秘尿黄，舌质红，苔黄，脉弦数。

四、诊断

（1）轻者入寐困难或睡而易醒，醒后不寐连续 3 周以上，重者彻夜难眠。

（2）常伴有头痛头昏、心悸健忘、神疲乏力、心神不宁、多梦等。

（3）经各系统及实验室检查，未发现有妨碍睡眠的其他器质性病变。

五、按摩手法

（一）基础手法

（1）患者俯卧位，医者位其旁。

1）在背腰部施揉法、滚法或一指禅推法 3~5 遍。

2）按揉心俞、膈俞、肝俞、脾俞、肾俞穴。

3）在下肢后侧施拿法、滚法或揉法 3~5 遍，按揉承山、涌泉穴。

（2）患者仰卧位，医者位其头侧。

1）分推眉弓 3~5 遍，捏眉弓 3~5 遍。

2）用双手多指揉头部 3~5 遍，按揉神庭至百会穴。

3）一手拇指、中指分别按住两侧太阳穴，另一手在头部胆经循行路线由前向后施拿法 3~5 遍，按揉风池穴。

4）自前额至颞部施分推法 3~5 遍。

5）拿、揉上肢 3~5 遍，按揉两侧内关、神门穴。

6）自上而下分推胸部 3~5 遍。

7）揉腹 0.5~1 分钟，按揉中脘、天枢、关元穴。

8）滚、揉下肢前外侧 3~5 遍，沿阴陵泉至三阴交穴连续按压 3~5 遍，按揉足三里、三阴交穴。

（二）辨证治疗

（1）肝郁化火型：推胁肋 3~5 遍，按揉章门、太冲、行间穴。

（2）痰热内扰型：按揉脾俞、胃俞、中脘、内关、丰隆、内庭穴。

（3）阴虚火旺型：按揉肾俞、三阴交、太溪穴。

（4）心脾两虚型：按揉心俞、脾俞穴，擦脾俞、胃俞穴0.5~1分钟。

（5）心虚胆怯型：按揉心俞、胆俞、丘墟、郄门穴。

六、注意事项

（1）保持心情愉快，消除精神紧张。

（2）保持居住环境安静。

（3）养成良好睡眠习惯。

第六节 头 痛

一、概述

头痛是临床常见的症状之一，可单独出现，也可兼见于各种急、慢性疾病中，本节所述的头痛系指因外感及内伤杂病所致的以头痛为主要表现的一类病证。

现代医学可见于内、外、神经、精神、五官等各科疾病中，此处不包括颅内器质性病变引起的头痛。

按摩治疗头痛，必须首先排除脑脓肿、脑血管疾病急性期、颅内占位性病变、脑挫裂伤、外伤性颅内血肿等颅内器质性疾病。明确诊断后再施以手法治疗，对于外感或内伤引起头痛者，一般均能缓解，尤以偏头痛、肌肉收缩性头痛、感冒头痛、高血压头痛疗效显著。

二、病因病机

头为诸阳之会，凡外感诸邪或内伤诸因，皆能引起气血不利、经脉不调、清阳不疏而发生不同部位、不同性质的疼痛。太阳头痛，多为头后部痛，下连项背；阳明头痛，痛在前额及眉棱骨处；少阳头痛，多在头之两侧，并累及两耳；厥阴头痛，痛在巅顶部或连及目系。

（1）外感头痛：多因起居不慎，外感风寒，邪气上扰络脉，气血不和，络脉瘀滞不通而痛；或外感风热，风夹热邪，火炽上炎，侵扰清窍，气血逆乱而痛；或感风湿，风夹湿邪，蒙蔽清阳，清阳不升，浊阴不降而致头痛。

（2）内伤头痛：多与肝、肾、脾三脏有关。情志不和，肝失疏泄，郁而化火，上扰清窍而致头痛；或髓海精气不足，肾阳衰微，清阳不展而致头痛；或火盛伤阴，肝失濡养，或肾阴虚亏，水不涵木，肝阳上亢，上扰清窍而头痛；因于脾者，多因操劳、思虑过度，或病后体虚，脾虚生化不足，营血亏虚，不能上荣脑髓脉络而致头痛；或脾失健运，痰湿内生，痰浊上扰而致头痛；或瘀血内停，阻滞经脉，不通则痛，表现为反复发作之头痛。

三、临床表现

（一）外感头痛

（1）风寒头痛：头痛连及项背，恶风畏寒，常喜裹头，口不渴，苔薄白，脉浮或浮紧。

（2）风热头痛：头胀痛，甚则如裂，发热或恶风，面红目赤，口渴喜饮，大便不畅或便秘，溲赤，苔黄，脉浮数。

（3）风湿头痛：头痛如裹，肢体困重，胸闷纳呆，小便不利，大便溏薄，苔白腻，脉濡。

（二）内伤头痛

（1）肝阳头痛：头痛而眩，时作筋掣，两侧为重，心烦易怒，夜寐不安，面红口苦，或兼胁痛，舌红，苔薄黄，脉弦有力。

（2）血虚头痛：头痛而晕，面色少华，心悸不宁，神疲乏力，舌质淡，苔薄白，脉细弱。

（3）痰浊头痛：头痛昏蒙，胸脘痞闷，纳呆呕恶，苔白腻，脉滑或弦滑。

（4）肾虚头痛：头痛且空，眩晕耳鸣，少寐多梦，腰膝酸软，神疲乏力，遗精带下，舌红，少苔，脉细无力。

（5）瘀血头痛：头痛经久不愈，痛处固定不移，痛如锥刺，或有头部外伤史，舌有瘀斑，脉细或细涩。

四、诊断与鉴别诊断

（一）诊断

（1）以头痛为主证，或前额、额颞、巅顶、顶枕部或全头部疼痛，头痛性质多为跳痛、刺痛、胀痛、昏痛、隐痛等。有突然而作，其痛如破而无休止者；也有反复发作，久治不愈，时痛时止者；头痛每次发作可持续数分钟、数小时、数天或数周不等。

（2）因外感、内伤等因素，突然而病或有反复发作的病史。

（3）应查血常规、测血压，必要时作脑脊液、脑电图检查，有条件时作经颅多普勒、颅脑 CT 和 MRI 检查，有助于排除器质性疾病，明确诊断。

（二）鉴别诊断

临床上应与下列头痛症状突出的疾病加以鉴别。

（1）类中风：类中风病多见于 45 岁以上患者，眩晕反复发作，头痛突然加重时，为风痰壅盛引起，常兼半身肢体活动不灵或舌謇语涩。

（2）真头痛：真头痛多呈突然剧烈头痛，常表现为持续痛而阵发加重，甚至呕吐如喷不已、肢厥、抽搐。

五、按摩手法

（一）基础手法

（1）患者仰卧位，医者位其头侧。

1）沿印堂、头维至太阳穴施分推法 3~5 遍。

2）按揉印堂、攒竹、鱼腰、阳白、太阳、百会、四神聪穴。

3）拿、揉头部两侧 3~5 遍。

（2）患者俯卧位，医者位其旁。

1）用拇指连续按压枕部两侧至乳突处反复施术 3~5 遍。

2）点按玉枕、后顶、脑空、百会、四神聪穴。

3）点按肩井后点，以有反射感为度。

4）点按腕骨、支正穴。

（3）患者坐位，医者位其后。

1）自前额至后发际施推法3~5遍。

2）在枕部、颈项部施拿法、揉法3~5遍。

3）在两侧肩背部施㨰法、揉法3~5遍。

4）按揉风池、风府、翳风穴。

（二）辨证治疗

（1）风寒型：按揉肺俞、大杼、风门穴，拿两侧肩井、风池穴，擦背部两侧膀胱经0.5~1分钟。

（2）风热型：按揉大椎、肺俞、风门、曲池、合谷穴，在背部两侧膀胱经施捏法3~5遍。

（3）风湿型：按揉太阳、头维、神庭、阴陵泉穴，拿肩井穴。

（4）瘀血型：分抹前额3~5遍，按揉血海、太冲、膈俞穴。

（5）肝阳型：推桥弓5~10遍，在头两侧胆经循行路线施擦法3~5遍，按揉肝俞、阳陵泉、太冲、行间穴。

（6）血虚型：揉腹0.5~1分钟，按揉心俞、膈俞、足三里、三阴交穴。

（7）痰浊型：一指禅推中脘、天枢穴，按揉脾俞、胃俞、足三里、丰隆穴。

（8）肾虚型

1）肾阳不足型：在气海、关元穴施振法0.5~1分钟，擦腰骶部0.5~1分钟。

2）肾阴不足型：按揉肾俞、太溪穴，擦涌泉穴0.5~1分钟。

六、注意事项

（1）排除颅内器质性病变。

（2）注意保暖，避风寒，避免不良情绪刺激。

（3）纠正不良生活习惯。

第七节　中风后遗症（脑血管意外后遗症）

一、概述

中风后遗症是指中风（脑血管意外）后遗留的以一侧肢体瘫痪、口眼歪斜、舌强语涩为主证的病证。多属中风之中经络型，又称偏瘫、半身不遂，古称"偏枯"。

现代医学中急性脑血管疾病后遗症与之相近，包括脑出血、蛛网膜下腔出血、脑血栓和脑栓塞等后遗症。本病多见于中老年人，大多数有高血压病史。四季皆可发病，但以冬春两季最为多见。

按摩疗法主要用于中风恢复期和后遗症期，包括偏瘫、肢体瘫痪、口眼㖞斜、语言障碍、吞咽困难，并可伴有颜面麻木、手足麻木、沉重或手指震颤、疼痛等症。

二、病因病机

（1）积损正衰：年老体弱，或久病气血亏损，元气耗伤，脑脉失养。气虚则运血无力，血流不畅，而致脑脉瘀滞不通；阴血亏虚则阴不制阳，内风动越，携痰浊、瘀血上扰清窍，突发本病。

（2）劳倦内伤："阳气者，烦劳则张"。烦劳过度，易使阳气升张，引动风阳，内风旋动，则气火俱浮，或兼夹痰浊、瘀血上壅清窍脉络。因肝阳暴张，血气上涌骤然而中风者，病情多重。

（3）脾失健运，痰浊内生：过食肥甘醇酒，致使脾胃受伤，脾失运化，痰浊内生，郁久化热，痰热互结，壅滞经脉，上蒙清窍；或素体肝旺，气机郁结，克伐脾土，痰浊内生；或肝郁化火，烁津成痰，痰郁互结，携风阳之邪，窜扰经脉，发为本病。即《丹溪心法·中风》所谓"湿土生痰，痰生热，热生风也"。

（4）五志所伤，情志过极：七情失调，肝失条达，气机郁滞，血行不畅，瘀结脑脉；暴怒伤肝，则肝阳暴张，或心火暴盛，风火相煽，血随气逆，上冲犯脑。凡此种种，均易引起气血逆乱，上扰脑窍而发为中风。尤以暴怒引发本病者最为多见。

本病常见的诱因为：气候骤变，烦劳过度，情志相激，跌仆损伤等。

本病病位在脑，与心、肾、肝、脾密切相关。其病机有虚（阴虚、气虚）、火（肝火、心火）、风（肝风、外风）、痰（风痰、湿痰）、气（气逆）、血（血瘀）六端，并多在一定条件下相互影响，相互作用。病性多为本虚标实，上盛下虚。在本为肝肾阴虚，气血衰少；在标为风火相煽，痰湿壅盛，瘀血阻滞，气血逆乱。而其基本病机为气血逆乱，上犯于脑。

三、临床表现

临床表现依脑髓受损的程度与有无神识昏蒙分为中经

络与中脏腑两大类型。

（1）中经络：中络系偏身或一侧手足麻木，或兼有一侧肢体力弱，或兼有口眼㖞斜者；中经则以半身不遂、口眼㖞斜、舌强语謇或不语、偏身麻木为主证，中络、中经合称中经络，为无神识昏蒙者。

（2）中脏腑：中腑是以半身不遂、口眼㖞斜、舌强语謇或不语、偏身麻木、神识恍惚或迷蒙为主证者；中脏则必有神昏或昏愦，并见半身不遂、口眼㖞斜、舌强语謇或不语等症，中腑、中脏合称中脏腑。

在疾病的演变过程中，中经络和中脏腑是可以互相转化的。中风病的急性期是指发病后两周以内，中脏腑最长病期可至 1 个月；恢复期为发病两周或 1 个月至半年以内；后遗症期系发病半年以上者。

（3）后遗症：一侧上下肢瘫痪无力，肌肤不仁，口眼㖞斜，时流口水，面色萎黄，舌强语謇。若不及时治疗，则肢体逐渐痉挛僵硬，拘坚不张。久之，便产生肢体废用性强直、挛缩，导致肢体畸形和功能丧失等。

四、按摩手法

（一）基础手法

（1）患者俯卧位或侧卧位，医者位其旁。

1）沿腰背部自上而下施揉法、推法 3~5 遍。

2）拨、揉腰背部华佗夹脊穴 3~5 遍。

3）按揉大杼、风门、肝俞、脾俞及肾俞穴。

（2）患者健侧卧位，医者位其后。

1）一手握患肢腕部使患肢尽量伸直，另一手拿、揉患侧上肢3~5遍，重点施术于三角肌、肱三头肌。

2）拇指对点中府与天宗、肩前与肩贞穴，按揉曲池、合谷穴。

3）沿患侧下肢胆经施推法、㨰法3~5遍，按揉环跳、阳陵泉穴。

（3）患者仰卧位，医者位其旁。

1）分推前额3~5遍，按揉眼周3~5遍，重点施术于鱼腰、攒竹、四白穴。

2）揉颧部至下颌部，重点施术于咀嚼肌，反复施术3~5遍。

3）按揉太阳、颧髎、颊车、风池穴。

4）分推两胁部3~5遍。

5）按揉膻中、中脘、天枢、气海、关元穴。

6）拿、揉或推患侧下肢前外侧肌群，按、揉患侧下肢内收肌肌群各3~5遍。

7）沿阴陵泉至三阴交穴连续按压3~5遍，按揉髀关、风市、足三里、太冲穴。

8）一手握踝部，另一手扶膝部作患肢屈伸运动3~5次。

（二）辨证治疗

（1）络脉空虚，风邪入中型：拿、揉颈部3~5遍，按揉风池、哑门穴。

（2）肝肾阴虚，风阳上扰型：自前向后拿、揉头部两侧3~5遍，按揉百会、风府穴。

（3）气虚血瘀型：在气海穴施振法0.5~1分钟，按揉曲池、气海、血海穴。

（三）对症治疗

（1）语言障碍：按、揉或拨枕后边缘 3~5 遍，按揉哑门、翳风穴。

（2）上肢麻木无力：作患侧指间关节屈伸运动 3~5 次，按揉大鱼际、八邪穴，弹拨极泉穴。

（3）下肢麻木无力：按揉八风、解溪、太溪、太冲穴。

五、注意事项

（1）保持情绪稳定，注意生活规律，忌烟酒，宜低脂饮食。

（2）注意保暖，适当进行肢体锻炼，促进肢体功能的恢复。

（3）长期卧床患者，应勤翻身，勤换洗，防止褥疮发生。

六、功能锻炼

在医生指导下进行功能训练。

第八节　面瘫病（周围性面瘫）

一、概述

面瘫病又称口眼歪斜、口僻，多因正气不足，脉络空虚，风寒之邪乘虚侵袭阳明、少阳脉络，以致经气阻滞，气血运行受阻而致。

现代医学称周围性面瘫，多因急性面神经炎引起，春

秋季多发。本病可发生于任何年龄，多数患者为 20～40
岁，男性多于女性。

二、病因病机

本病是由于正气不足，络脉空虚，风寒之邪侵入阳
明、少阳之脉，以致经气阻滞，经筋失养，肌肉纵缓不收
而发病。

三、临床表现

起病突然，多在睡眠醒来时，发现一侧面部板滞、麻
木、瘫痪，不能作蹙额、皱眉、露齿、鼓颊、吹口哨等动
作，口角向健侧歪斜，露睛流泪，额纹消失，嚼食障碍，
口角流涎，患侧鼻唇沟变浅或消失。少数患者初起时可有
耳后、耳下及面部疼痛。严重者还可出现患侧舌前 2/3 味
觉减退或消失，听觉障碍。

四、诊断

（1）起病突然。

（2）一侧面部板滞、麻木、瘫痪，不能作蹙额、皱
眉、露齿、鼓颊等动作，口角歪斜，漱口漏水。

（3）病侧额纹、鼻唇沟消失，眼睑闭合不全。

（4）部分初期有耳后、耳下及面部疼痛，还可出现患
侧舌前 2/3 味觉减退或消失、听觉过敏等症。

（5）病程日久，部分患者口角歪向病侧，为倒错
现象。

（6）应与中枢性面瘫鉴别。

（7）进行相关检查排除其他原因引起的继发性面瘫。

五、按摩手法

（1）患者仰卧位，医者位其头侧。

1）擦患侧面颊 0.5~1 分钟。

2）摩、揉印堂至太阳穴，捏眉弓各 3~5 遍，按揉攒竹、阳白、迎香、下关、颊车、地仓、人中、承浆穴。

（2）患者俯卧位，医者位其旁。

拿、揉颈部 3~5 遍，按揉风池、天柱、翳风、肩井后点。点肩井后点时以头面部有传导感为宜。

（3）患者坐位，医者站其旁。

反复点揉合谷、温溜、冲阳、公孙穴。

六、注意事项

（1）按摩治疗本病，主要适用于急性期过后的患者，能促进恢复，缩短病程。

（2）手法要轻柔，避免擦伤皮肤。

（3）注意面部保暖，避风寒。

七、功能锻炼

面肌运动：①面对镜子作抬眉、皱眉、闭眼、鼓腮、露齿等动作。上述动作 5~20 个/组，3~5 组/次，2~3 次/日。②勤用患侧嚼口香糖。

第七章　妇科疾病按摩手法
技术操作规范

第一节　月经不调

一、概述

月经不调又称月经失调，以月经的周期异常为主要特征，常伴月经量、质、色的异常，可分为月经先期、月经后期、月经先后不定期、月经过多、月经过少等。

本节主要讨论月经先期、月经后期、月经先后不定期。月经先期为月经周期提前 7 天，甚至一月两至者；月经后期为月经周期延后 7 天，甚至四五十日一至者；月经先后不定期为月经不按周期来潮，或提前或延后 7 天以上者。

二、病因病机

（一）经行先期

（1）血热：素体内热或阴虚阳盛，或忧思郁结、久郁化火，或偏食辛辣食物，过服暖宫之药物，热蕴胞宫，血热妄行，先期而下。

（2）气虚：饮食失节，劳倦过度或思虑过极，损伤脾气，脾虚而中气不足，统摄无权，冲任不固，可导致经行先期。

（二）经行后期

（1）血寒：由于经行后，外感寒凉或过食生冷、冒雨涉水，寒邪乘虚搏于冲任，留滞胞宫，血海不能按时而满导致经行后期。

（2）血虚：大病久病，长期失血，耗伤阴血，冲任血虚，血海不足而致经行后期。

（3）气滞：情志抑郁，气机不畅，气滞血瘀，血行受阻，血海不能满盈而致发生经行后期。

（三）经行先后不定期

（1）肝郁：多因情志抑郁或恼怒伤肝，气郁不舒，肝失疏泄，气机逆乱，导致血海蓄溢失常则经行先后无定期。

（2）肾虚：先天禀赋素弱，或房劳过度，肾气不足，冲任虚损，以致肾气不守，闭藏失职，血海蓄溢失常而出现经行先后无定期。

三、临床表现

月经不调表现为月经的周期、经量、经色、经质的异常；周期的紊乱表现为先期、后期、先后不定期、经期缩短、经期延长；经量的异常表现为月经过多、月经过少；经质的异常可表现为黏稠、清稀、有瘀块及气味臭秽等；除此之外，可兼有少腹不适、胀满疼痛、乳房或胁肋胀满疼痛，以及头痛、恶心、呕吐、二便失常等症。

（1）月经先期：月经先期而至，甚则一月经行两次。

若量多、色紫黏稠，心胸烦闷，舌苔薄黄，脉浮数为实热；量少，色红，颧赤，手心热，舌红苔黄，脉细数为阴虚血热；若夹瘀块，胸胁、乳房、小腹胀痛，烦躁易怒，脉弦为肝郁化热；若量少、色淡、质清稀，神疲气短心悸，小腹空坠感，舌质淡，苔薄，脉虚为气虚。

（2）月经后期：经期延后，若量少色黯红，小腹绞痛，得热痛减，面青肢冷，舌苔薄白，脉沉紧为实寒；量少色淡，腹痛喜按喜暖，面色苍白，舌淡苔白，脉沉迟无力为虚寒；若量少，小腹胀痛，精神郁闷，胸痞不舒，嘘气稍减，舌苔黄，脉弦涩为气郁；若小腹空痛，面色萎黄，皮肤不润，眼花，心悸，舌淡苔薄，脉虚细为血虚。

（3）月经先后无定期：经期或先或后，若行而不畅，胸胁、乳房、小腹胀痛，精神抑郁，胸闷不舒，常叹息，脉弦为肝郁；若量少，色淡质清稀，面色晦暗，头晕耳鸣，腰膝酸软，夜尿多，舌淡苔薄，脉沉弱为肾虚。

四、诊断与鉴别诊断

（一）诊断

1. 月经先期

（1）月经周期提前7天以上，甚至半月余一行，连续2次以上。

（2）月经周期提前半月，应与经间期出血、青春期功能性子宫出血、更年期月经失调鉴别。

2. 月经后期

（1）月经周期超过35天，连续2个月经周期以上。

（2）育龄妇女月经周期延后，应与妊娠、更年期月经后期相鉴别。

（3）妇科检查及 B 超检查，以排除子宫及卵巢器质性疾病。

3. 月经先后无定期

（1）月经周期或前或后，均超过 7 天以上，并连续 2 个月经周期以上。

（2）月经周期紊乱应与青春期、更年期月经紊乱相鉴别。

（3）妇科检查及 B 超等排除器质性病变，测基础体温、阴道涂片、宫颈黏液结晶检查以了解卵巢功能情况。

4. 月经过多

（1）月经周期基本正常，经量明显增多，在 80 毫升以上，或时间超过 7 天。

（2）妇科检查及 B 超检查，排除子宫肌瘤等器质性疾病。

（3）排除血小板减少症及凝血机制障碍所致月经过多。

5. 月经过少

（1）月经周期基本正常，经量很少，不足 30 毫升，甚或点滴即净。

（2）本病应与早孕相鉴别。

（3）排除结核等病引起的月经过少。

（二）鉴别诊断

（1）经间期出血：在两次月经之间出血，持续 2 ~ 3

天，血量少于正常月经量，并有周期性，可伴有腰酸、少腹作胀作痛，乳房作胀作痒，带下增多，质黏如蛋清。基础体温示低高温相交替时出血者，可作为本病诊断依据。

（2）崩漏：其特点是月经的周期发生严重紊乱，月经不按周期而妄行，出血或量多如注，或淋漓不断，甚至屡月未有尽时。与月经先期、经期延长、月经先后无定期等，虽同属月经期、量异常的一类病证，但其临床表现各不相同。

（3）绝经前后诸证：发病年龄一般在 45～55 周岁绝经前后，有月经紊乱、情志异常、面红潮热、烘热汗出、皮肤感觉异常等症。

五、按摩手法

（一）基础手法

（1）患者俯卧位，医者位其旁。

1）擦八髎、肾俞穴各 0.5～1 分钟。

2）按压腰骶部痛点 0.5～1 分钟，按揉膈俞、肝俞、脾俞、肾俞、次髎穴。

3）拿、揉下肢后侧 3～5 遍，按揉三阴交、涌泉穴，沿足内侧脾经路线连续按压 3～5 遍。

（2）患者仰卧位，医者位其旁。

1）摩、揉下腹部 0.5～1 分钟，按揉天枢、关元、归来穴。

2）揉下肢脾经箕门至血海穴路线 3～5 遍，按揉血海穴。

3）连续按压阴陵泉至三阴交穴 3~5 遍，按揉足三里、太冲穴。

（二）辨证治疗

（1）血热内扰型：按揉血海、关元、三阴交、行间穴。

（2）血寒凝滞型：擦命门、八髎穴各 0.5~1 分钟，按揉涌泉穴。

（3）肝血亏虚型：按揉肝俞、足三里、太溪穴。

六、注意事项

（1）避免生冷、辛辣刺激性食物。

（2）经前期及经期注意保暖。

（3）保持心情愉快，消除紧张、恐惧心理。

第二节　痛　经

一、概述

痛经又称经行腹痛，由情志所伤、六淫为害，导致冲任受阻，或因素体不足、胞宫失于濡养所致的经前或经期腹部疼痛。

现代医学认为痛经是妇女在行经期间或行经前后，出现周期性小腹疼痛，或痛引腰骶，甚至剧痛晕厥。此处仅限于原发性痛经。

本病是妇科常见病之一，尤以青年妇女较多见。

二、病因病机

（1）气滞血瘀：素多抑郁或恼怒或所欲不遂，均可使肝气郁结，气机不利，血不畅行，经血滞于胞中而作痛。

（2）寒湿凝滞：多因久居阴湿之地，或经期冒雨、涉水、游泳或月经将行贪食生冷，以致风冷寒凉；或从外感，或由内伤，寒湿客于冲任、胞宫，导致经血凝滞、运行不畅，发生痛经。

（3）气血虚弱：脾胃素弱，化源不足，或大病久病之后，气血俱虚，冲任气血虚少，行经后血海空虚不能濡养冲任、胞脉而致痛经，或体虚阳气不振，不能运血，经行滞而不畅，亦可导致痛经。

（4）肝肾虚损：禀赋素弱，肝肾本虚，或因多产房劳，损及肝肾，或久病及肾，肾精亏耗，肝血亦虚，以致精亏血少，冲任不足。胞脉失养，于经行之后，精血更虚，冲任胞脉失于濡养，而致痛经。

三、临床表现

痛经的主要临床表现是经行小腹疼痛，也可掣及全腹或腰骶，或外阴及肛门坠痛。疼痛剧烈者，患者可出现面色苍白，冷汗淋漓，手足厥冷，甚至昏厥虚脱等症状；并随月经周期而发作。一般根据疼痛发作的时间、疼痛的性质，辨其寒热虚实：以经前、经期痛者属实；经后痛者为虚。痛时拒按属实；喜按属虚。得热痛减为寒；得热痛剧为热。痛甚于胀，血块排出疼痛减轻者为血瘀；胀甚于痛为气滞。

（1）气滞血瘀：每于经前一二日或经期中小腹胀痛、

拒按、经量少或经行不畅，经色紫黯有块，血块排出时疼痛减轻，常伴胸胁、乳房作胀，舌质黯或见瘀点，脉沉弦。

（2）寒湿凝滞：经前数日或经期小腹冷痛，得热痛减，按之痛甚，经色黯黑有块，或畏冷身痛，舌苔白腻，脉沉紧。

（3）气血虚弱：经后或经期小腹部隐隐作痛，按之痛减，经色淡质清稀，或神疲乏力，面白无华，或纳少便溏，舌淡苔薄，脉虚细。

（4）肝肾虚损：经后一二日内小腹绵绵作痛，腰部酸胀，经血暗淡、量少、质稀薄，或有耳鸣、头晕、眼花，或腰骶酸痛、小腹空坠不温，或潮热颧红，舌淡，苔薄白或薄黄，脉沉细。

四、诊断与鉴别诊断

首先要排除盆腔病变的存在。了解完整的病史，详细地进行体格检查，尤其是妇科检查。并结合痛经的临床表现加以诊断。

痛经应与慢性阑尾炎、子宫肌瘤、卵巢恶性肿瘤引起的腹痛相区别。痛经之疼痛以伴随月经周期发作为特征，疼痛一般无腹肌紧张与反跳痛，无发热现象，疼痛多呈阵发性，经净后自然消失。而慢性阑尾炎以右下腹疼痛、麦氏点压痛及反跳痛为主，并有发热、血液白细胞升高、麦氏征阳性等临床表现。子宫肌瘤一般疼痛较轻，妇科双合诊可发现子宫胀大、表面平滑或呈结节状。卵巢恶性肿瘤出现腹痛为持续性胀痛，无周期性，妇科检查时卵巢呈实质感，表面凹凸不平，体积亦较大。

五、按摩手法

（一）基础手法

（1）患者仰卧位，医者位其旁。

1）在小腹部按顺时针方向施摩法0.5~1分钟。

2）揉腹0.5~1分钟。

3）在气海、关元穴施振法0.5~1分钟。

4）按揉带脉、京门、血海、足三里、三阴交穴。

（2）患者俯卧位，医者位其旁。

1）在腰骶部施按法、揉法3~5遍，按揉命门、肾俞、关元俞、次髎穴。

2）在腰骶部施擦法0.5~1分钟。

（二）辨证治疗

（1）气滞血瘀型：轻叩腰骶部0.5~1分钟，按揉章门、期门、膈俞、肝俞、腰俞穴。

（2）寒湿凝滞型：擦肾俞、命门穴各0.5~1分钟，按揉三阴交、照海穴。

（3）肝郁湿热型：按揉肝俞、阴陵泉、丰隆、三阴交、太冲穴。

（4）肝肾亏损型：擦腰背部0.5~1分钟，按揉肝俞、肾俞、太溪穴。

（5）气血虚弱型：擦背部督脉0.5~1分钟，按揉脾俞、胃俞、中脘、气海、血海、足三里穴。

六、注意事项

（1）应在月经来潮前一周开始施术，每日1次。行经期慎用手法。

（2）经前期及经期注意保暖，禁食生冷、辛辣等刺激性食物。

（3）保持心情愉快，消除紧张、恐惧心理。

第三节 绝经前后诸证（更年期综合征）

一、概述

绝经前后诸证是妇女绝经前后，围绕月经紊乱或绝经出现的烘热汗出、烦躁易怒、潮热面红、眩晕耳鸣、心悸失眠、腰背酸楚、面浮肢肿、皮肤蚁行样感、情志不宁等病证。

现代医学称更年期综合征，是指妇女在绝经期前后，因卵巢功能逐渐衰退或丧失，以致雌激素水平下降所引起的以植物神经功能紊乱、代谢障碍为主的一系列症候群。

患者多为 40 岁后的绝经期或绝经后的妇女，绝经是其重要标志，症状持续 1~2 年，有时可长达5~20 年。有85％的妇女有症状，但大都能自行缓解，其中严重的占10％~15％，会影响生活和工作，需要积极治疗。临床试验表明，其发生与卵巢功能减退、雌激素水平降低有直接关系，并且其症状的发生、发展还受神经类型、性格、环境、精神状态等因素的影响。

二、病因病机

一般认为，卵巢功能衰退是引起围绝经期代谢变化和出现临床症状的主要因素。妇女进入围绝经期以后，卵巢功能开始衰退，卵泡分泌雌激素和孕激素的功能降低，以致下丘脑－垂体－卵巢轴活动改变，卵泡刺激素（FSH）、黄体生成激素（LH）分泌量有代偿性增加。围绝经期妇女的内分泌平衡状态发生变化，导致植物神经系统中枢的功能失调，因而产生不同程度的植物神经系统功能紊乱的临床症状。症状的出现与雌激素分泌减少的速度和程度有关，即雌激素减少越迅速，围绝经期症状就越严重。当雌激素减少到不能刺激子宫内膜时，月经即停止来潮，第二性征逐渐退化，生殖器官慢慢萎缩，其他与雌激素代谢有关的组织，也同样出现萎缩现象。

本病属中医学"脏躁"范畴，多因妇女年近绝经前后，肾气渐衰，天癸将竭，冲任亏虚，精血不足，脏腑失养，而出现肾之偏盛偏衰现象。肾阴不足，不能上济心火，导致心肾不交，则见失眠；不能涵养肝木，肝阳上亢，则烦躁头晕。肾阳虚惫，命门火衰，不能温煦脾土，脾失健运，痰湿阻滞，故浮肿乏力。此外，不少患者与情志抑郁、肝气不舒有关。其病变脏腑主要在肾，并可累及心、肝、脾三脏。

三、临床表现

（1）心脑血管系统：阵发性潮红及潮热，即突然感到胸部、颈部及面部发热，同时上述部位皮肤片状发红，然后出汗、畏寒，有时可扩散到脊背及全身，历时数秒到数分钟，发作次数不定，每天数次至数十次，时热时冷，影响情绪、工作及睡眠。可出现短暂性高血压，以收缩压升高为主且波动较明显，有时伴心悸、胸闷、气短、眩晕、耳鸣、眼花等症状。

（2）神经精神系统：性格改变、情绪波动、烦躁不安、消沉抑郁、焦虑、恐惧、失眠、多疑、记忆力减退、注意力不集中、思维和语言不统一，甚至轻生。

（3）泌尿生殖系统：月经紊乱（血量增多或减少、周期缩短或延长）、阴道干涩、性交疼痛、性欲减退、阴道炎、尿道炎、外阴炎、外阴瘙痒、外阴白斑、膀胱炎、乳房萎缩、乳腺增生、尿失禁，性器官和第二性征逐渐萎缩。

（4）骨骼肌肉系统：广泛性骨质疏松、肌肉酸胀疼痛、乏力、关节足跟疼痛抽筋、驼背、身材变矮、关节变形、易骨折、指甲变脆、脱发。

（5）皮肤黏膜系统：干燥瘙痒、弹性减退、光泽消失、水肿、皱纹、老年斑、口干、口腔溃疡、眼睛干涩、皮肤感觉异常（麻木、针刺、蚁爬等）。

（6）消化功能系统：恶心、咽部异物感、嗳气、胃胀不适、腹胀、腹泻、便秘。

中医学根据围绝经期综合征的临床表现将其分为以下几型：

（1）肝肾阴虚：经行先期，量多色红或淋漓不绝。烘热汗出，五心烦热，口干便艰，腰膝酸软，头晕耳鸣。舌红少苔，脉细数。兼肝火旺者多见烦躁易怒，心火旺者可见心悸失眠。

（2）肾阳亏虚：月经后愆或闭阻不行，行则量多，色淡质稀或淋漓不止。神萎肢冷，面色晦暗，头目晕眩，腰酸尿频。舌淡，苔薄，脉沉细无力。兼脾阳虚者可见纳少便溏，面浮肢肿；兼心脾两虚者，可见心悸善忘，少寐多梦。

四、诊断与鉴别诊断

（一）诊断

（1）围绝经期综合征临床症状繁多、主诉杂乱，但体征极少，且易于与其他疾病相混淆，诊断必须谨慎，必须在排除其他器质性疾病时才能确定。

（2）多发生在 40 岁以上，月经不规则或闭经、潮热、出汗、心悸、易激动、失眠或抑郁等症状。

（3）生殖器官及第二性征有不同程度萎缩。

（4）尿、血雌激素降低，促卵泡素及黄体生成素明显升高。

（5）子宫颈、子宫体变小、阴道穹窿变浅。

（6）子宫颈管内缩，子宫内膜萎缩。

（7）阴道黏膜变薄，表层细胞缺如。

（8）阴道内 pH 值增高。

（9）阴道干燥、弹性消失。

（二）鉴别诊断

围绝经期是许多器质性疾病的好发年龄阶段，一些围绝经期综合征的症状也常常是某些器质性疾病的先兆症状。因此，认真地进行鉴别诊断是十分重要的。本病需与心血管、泌尿生殖道等的器质性疾病和神经精神疾病相鉴别，本病多伴有月经紊乱，且发病年龄在绝经期前后。

1. 冠心病

围绝经期综合征由于植物神经功能紊乱使血管舒缩功能失调，也会出现心前区疼痛、心悸等酷似冠心病心绞痛的症状。

（1）心绞痛的特点是胸前下段或心前区突发的压榨性或窒息性疼痛，且向左臂放射，持续时间很少超过 10～15 分钟，口服硝酸甘油后 1～2 分钟内疼痛可缓解或消失。围绝经期综合征心前区疼痛是持续性钝痛，口服硝酸甘油后疼痛不能缓解。

（2）心绞痛与体力活动和情绪激动有关，而围绝经期综合征与体力活动无关，仅与情绪、精神有关。

（3）心电图检查，冠心病多有改变，围绝经期综合征无变化。

2. 高血压病

（1）高血压病血压升高呈持续性，收缩压、舒张压都超过正常水平；围绝经期综合征仅收缩压升高，舒张压正常，一天中波动较大，睡眠后血压往往降至正常范围。

（2）高血压病常伴有头晕、头痛、心悸等心血管症状；而围绝经期综合征则伴有阵热潮红、多汗等植物神经功能紊乱的症状。

（3）高血压病常有胆固醇升高、眼底或心电图改变；围绝经期综合征则有雌激素（或睾酮）水平下降，眼底血管及心电图多无变化。

3. 食管癌

有些围绝经期综合征的患者常常感到咽喉部有异物感，吞之不下，吐之不出，但不影响吞咽，虽经各种检查也找不到器质性病变，这种现象是由于内分泌功能紊乱，使中枢神经系统控制失调，造成植物神经功能紊乱而引起的咽部或食管上段肌肉异常收缩。此时应与食管癌相鉴别，食管癌的症状是进行性吞咽困难，患者多有进行性消瘦，食管钡餐 X 光检查、纤维食管镜或食管拉网检查等可发现病理改变。

4. 宫颈及子宫肿瘤

围绝经期综合征多发生于绝经前期，此时是宫颈癌和子宫肌瘤好发年龄，因此也应注意鉴别。只要定期作妇科检查，必要时作宫颈刮片活检和子宫内膜活检不难排除。

五、按摩手法

（一）基础手法

（1）患者俯卧位，医者位其旁。

1）自肝俞至八髎穴施揉法 3~5 遍。

2）按揉心俞、肝俞、脾俞、肾俞、次髎穴。

3）自大椎至命门穴施按压法 3~5 遍，重点施术于大椎、身柱、至阳、命门穴。

4）在下肢后侧施拿法、揉法 3~5 遍，按揉委中、涌泉穴。

（2）患者仰卧位，医者位其头侧。

1）按揉印堂穴 0.5~1 分钟，分推前额 3~5 遍。

2）用食指和中指夹住耳郭在耳根处施擦法 0.5~1 分钟。

3）按揉神庭、百会、头维、太阳、风池穴。

（3）患者仰卧位，医者位其旁。

1）拿、揉上肢 3~5 遍，交替按压前臂手厥阴心包经 3~5 遍。

2）按揉中府、曲池、内关、神门穴。

3）分推胁肋 3~5 遍。

4）以神阙穴为中心顺时针、逆时针摩腹各 0.5~1 分钟，按揉中脘、气海、关元穴。

5）拿、揉下肢 3~5 遍，沿阴陵泉至三阴交穴连续按压 3~5 遍。

6）按揉气冲、血海、足三里、太冲穴。

（二）辨证治疗

（1）肝肾阴虚型：按揉肝俞、肾俞、三阴交、太冲、太溪穴。

（2）肾阳亏虚型：擦命门穴 0.5~1 分钟，按揉肾俞、关元穴。

六、注意事项

（1）手法刺激量不宜过大。

（2）嘱患者加强自身调理，保持情绪乐观。

第四节　带下病（盆腔炎性疾病后遗症）

一、概述

带下病是指带下量明显增多或减少，色、质、气味发生异常，或伴有全身或局部症状，多因湿邪影响冲任，带脉失约，任脉失固所致。

现代医学称盆腔炎性疾病后遗症、慢性盆腔炎，是指盆腔炎性疾病未得到及时正确的治疗，而发生的一系列后遗症。

本病是妇科的常见病、难治病，当机体抵抗力下降时可诱发急性发作。

二、病因病机

女性生殖道在解剖、生理上具有比较完善的自然防御机能。在健康妇女，阴道内虽有某些病原体存在，但不一定引起炎症，而慢性盆腔炎是由以下几种情况所致。

（1）产后或流产后感染：患者产后或小产后体质虚弱，宫颈口经过扩张尚未很好地关闭，此时阴道、宫颈中存在的细菌有可能上行感染盆腔；如果宫腔内尚有胎盘、胎膜残留，则感染的机会更大。

（2）妇科手术后感染：行人工流产术、放环或取环手术、输卵管通液术、输卵管造影术、子宫内膜息肉摘除术，或黏膜下子宫肌瘤摘除术时，如果消毒不严格或原生殖系统有慢性炎症，即有可能引起术后感染。也有的患者手术后不注意个人卫生，或术后不遵守医嘱，有性生活，同样可以使细菌上行感染，引起盆腔炎。

（3）月经期不注意卫生：月经期间子宫内膜剥脱，宫腔内血窦开放，并有凝血块存在，这是细菌滋生的良好条件。如果在月经期间不注意卫生，使用不合格的卫生巾或卫生纸，或有性生活，就会给细菌提供逆行感染的机会，导致盆腔炎。

（4）邻近器官的炎症蔓延：最常见的是发生阑尾炎、腹膜炎时，由于它们与女性内生殖器官毗邻，炎症可以通过直接蔓延，引起女性盆腔炎症。患慢性宫颈炎时，炎症也能够通过淋巴循环引起盆腔结缔组织炎。

中医学认为本病由湿热或感受外邪所致，与肝脾二脏有关，情志抑郁、恼怒，伤及肝脏，肝郁化火，若肝郁气滞则血瘀；亦可因饮食失调，或忧思所伤，使脾运化失调，水湿停滞而成寒湿，郁久化火而导致湿热内蕴，肝脾功能失调均可导致气血郁滞，郁久形成癥瘕。

三、临床表现

下腹坠痛及腰骶酸痛，劳累、性交后、排便时或月经前后加剧。由于盆腔瘀血，患者可有月经增多，卵巢功能损害时可有月经失调，输卵管粘连阻塞时可致不孕。如果炎症仅限于盆腔结缔组织，输卵管并未累及，则不影响生育功能，仍旧可以怀孕。全身症状多不明显，有时可有低热，易疲劳；病程时间较长者，部分患者可有神经衰弱症状，如精神不振、周身不适、失眠等。当患者抵抗力差时，易急性或亚急性发作。妇科检查可见子宫常呈后位，活动受限或粘连固定。若为输卵管炎，则在子宫一侧或两侧触到增粗的输卵管，呈索条状，并有轻度压痛。若为输卵管积水或输卵管卵巢囊肿，则在盆腔一侧或两侧摸到囊性肿物，活动多受限。若为盆腔结缔组织炎时，子宫一侧或两侧有片状增厚、压痛，宫骶韧带增粗、变硬、有压痛。

中医把本病分为脾虚湿困、肾阴亏虚、肾阳亏虚、湿热下注四型。

（1）脾虚湿困：分泌物色白或淡黄，量多如涕，无臭，绵绵不断。恶心纳少，腰酸神倦。舌淡胖，苔白腻，脉缓弱。

（2）肾阴亏虚：分泌物色黄或兼赤，质黏无臭。阴户灼热，五心烦热，腰酸耳鸣，头晕心悸。舌红，苔少，脉细数。

（3）肾阳亏虚：分泌物量多，清稀如水，或透明如鸡子清，绵绵不绝，腰酸腹冷，小便频数清长，夜间尤甚。舌质淡，苔薄白，脉沉迟。

（4）湿热下注：分泌物量多，色黄或兼绿，质黏稠，或如豆渣，或似泡沫，气秽或臭，阴户灼热瘙痒，小便短赤，或伴有腹部掣痛。舌质红，苔黄腻，脉濡数。兼肝胆湿热者，出现乳胁胀痛，头痛口苦，烦躁易怒，大便干结。舌红，苔黄，脉弦数。

四、诊断与鉴别诊断

有急性盆腔炎史及症状和体征者，诊断多无困难；但有时患者症状较多，而无明显盆腔炎病史及阳性体征，此时对慢性盆腔炎的诊断需慎重。

有时盆腔充血或阔韧带内静脉曲张也可产生类似慢性炎症的症状。慢性盆腔炎与子宫内膜异位症有时不易鉴别，子宫内膜异位症痛经较显著，若能摸到典型结节，有助于诊断。鉴别困难时可行腹腔镜检查。

慢性盆腔炎应与慢性阑尾炎相鉴别，慢性阑尾炎主要是间歇性右下腹部疼痛或持续性隐痛，常因剧烈活动、久站、长久行走、跑步及过饱时引起发作或加重。腹痛开始多在脐周围或脐下方，数小时后即转移到右下腹部阑尾区，急性发作时右下腹疼痛剧烈，此时白细胞总数及中性粒细胞增高，部分患者发烧。右下腹部麦氏点压痛较明显。

五、按摩手法

（一）基础手法

（1）患者俯卧位，医者位其旁。

1）揉腰背部两侧 3～5 遍，按揉肝俞、肾俞、膀胱俞、次髎穴。

2）擦腰骶部 0.5～1 分钟。

3）拿、揉下肢后侧 3～5 遍。

4）揉小腿内侧 3～5 遍，按揉地机、三阴交、涌泉穴。

（2）患者仰卧位，医者位其旁。

1）揉小腹部 0.5～1 分钟，按揉气海、关元、大巨、归来穴。

2）拿、揉大腿前侧 3～5 遍，按揉血海、足三里、太溪、太冲穴。

（二）辨证治疗

（1）脾虚湿困型：摩腹 0.5～1 分钟，按揉大横、腹结、阴陵泉穴。

（2）肾阴亏虚型：按揉肾俞、次髎、太溪穴。

（3）肾阳亏虚型：在小腹部施振法 0.5～1 分钟，按揉带脉、京门、昆仑穴。

（4）湿热下注型：按揉天枢、阴陵泉、复溜穴。

六、注意事项

（1）注意个人卫生与性生活卫生，严禁经期房事。

（2）饮食清淡，避免生冷、辛辣刺激品。

（3）注意劳逸适度。

第五节　乳癖（乳腺增生）

一、概述

乳癖是由情志内伤，肝气郁结，冲任失调，痰瘀凝结所致的单侧或双侧乳痛，或出现包块，与月经周期及情志变化密切相关。

现代医学称乳腺增生，是指乳腺上皮和纤维组织增生，乳腺组织导管和乳小叶在结构上的退行性病变及进行性结缔组织的生长，是与内分泌相关的非炎症、非肿瘤的腺内组织增生。此处仅限于小叶增生性乳腺增生。

临床以乳房部出现胀满疼痛，疼痛时轻时重，肿块隐结于乳房内部不容易被发现为特点。是青中年妇女的常见病和多发病，病程较长，少数病例可发生癌变。

二、病因病机

乳癖的发病原因主要是由于内分泌激素失调所致，雌激素与孕激素平衡失调，表现为黄体酮孕激素分泌减少，雌激素量相对增多，致使雌激素长期刺激乳腺组织，而缺乏孕激素的节制与保护作用，乳腺导管和小叶在周而复始的月经周期中，增生过度，复旧不全，从而导致乳癖的发生。

中医学认为乳癖多因情志内伤，肝郁痰凝，痰瘀互结乳房；或因肝肾不足，冲任失调，痰湿内结所致。

（1）肝郁痰凝：平素情志抑郁，气滞不舒，气血蕴结于乳络，不通则痛，而引起乳房疼痛；肝气犯胃，脾失健运，导致气滞血瘀夹痰结聚而成乳中结块。

（2）冲任失调：肾气不足，冲任失调，气血瘀滞，积聚于乳房，引起乳房疼痛而结块。

三、临床表现

（1）乳房疼痛：常为胀痛或刺痛，可累及一侧或两侧乳房，以一侧偏重多见，疼痛严重者不可触碰。疼痛以乳房肿块处为主，亦可向患侧腋窝、胸胁或肩背部放射；有些则表现为乳头疼痛或瘙痒。乳房疼痛常于月经前数天出现或加重，行经后疼痛明显减轻或消失；疼痛亦可随情绪变化而波动。这种与月经周期及情绪变化有关的疼痛是乳腺增生病临床表现的主要特点。

（2）乳房肿块：肿块可发于单侧或双侧乳房内，单个或多个，好发于乳房外上象限，亦可见于其他象限。肿块形状有片块状、结节状、条索状、颗粒状等，其中以片块状为多见。肿块边界不明显，质地中等或稍硬，活动好，与周围组织无粘连，常有触痛。肿块大小不一，小者如粟粒般大，大者可逾3~4cm。乳房肿块也有随月经周期而变化的特点，月经前肿块增大变硬，月经来潮后肿块缩小变软。

（3）乳头溢液：少数患者可出现自发性乳头溢液，为草黄色或棕色浆液性液体。

（4）月经失调：本病患者可兼见月经前后不定期，量少或色淡，可伴痛经。

（5）情志改变：患者常感情志不畅或心烦易怒，每遇生气、精神紧张或劳累后加重。

中医学根据乳癖的病因病机，在临床上常分两种证型：

（1）肝郁痰凝：一侧或两侧乳腺出现肿块和疼痛，肿块和疼痛与月经周期有关，肿块较小，发展缓慢，不红不热，推之可移，经前加重，行经后减轻，伴有情志不舒，心烦易怒，失寐多梦，胸闷嗳气，胸胁胀满；舌质淡，苔薄白，脉细弦。

（2）冲任失调：一侧或两侧乳腺出现肿块和疼痛，肿块较大，坚实而硬，重坠不适，常伴有月经不调，前后不定期，经量减少，色淡，或闭经；全身症状可见怕冷，腰膝酸软，神疲乏力，耳鸣。舌质淡胖，苔薄白，脉濡细。

四、诊断与鉴别诊断

（一）诊断

（1）一侧或两侧乳房出现单个或多个肿块，有周期性乳房疼痛，与情绪及月经周期关系明显，月经来潮前一周左右症状加重，行经后肿块及疼痛明显减轻，连续3个月不能自行缓解。

（2）排除生理性乳房疼痛，如经前轻度乳房胀痛、青春期乳痛及仅有乳痛而无肿块的乳痛症。

（3）乳房内可触及单个或多个大小不等的不规则结节，质韧，多位于外上象限，结节与周围组织无粘连，可被推动，常有轻度触痛，腋下淋巴结不大。

（4）诊断不明者利用X线、B超等辅助检查，必要时行肿块针吸细胞学检查及局部活组织病理检查，以排除乳腺癌、乳腺纤维腺瘤等。

（二）鉴别诊断

乳癖患者若临床表现不典型或没有明显的经前乳房胀痛，仅表现为乳房肿块者，特别是单侧单个、质硬的肿块，应与乳腺纤维腺瘤及乳腺癌相鉴别。

（1）乳腺纤维腺瘤：乳腺纤维腺瘤的乳房肿块大多为单侧单发，肿块多为圆形或卵圆形，边界清楚，活动度大，质地一般韧实，亦有多发者，但一般无乳房胀痛，或仅有轻度经期乳房不适感，无触痛，乳房肿块的大小性状不因月经周期而发生变化，患者年龄多在30岁以下，以20～25岁最多见。此外，在乳房的钼靶X线片上，乳腺纤维腺瘤常表现为圆形或卵圆形密度均匀的阴影及其特有的环形透明晕，亦可作为鉴别诊断的一个重要依据。

（2）乳腺癌：乳腺癌的乳房肿块质地一般较硬，有的坚硬如石，肿块大多为单侧单发，肿块可呈圆形、卵圆形或不规则形，可长到很大，活动度差，易与皮肤及周围组织发生粘连，肿块与月经周期及情绪变化无关，可在短时间内迅速增大，好发于中老年女性。此外，在乳房的钼靶X线片上，乳腺癌常表现为肿块影、细小钙化点、异常血管影及毛刺等，也可以帮助诊断。肿块针吸乳腺癌可找到异型细胞。最终诊断需以组织病理检查结果为准。

五、按摩手法

（一）基础手法

（1）患者仰卧位，医者位其旁。

1）自上而下推、揉胸骨3～5遍，自下而上分推锁骨下缘3～5遍。

2）沿上肢手三阴经施按法、揉法 3~5 遍。

3）按揉中府、膻中、中脘、曲池、内关穴。

4）在下肢部施拿法、揉法 3~5 遍，按揉足三里、太冲穴。

（2）患者俯卧位，医者位其旁。

1）沿第 1 胸椎至第 9 胸椎两侧膀胱经自上而下施推法 3~5 遍。

2）按压或一指禅推胸段华佗夹脊穴 3~5 遍。

3）按揉厥阴俞、心俞、膏肓、膈俞、肝俞穴。

（二）辨证治疗

（1）肝郁痰凝型：按、揉小腿内侧 3~5 遍，按揉阴陵泉、蠡沟、丰隆、太冲穴。

（2）冲任失调型：擦腰骶部 0.5~1 分钟，按揉肾俞、气海、太冲、三阴交穴。

六、注意事项

（1）手法宜轻柔、和缓。

（2）保持心情舒畅。

第八章 儿科疾病按摩手法 技术操作规范

第一节 小儿泄泻（小儿腹泻）

一、概述

小儿泄泻，现代医学称小儿腹泻，是指小儿大便次数增多，粪便稀薄，甚至如水样便，是婴幼儿时期常见的一种消化道综合征。本病四季皆可发生，而尤以夏、秋两季为多。如治疗不及时，迁延日久可影响小儿的营养、生长和发育。重症患儿还可产生脱水、酸中毒等一系列严重症状，甚至危及生命。故临诊时必须十分注意。

二、病因病机

（1）感受外邪：腹泻的发生与气候有密切关系。寒、湿、暑、热之邪皆能引起腹泻，而尤以湿邪引起的为多。脾恶湿喜燥，湿困脾阳，使运化不健，对饮食水谷的消化、吸收发生障碍而致腹泻。

（2）内伤乳食：由于喂养不当，饥饱无度，或突然改变食物性质，或恣食油腻、生冷，或饮食不洁，导致脾胃损伤，运化失职，不能腐熟水谷而致腹泻。

（3）脾胃虚弱：小儿脏腑娇嫩，脾常不足，且小儿生机蓬勃，脾胃负担相对较重，一旦遇到外来因素的影响就可能导致脾胃受损，使水谷不得运化，则水反而为湿，谷反而为滞，水湿滞留，下注肠道而为腹泻。

现代医学认为，小儿腹泻的内因是婴幼儿消化系统发育不成熟，功能不完善，神经调节功能较差，胃酸与消化酶分泌较少，酶的活力低等；外因则可由饮食失调或感受寒冷造成，或由肠道内感染致病性大肠杆菌、病毒、真菌或原虫等造成，严重者可由水和电解质紊乱而引起脱水和酸中毒等危症。

三、临床表现

（1）寒湿泻：大便清稀多沫，色淡不臭，肠鸣腹痛，面色淡白，口不渴，小便清长，苔白腻，脉濡，指纹色红。

（2）湿热泻：腹痛即泻，急迫暴注，色黄褐热臭，身有微热，口渴，尿少色黄，苔黄腻，脉滑数，指纹色紫。

（3）伤食泻：腹痛胀满，泻前哭闹，泻后痛减，大便量多酸臭，口臭纳呆，或伴呕吐酸馊，苔厚或垢腻，脉滑。

（4）脾虚泻：久泻不愈，或经常反复发作，面色苍白，食欲不振，便稀夹有奶块及食物残渣，或每于食后即泻，舌淡苔薄，脉濡。若腹泻日久不愈，进而可损及肾阳，症见面色㿠白，大便水样，次数频多，四肢厥冷，舌淡苔白，脉软弱无力。甚者出现腹泻不止，完谷不化，四肢逆冷，脉微欲绝，昏不识人等津竭阳脱之症。

现代医学根据腹泻之轻重将其分为轻型（单纯性消化

不良）和重型（中毒性消化不良）。重型临床症状皆较重，并伴有显著的全身症状，可由轻型转变而来，亦可急性发病，腹泻一般每天 10 次以上，便中含大量水分，患儿食欲低下，常并发呕吐、发热等，体重很快下降，若不及时治疗，可逐渐出现脱水和酸中毒的症状，甚至可危及生命，故在临床中必须严密观察病情变化。

四、按摩手法

（一）基础手法

（1）患儿仰卧位，医者位其旁。

1）揉板门 200 次，补脾经 300 次，清小肠经 200 次。

2）摩腹 2 分钟。

3）揉脐 1~2 分钟。

4）揉天枢穴。

（2）患儿俯卧位，医者位其旁。

1）按揉脾俞、胃俞穴。

2）捏脊 7~9 遍。

3）擦命门穴 0.5~1 分钟。

3 岁以上可以参考以下手法：

（1）患儿仰卧。

1）平揉下腹部，待腹部温软后，叠神阙，拇指平揉关元穴。

2）点双侧带脉穴。

3）沿下肢足阳明胃经和三条阴经路线，由上而下行擦法。

4）拿揉大腿外侧，在三阴交处行拇指拨揉法，揉点公孙穴。

（2）患儿俯卧。

1）由长强至大椎穴行顺序捏提督脉，加提捻或提拉，在腰骶部以拉响为宜。反复施术7~9遍。

2）重点脾俞、胃俞、大肠俞、命门等。

3）用指背快速搓揉八髎穴。

（二）辨证治疗

（1）寒湿泻：点揉足三里，揉脐周、左下腹，搓双掌心、双足心至热。

（2）湿热泻：用泻法（逆时针旋转）点揉足三里、合谷穴；揉摩腹部，中等刺激，手触稍深。

（3）伤食泻：旋摩全腹，揉脐周、左下腹；双拇指按揉中府穴，点带脉、大横穴。

（4）脾虚泻：从耻骨边缘至胸骨剑突，沿任脉自下而上用双拇指行轻推法；揉膻中、中脘、气海等穴；医者掌心搓热，按于小腹部，以关元穴为主，行缓摩法。

五、注意事项

（1）摩腹速度要均匀和缓，若患儿出现呕吐等情况，宜立即停止摩腹，并将患儿抱起，轻拍背部，以顺气止呕。

（2）推七节骨时，局部需涂抹介质。

第二节　疳积（消化不良）

一、概述

疳积是指小儿因内伤乳食、停滞不化、气滞不行所形成的一种慢性消化功能紊乱的综合征，以不思饮食或食而不化，身长、体重增长缓慢或不增长，大便或稀或干为特征。积久不化则转化为疳症，往往是积滞的进一步发展，所以，古人有"无积不成疳"的说法。疳是指小儿饮食失调，喂养不当，脾胃虚损，运化失权，以病程迁延、形体消瘦、毛发干枯、发育迟缓、神疲乏力为特征。古人说疳者为干，前者指病因，后者指病证。

积和疳不仅有因果关系，而且在临床上有轻重之别，二者关系密切，故统称为疳积。

现代医学称消化不良，是指消化功能紊乱的综合征，为儿科常见病。

二、病因病机

（1）乳食不节、伤及脾胃：脾主运化，胃主受纳，小儿乳食不节，过食肥甘生冷，伤及脾胃，脾胃失司，受纳运化失职，升降失调，乃成积滞。积滞日久，脾胃更伤，转化为疳。

（2）脾胃虚弱：乳食难于腐熟，而使乳食停积，壅聚中州，阻碍气机，时日渐久，致使营养失调，患儿羸瘦，气血虚衰，发育障碍。

乳食积滞与脾胃虚弱互为因果，积滞可伤及脾胃，脾胃虚弱又能产生积滞，故临床上多互相兼杂为患。此外感染虫症和某些慢性疾病也常为本病的原因。

三、临床表现

（1）积滞伤脾：形体消瘦，体重不增，腹部胀满，纳食不香，精神不振，夜眠不安，大便不调，常有恶臭，舌苔厚腻。

（2）气血两亏：面色萎黄或㿠白，毛发枯黄稀疏，骨瘦如柴，精神萎靡或烦躁，睡卧不宁，哭声低微，四肢不温，发育障碍，腹部凹陷，大便溏泄，舌淡苔薄，指纹色淡。

四、按摩手法

（一）基础手法

补脾经 100 ~ 300 次，运内八卦 100 次，推四横纹 100 ~ 300 次，揉中脘穴，按揉足三里穴，捏脊 7 ~ 9 遍。

3 岁以上可以参考以下手法：

（1）患儿仰卧。

1）沿正中线从剑突到耻骨联合上缘行掌推法。重点按揉中脘、气海、天枢。

2）用多指摩法在胃脘部周围施术。

3）用点揉法顺下肢前外侧缘的足阳明胃经施术，重点足三里、阳陵泉。

（2）患儿俯卧位。

1）从长强到大椎穴，行捏脊法 7 ~ 9 遍，从尾椎到第一腰椎作提拉法，以有响声为宜。

2）沿脊柱两侧足太阳膀胱经，由上而下行连续点按法，重点脾俞、胃俞，或加点肝俞、肾俞、大肠俞穴。

3）多指拿揉腓肠肌，以有发热感为宜。

（二）辨证治疗

（1）乳食内积型：揉板门 200 次，分推腹阴阳 100 ~

200 次，揉天枢穴。3 岁以上，轻摩胃脘，揉中脘、上脘等穴，时间稍长；揉点中府、大包、商丘等穴，中等刺激，以旋摩、点揉为主。

（2）脾虚夹积型：推三关 100 次，揉外劳宫 100～300 次。3 岁以上，沿任脉自下而上行推法；沿督脉自下而上行捏脊法；对胃脘、腹部行摩法应顺时针施术。

五、注意事项

（1）全部施术手法宜轻、缓、揉、稳。取效不必求速。

（2）捏脊手法刺激较强，宜放在结束时操作。

（3）合理营养，饮食有节，勿偏食、挑食。

第三节　便　秘

一、概述

便秘是指大便秘结不通，排便时间延长，或欲大便而坚涩不畅的一种病证。是小儿常见病之一。

二、病因病机

（1）饮食不节，过食辛热厚味，以致肠胃积热，气滞不行，或于热病后耗伤津液，导致肠道燥热，津液失于输布而不能下润，于是大便秘结，难于排出。

（2）先天不足，身体虚弱；或病后体虚，气血亏损。气虚则大肠传送无力，血虚则津少不能滋润大肠，以致大便排出困难。

三、临床表现

（1）实秘：大便干结，面赤身热，口臭唇赤，小便短赤，胸胁痞满，纳食减少，腹部胀痛，苔黄燥，指纹色紫。

（2）虚秘：面色㿠白无华，形瘦乏力，神疲气怯，大便努挣难下，舌淡苔薄，指纹色淡。

四、按摩手法

（一）基础手法

清大肠经 100～300 次，按揉膊阳池，摩腹，按揉足三里穴，捏脊 7～9 遍。

3 岁以上可以参考以下手法：

（1）患儿仰卧。

1）用双手掌根推揉腹部两侧，尤其是左侧，由外上至内下方向施术。

2）双手掌在全腹部行波形揉法，或顺时针旋摩法。

3）一手按住下腹部，一手拿住膝下部，作屈膝活动，配合按揉腹部。

4）双拇指点带脉穴。

（2）患儿俯卧。

1）在大肠俞周围寻找压痛点，一手拇指按住一侧压痛点，并嘱患儿作相应一侧的足内旋运动；婴幼儿则需医者另一手为其作同侧的足内旋运动。

2）双手拇指顺序按揉提肛肌。

3）拍打或叩打尾骨上部。

（二）辨证治疗

（1）实秘型：推六腑 100～300 次，运内八卦 100 次，揉天枢穴，推下七节骨 100～200 次，搓摩胁肋 50～100 次。3 岁以上：在下腹部尤其是左下腹部按揉，同时寻找压痛点或硬结，并在其周围作深层按揉，按揉胃脘，疏导足阳明胃经，重点足三里穴。

（2）虚秘型：补脾经 100～300 次，推三关 100～300 次，揉二马，揉肾俞穴。3 岁以上：按揉下腹部，并掌揉髋骨、股骨附近，点揉气海、关元穴；搓摩腰骶部至热；点按命门、脾俞、肾俞穴。

五、注意事项

养成定时排便的习惯。

第四节　咳　嗽

一、概述

小儿咳嗽是指以咳嗽为主要症状的病证。有声无痰为咳，有痰无声为嗽，有声有痰为咳嗽，多继发于感冒之后。

现代医学多见于急慢性咽炎、支气管炎、支气管扩张、感冒等疾病。

二、病因病机

（1）外感咳嗽：肺为娇脏，职司呼吸，开窍于鼻，外合皮毛，主一身之表，居脏腑之上，外感邪气，首当犯肺。当风寒或风热外侵，邪束肌表，肺气不宣，清肃失职，痰液滋生；或感受燥气，气道干燥，咽喉不利，肺津受灼，痰涎粘结，均可引起咳嗽。

（2）内伤咳嗽：多因平素体虚，或肺阴虚损，肺气上逆，或脾胃虚寒，健运失职，痰湿内生，上扰肺络，均可引起咳嗽。

三、临床表现

（1）外感咳嗽：咳嗽有痰，鼻塞，流涕，恶寒，头痛，苔薄，脉浮。若为风寒者兼见痰、涕清稀色白，恶寒重而无汗，苔薄白；若为风热者兼见痰、涕黄稠，稍怕冷而微汗出，口渴，咽痛，发热，苔薄黄，脉浮数。

（2）内伤咳嗽：久咳，身微热或干咳少痰，或咳嗽痰多，食欲不振，神疲乏力，形体消瘦。

四、按摩手法

（一）基础手法

（1）揉肺俞穴，揉天突、膻中穴。

（2）开天门 30 次，推坎宫 30 次，揉太阳 30 次，揉耳后高骨 30 次。

3 岁以上可以参考以下手法：

（1）患儿俯卧。

1）沿第一至第五胸椎棘突上以双手拇指行交替按压法，重点施术于身柱、陶道、大椎 7～9 遍；以拇指揉风门、肺俞穴。

2）用小鱼际按摩颈部两侧以放松颈肌，可同时点揉巨骨与哑门穴、巨骨与天突穴、肺俞与鱼际穴、涌泉与定喘穴等2~3组。

（2）患儿仰卧。

用鱼际揉胸骨柄，以膻中穴为主；同时点揉中府与膻中穴，用双掌沿两侧胁肋作分推后，压迫锁骨边缘1~2分钟。

（3）患儿正坐。

双手拇指点双侧翳风穴；同时点揉尺泽和鱼际穴；点鱼际同时压肩活动同侧上肢，重复做对侧。

（二）辨证治疗

（1）风寒袭肺型：于1~5胸椎棘突上先搓热后，再行拇指交替按压；向下推拿大鱼际、小鱼际，搓劳宫穴。

（2）风热犯肺型：沿风门、肺俞穴作背揪法，揪至皮肤发红、内热外透为止，搓前臂尺侧至热。

第五节　夜　啼

一、概述

夜啼是指经常入夜则啼哭不安，或每夜定时啼哭，甚则通宵达旦，而白天又如常者，多见于半岁以内的婴幼儿。

现代医学认为夜啼是小儿神经系统发育尚未完备，因一些疾病及某些外界刺激（如惊吓、过度兴奋等）导致神经功能调节紊乱而造成本病。

二、病因病机

小儿夜啼以脾寒、心热、惊骇、食积等为发病原因。

（1）脾寒：本病的发生，多由于先天不足，后天失调，脏腑受寒所致。婴儿素体虚弱，脾常不足，至夜阴盛。脾为阴中之至阴，寒邪内侵，潜伏于脾，或脾寒内生，寒邪凝滞，气血不通，不通则痛，故入夜腹痛而啼哭。

（2）心热：乳母孕期恣食肥甘，或过食炙煿之物，以致胎中受热，结于心脾，或邪热乘于心，心火过旺，或肝胆热盛，故内热烦躁，不得安寐而啼哭。

（3）惊骇：患儿偶见异物，或乍闻异声，暴受惊恐所致。小儿神气不足，心气怯弱。若受惊吓则神志不宁而散乱，心志不宁则烦躁，神不守舍而惊惕不安，夜间惊啼不眠。

（4）食积：婴儿乳食不节，内伤脾胃，运化功能失司，乳食积滞中焦而胃不和，胃不和则卧不安，因而入夜啼哭。

三、临床表现

（1）脾寒：夜间啼哭，睡喜俯卧，四肢欠温，食少便溏，神怯困倦，痛时弯腰，啼哭声软，面色青白，唇舌淡白、苔薄白，脉象沉细，指纹淡红。

（2）心热：夜间啼哭，喜仰卧，见灯火则啼哭愈甚，且伴烦躁，面赤唇红，心神不宁，哭声粗壮，小便短赤，大便秘结，舌尖红、苔薄，脉数有力，指纹青紫。

（3）惊骇：夜间啼哭，面红或泛青，心神不宁，惊惕不安，睡中易醒，梦中啼哭，声惨而紧，呈恐惧状，紧偎母怀，脉象、唇舌多无异常变化。

（4）食积：夜间啼哭，厌食吐乳，嗳腐泛酸，腹痛胀满，睡卧不安，大便酸臭，舌苔厚腻，指纹紫滞。

四、按摩手法

（一）基础手法

补脾经 100～300 次，清心经 100～200 次，清肝经 100～300 次，揉小天心 100 次，揉外劳宫 200 次，摩腹 1 分钟，揉足三里穴。

3 岁以上可以参考以下手法：

（1）患儿俯卧。

1）在腰背部足太阳膀胱经两侧行轻摩法，或行快速擦法。由上而下，反复施术。

2）沿督脉行提捻法或捏脊法。

3）双拇指点揉双侧心俞、脾俞、肾俞；点揉至阳、身柱穴。

（2）患儿仰卧。

搓揉神阙；轻揉腋下，以极泉穴为主；点神门穴。

（二）辨证治疗

（1）脾寒型：推三关 100～300 次，揉中脘穴，揉脐。3 岁以上：在腰背部行快速搓法，以皮肤潮红、灼热为宜；腰部搓揉后，将掌心按于命门处约半分钟，反复施术 3～5 遍；搓双侧腓肠肌，搓揉双足至温热。

（2）心热型：掐心经 100 次，清天河水 100～200 次，退下六腑 100～200 次。3 岁以上：从郄门至内关行连续按压法，重点神门穴；揉点中冲穴；用多指揉小腿内侧，以阴陵泉至三阴交为主。

（3）惊骇型：开天门 30 次，揉精宁、威灵各 50 次。

（4）食积型：清脾胃、清大肠各 100～200 次，揉中脘穴、推下七节骨 200～300 次。3 岁以上：运三脘，按揉足三里、上巨虚、下巨虚。

五、注意事项

注意保持周围环境安静。

第六节　遗　尿

一、概述

遗尿是指 3 岁以上小儿在睡眠中不知不觉地将小便尿在床上的一种病证，多因肾气不足、脾肺气虚及肝经湿热所致。

3 岁以内的婴幼儿，由于脑髓未充，智力未健，排尿的自控能力尚未形成；或年长儿童因贪玩疲劳过度，睡前多饮等，偶尔遗尿者，皆不属病态。

遗尿症必须及早治疗，如病延日久，会妨碍儿童的身心健康，影响发育。

二、病因病机

遗尿与肺、脾、肾三脏气化功能失常有关，其中肾与遗尿关系更为密切。小便正常的排泄，有赖于膀胱与三焦功能的健全。而三焦气化，上焦以肺为主，中焦以脾为主，下焦以肾为主。若肺、脾、肾三脏功能失常，皆会发生遗尿。

（1）下元虚冷：小儿遗尿，多为先天肾气不足，下元虚冷所致。《诸病源候论》指出："遗尿者，此由膀胱虚寒，不能约水故也。"肾主闭藏，开窍于二阴，司职二便，与膀胱相表里。肾为水关，肾气充沛，则膀胱气化正常，关门固而膀胱排尿有序。肾气虚则膀胱气化不足，关门不固，水道失去制约而发生遗尿。

（2）脾肺气虚：由于各种疾病引起的脾肺虚损，气虚下陷，也可以出现遗尿症。肺主一身之气，为水之上源，有通调水道、下输膀胱的功能。脾属中土，喜燥而制水，主运化水谷精微而输于肺。肺脾功能正常，方能维持机体水液的正常输布和排泄。若肺脾气虚，则上虚不能制下，下虚不能上承，运化无力，节制无权，则水液趋下，以致膀胱失约、关门不固而遗尿。

（3）肝经郁热：肝主疏泄，肾主闭藏。由于肝经郁热所致的疏泄作用太过，肾的闭藏作用不及，使肾关开合约制失力，膀胱不藏而发生遗尿。

三、临床表现

眠中不自主排尿，如白天疲劳、天气阴雨时更易发生，轻则数夜遗尿1次，重则每夜遗尿1~2次，甚或更多。遗尿病久可见患儿面色萎黄，智力减退，精神不振，头晕腰酸，四肢不温等症。年龄较大儿童有怕羞或精神紧张感。

（1）肾气不足：睡中遗尿，醒后方觉，一夜1~2次或更多，面色㿠白，智力迟钝，较大儿童能主诉神疲乏力，肢冷形寒，腰腿酸软，小便清长而频，或伴有头晕，甚者见肢冷畏寒，蜷卧而睡，舌质淡、苔薄白，脉沉细无力。

（2）肺脾气虚：睡中遗尿，尿频量少，面色无华，气短自汗，形瘦乏力，食欲不振，或大便溏薄。舌质淡、苔薄白，脉缓无力。

（3）肝经郁热：遗尿，溲黄短赤，频数不能自忍，性情急躁，手足心热，面赤唇红，口渴喜饮，甚或目睛红赤，舌质红、苔黄腻，脉弦数。

四、按摩手法

（一）基础手法

补肺经、脾经、肾经各 300 次，推三关 300 次，揉外劳宫 100～300 次，按揉百会穴，揉丹田穴，按揉肾俞穴，擦腰骶部 0.5～1 分钟。

3 岁以上可以参考以下手法：

（1）患儿俯卧位。

1）在第一腰椎至第五腰椎两侧华佗夹脊穴行连续按压法，反复施术（局部触痛明显处为施术重点）。

2）在腰部命门、肾俞等穴用大鱼际搓至发热或皮肤微红。

3）用小鱼际侧面搓双足心至热；揉涌泉穴。

（2）患儿仰卧位。

顺时针方向掌揉小腹部；叠神阙，以压到腹部有动脉跳动感为最佳，放松后局部发热。

点揉中极穴（点压此穴时，会阴部有胀感）；点揉少腹穴。

掌推大腿内侧，从血海到气冲穴；反复施术后，再揉同侧血海和三阴交穴，并同时点压两穴。

（二）辨证治疗

临床上遗尿患儿多见肺、脾、肾三脏气虚，按以上手法操作即可。如兼有肝经湿热则加手法清肝经、清小肠经各 300 次。

五、注意事项

（1）嘱患儿睡前少喝水，养成定时排尿的习惯。

（2）白天不要过度疲劳。

第七节　能近怯远证（青少年近视）

一、概述

能近怯远证，现代医学称近视，是指眼在调节松弛状态下，平行光线经眼的屈光系统折射后焦点落在视网膜之前，导致视物不清，以视近清楚而视远模糊为特征。近视有先天性者，系父母有高度近视遗传而来，此类较少；有后天性者，系青少年时期，过度用眼，学习阅读环境光线昏暗，偏食而体质较差等原因逐渐形成。临床有假性（调节性）近视与真性（轴性）近视之分，所谓假性者，指过度用眼使睫状肌调节疲劳，不能调节晶状体的屈光能力所致者，休息后可以解除或减轻。真性者指眼轴发育过长，超过了屈光间质所能调节的范围而形成者，必须借助近视眼镜才能矫正。初发者，往往两者兼有。

二、病因病机

（1）心阳虚：阳虚阴盛，心阳虚则目中神不足，阴有余。

（2）肝肾虚：肝肾亏虚，精血不能上荣于目，目失濡养。近视按程度与并发症的情况不同，有单纯的轻度近视，除视近清晰、视远模糊外，无其他症状。合并散光的患者，往往易引起视疲劳、眼有不适感、视久或出现眼酸痛、头痛等症状，休息后可缓解。中度近视患者容易发生玻璃体混浊，自觉眼前有星点飘动。高度近视患者，更容易发生疲劳，甚至会发生单眼隐性或显性外斜，外斜最终可导致废用性弱视。

三、临床表现

（1）心阳虚：目中无神，形寒，视远模糊，容易视疲劳，视久出现眼酸痛、头痛等。

（2）肝肾虚：目中神光不能及远，常眯目视物，或将目标移近目前。

四、按摩手法

（一）基础手法

患儿仰卧位，医者位其头侧。

（1）由内向外揉眼周3~5遍。

（2）分推坎宫穴3~5遍。

（3）点揉眼周睛明、攒竹、丝竹空、太阳、四白穴。

（4）令患儿闭目，轻摩上眼睑3~5遍。

（5）将双手快速搓热并迅速覆于眼上保持 5 秒，反复施术 3~5 遍。

（6）点揉风池、合谷、光明穴。

（二）辨证治疗

（1）心阳不足型：点揉心俞、膈俞、内关、神门穴。

（2）肝肾亏虚型：点揉肝俞、肾俞、太溪穴。

（3）肝血不足型：点揉肝俞、膈俞、太冲穴。

五、注意事项

（1）医者保持双手清洁、温度适宜。

（2）养成良好的用眼习惯。

六、功能锻炼

每天坚持定时作眼保健操，早晚各一次。

第八节　小儿肌性斜颈

一、概述

小儿肌性斜颈又称胸锁乳突肌挛缩症，俗称歪脖，是指患儿头向患侧倾斜，颜面旋向健侧为特征的疾病。本病多发现于出生后两周左右。

二、临床表现

（1）斜颈畸形：婴儿出生后可发现其头部向患侧倾斜，面部向健侧旋转，下颌指向健侧肩部。2~3 周后斜颈畸形更加明显。将头转向健侧明显受限，症状较轻者仔细观察才能发现。此症状随着患儿的生长发育日益加重。

（2）颈部肿块：一般在出生后或出生后 2 周内可触及颈部肿块，位于胸锁乳突肌中下段，以发生于右侧者多见。此肿块呈梭形、卵圆形，无压痛，一般在 1～2 个月后达到最大，之后逐渐缩小至完全消失，此类患儿中有一部分肿块不消失并发生肌肉纤维化和挛缩引起斜颈畸形。

（3）颜面部畸形：先天性肌性斜颈早期未得到有效治疗，即会出现颜面部畸形。主要表现为面部不对称，双侧眼外角至口角的距离不对称，患侧缩短。患侧眼睛位置平面降低。健侧颜面部圆而饱满，患侧则窄而平。颈椎可发生代偿性侧凸畸形。此外，患儿整个面部，包括鼻、耳等也可出现不对称性发育。

三、诊断与鉴别诊断

（一）诊断

（1）出现颈部歪向患侧，颜面偏向健侧。

（2）在患侧胸锁乳突肌处可触及梭形或卵圆形肿块，大小不等。位于肌肉层，质软，肿块边缘清楚，与皮肤分离，按之表面光滑，有一定的活动度。

（3）随着时间的推移，可出现面部、颈椎发育的不对称。

（二）鉴别诊断

（1）颈椎结核：因结核病变致颈部疼痛和肌肉痉挛，常以局部压痛为特征，但无胸锁乳突肌挛缩。颈项活动使疼痛加剧，X 线片可见椎体骨性破坏和椎前脓肿。

（2）骨性斜颈：系颈椎先天发育异常所致，X线可见颈椎骨先天性畸形。

（3）小儿颈部淋巴腺炎：婴儿期患有颈部淋巴腺炎，可迅速发生斜颈并可出现颈部肿块，但此肿块往往压痛明显，并不位于胸锁乳突肌之内。

（4）眼性斜颈：患儿常表现为斜颈姿势，但无胸锁乳突肌挛缩。

四、按摩手法

（1）患儿仰卧位，或母亲抱在怀中。

先以滑石粉等介质涂擦患处。以左手托其后头部，右手食指、中指、无名指三指并拢，沿胸锁乳突肌方向自上而下按揉，反复施术 5 ~ 7 遍。

（2）患儿舒适位。

1）拿、揉胸锁乳突肌，反复施术 3 ~ 5 遍。

2）点、揉胸锁乳突肌的起止端深部 0.5 ~ 1 分钟。

3）在胸锁乳突肌挛缩部位施拨筋法 3 ~ 5 遍。

4）一手将患儿头部后仰并推向健侧，另一手扶住患侧肩部牵拉 3 ~ 5 次，然后用扶肩之手的小鱼际在患侧颈肩部施快速㨰法 3 ~ 5 遍。

5）在患侧面部施揉法 1 ~ 2 分钟。

（3）患儿舒适位。

拿、揉患侧斜方肌 3 ~ 5 遍，点揉翳风、风池穴。

五、注意事项

施术时手法不宜过重，以患儿耐受为度。

六、功能锻炼

平时可利用光线和玩具经常诱使患儿头部向健侧转动。

第九节　桡骨头半脱位

一、概述

小儿桡骨头半脱位，又称"牵拉肘"，俗称"肘错环"、"肘脱环"，是指小儿肘关节受到过度牵拉引起环状韧带滑脱。多发生于 4 岁以下的幼儿，是临床中常见的肘部损伤。小儿桡骨头发育尚不完全，头颈直径几乎相等，环状韧带松弛，故在外力作用下容易发生半脱位。

二、病因病机

本病多因幼儿在肘关节伸直时腕部受到牵拉所致，如穿、脱衣服，走路跌倒时腕部被成人握住，由于肘部突然受牵拉，肱桡关节间隙加大，关节内负压骤增，关节囊和环状韧带被吸入肱桡关节间隙，桡骨头被环状韧带卡住，阻碍回复而形成桡骨头半脱位。

三、临床表现

患肢有被牵拉的损伤史。患侧肘部疼痛，肘关节微屈，前臂呈旋前位，不敢旋后，患儿前臂不能抬举，取物时肘关节不能自由活动。患侧握力减退。桡骨小头处压痛，局部无明显肿胀或畸形，X 线检查不能显示病变。

四、按摩手法

（1）旋转复位法（以左侧为例）：家长怀抱患儿坐好，医者面向患儿，右手掌心托住患儿肘部，拇指抵在桡骨头后上方，左手握住腕部，使前臂伸直后，在轻轻牵引下，使之屈肘，然后顺势旋前伸肘，肘将伸直时，转腕，使前臂旋后，再屈肘。在前臂旋后过程中可感到桡骨头复位入臼。复位成功后症状马上消失，活动如常。

（2）牵引法（以左侧为例）：左手拇指压住肱骨头，右手拇指与四指将桡骨下端压紧，双手同时用力牵拉后屈肘90°即可。

五、注意事项

（1）复位后一般不需固定。为避免牵拉再脱，可用三角巾悬吊 2 ~ 3 天。

（2）防止再次过度向外上方提拉患肢。

第十节　分娩性臂丛神经损伤

一、概述

分娩性臂丛神经损伤是由于产时外伤造成恶血内留，经络瘀滞，气血运行不畅，遂致筋脉失养而发生，属"痿证"范畴。

现代医学认为分娩性臂丛神经损伤（产瘫）是由于胎儿在分娩过程中因各种原因致头肩产生分离作用而引起的臂丛神经牵拉性损伤。患儿出生后即发现上肢无力、活动障碍等症状，严重影响患儿的肢体功能。

二、临床表现

根据臂丛神经损伤部位分为：上干型、下干型、全臂型。

（1）上干型（Erb 瘫痪）：颈 5 至颈 6 神经根支配的肌肉受累。患侧肢体下垂、内收，肩部内旋，肘部旋前，腕、指关节屈曲，拥抱反射不对称。

（2）下干型（Klumpke 瘫痪）：颈 8 至胸 1 神经根受累，腕部屈肌及手肌肉无力，握持反射弱。

（3）全臂型：少见，具以上两型症状。颈交感神经受损者上眼睑下垂，瞳孔缩小，出现 Horner 综合征。

三、按摩手法

（一）上干型

（1）患儿侧卧位，患肢在上。

1）拿、揉三角肌、肱二头肌、肱三头肌 3~5 遍，点揉中府、肩髃、肩井穴。

2）拿、揉胸锁乳突肌、斜方肌 3~5 遍。

（2）患儿俯卧位。

1）轻揉胸 1 至胸 7 两侧 3~5 遍，擦、揉肩背部 3~5 遍。

2）拨、揉冈上肌、冈下肌 3~5 遍，点揉大椎、天宗、肩贞穴。

3）揉颈部项韧带及两侧 3~5 遍，点揉哑门、风池穴。

4）拨菱形肌 3~5 遍。

5）作上臂旋前和旋后运动 3~5 次。

（二）下干型

患儿仰卧位。

1）揉上臂 3~5 遍，重点施术于肘窝处，点揉极泉、尺泽、少海、曲池、郄门、太渊、大陵、神门、通里穴。

2）在前臂屈肌面及掌心施擦法、摩法 0.5~1 分钟。

3）拇指交替点按患肢手背部诸掌骨间隙，从远端到近端，反复施术 3~5 遍。

（三）全臂型

（1）患儿仰卧位。

1）拿、揉胸大肌 3~5 遍，连续按压锁骨下缘 3~5 遍。

2）点揉缺盆、阳陵泉穴。

3）自曲池至阳溪穴拇指交替连续按压 3~5 遍。

4）在上臂、前臂外侧肌群施拿法、揉法 3~5 遍。

5）从上至下在全臂施快速搓法、摩法 3~5 遍。

6）一手点阳池穴，另一手握住其余四指，作顺时针摇动 3~5 次。

7）从远端到近端，拇指交替点按患肢手背部诸掌骨间隙，反复施术 3~5 遍。

（2）患儿坐位。

1）沿臂前侧的伸肌面和屈肌面施拿法、揉法 3~5 遍，再施搓法 0.5~1 分钟。

2）点揉曲池、鱼际、内关穴。

3）作肩关节、腕关节旋转、肘关节的屈伸运动各 5~

7次。

四、注意事项

（1）手法不可暴力，应由轻到重，注意保护患儿各关节、韧带，不可强力扭转。

（2）患侧肢体感觉障碍的，要注意避免患侧肢体皮肤的烫伤、冻伤、压伤及其他损伤。

五、功能锻炼

（1）关节被动活动：对患肢进行各关节各方向的被动活动。关节活动范围以患儿能够承受为度。动作3~5个/组，1~3组/次，2~3次/日。

（2）肌力训练：患肢能自主运动后应进行肌力训练。包括助力主动运动、主动运动和抗阻主动运动，以引起肌肉略感疲劳为度。肌力训练应循序渐进，避免过度负荷或过度训练。

（3）功能性活动：根据每个患儿情况，选取合适的功能活动，要求吸引孩子的注意力。包括：①用线挂起彩球，鼓励患儿举患手拍球。②将乒乓球放在患儿前面或侧面，鼓励患儿用患手去拿取。③拍掌或两个人玩拍手游戏。④用健手抓住患手去摸自己的鼻子、摸对侧耳朵、摸头顶等。⑤患侧手指在桌面前向和侧向"爬行"。⑥患手抓住木块敲打桌面。⑦患手挤捏硬海绵球。⑧日常生活训练，如洗脸、梳头、刷牙、穿衣、进食等。

（4）促进感觉恢复：可用软硬适中的毛刷（如幼儿牙刷）对患肢从下向上逆毛孔进行缓慢轻柔地擦刷

5~10次。

第十一节　五迟（小儿脑性瘫痪）

一、概述

五迟多因禀赋不足、胎育不良，以致精血空虚、脑髓失养，则脑与肢体发育不全、功能障碍；或因大病损伤脑髓或产时脑部受损，通过经络而累及四肢百骸、五官九窍，以致产生脑瘫的种种证候。

现代医学称小儿脑性瘫痪，简称小儿脑瘫，是指自受孕开始至婴儿期非进行性脑损伤和发育缺陷所导致的综合征，主要表现为中枢性运动障碍和姿势异常。

二、临床表现

脑瘫表现多种多样，临床分为5型：①痉挛型；②不随意运动型；③共济失调型；④肌张力低下型；⑤混合型。痉挛型按瘫痪部位可分为以下几种情况：a. 单瘫：单个肢体受累；b. 双瘫：两侧肢体受累；c. 三肢瘫：三个肢体受累；d. 偏瘫：半侧肢体受累；e. 四肢瘫：四肢受累，上、下肢受累程度相似。

（1）痉挛型：此型约占三分之二，以锥体系受损为主，主要表现为肌张力增高，肢体活动受限。上肢常表现为屈肌张力增高，肩关节内收，肘关节屈曲，腕关节屈曲。手指屈曲呈紧握拳状，拇指内收，紧握于掌心中。下肢大腿内收，肌张力增高，大腿外展困难，髋关节内旋，踝关节跖屈。扶站时，双足下垂，内翻；行走时，呈尖足，剪刀样步态。

（2）不随意运动型：以锥体外系受损为主，不随意运动增多，表现为手足徐动，舞蹈样动作，肌张力不全，震颤。该型患儿在静止时常出现缓慢、蠕动样、无目的、不能自控的动作。通常累及全身，头部控制差，面部常有怪异表情，躯干和上肢的不自主动作较为突出。紧张兴奋时不自主运动增加，安静时减少，入睡后消失。

（3）共济失调型：此型少见。主要表现为稳定性、协调性差，步态蹒跚，辨距不良，平衡能力差。走路时两足间距加宽，四肢动作不协调，上肢常有意向性震颤，肌张力低下。

（4）肌张力低下型：此型患儿肌张力低下，四肢呈软瘫状，自主运动很少，仰卧位时四肢呈外展外旋位，状似仰翻的青蛙。俯卧位时，头不能主动偏向一侧。此型常为婴幼儿脑瘫的暂时阶段，2~3岁后大多转变为其他类型，尤其是不随意运动型。

（5）混合型：患儿同时兼有以上某两种类型的症状。以痉挛型与不随意运动型的表现并存为多见。

三、体征及检查

（一）专科检查

（1）观察大运动发育情况：包括竖头、翻身、坐、爬、站、走等情况。

（2）检查患儿伴随症状：是否伴有智力低下，流涎，咀嚼、吞咽困难。

（3）检查体征及反射：包括步态、手功能、斜视、肌力、肌张力、膝腱反射、跟腱反射、髌阵挛、踝阵挛、内收肌角、足背屈角、原始反射情况。

（二）辅助检查

（1）头部 CT：异常改变主要是脑萎缩性变化和脑室扩大。

（2）头部 MRI：以弥漫性脑萎缩、脑室扩大、脑软化灶、脑白质减少为主要改变。

（3）脑电图：能为脑性瘫痪的诊断、治疗、预后判断提供一定的依据。

（4）诱发电位：主要有短潜伏期躯体感觉诱发电位、脑干听觉诱发电位及模式翻转视觉诱发电位，在脑性瘫痪诊断中有一定应用。

四、诊断与鉴别诊断

（一）诊断

（1）明确的妊娠期、新生儿期的高危因素，如早产、难产、产后窒息、黄疸等。

（2）以运动功能障碍为主的神经系统异常表现，或相应的并发症，如肢体瘫痪、功能障碍、智力低下、癫痫、失语、斜视等。

（3）体检有相应的异常体征，如姿势反射异常、病理反射、畸形等。

（4）头部 CT、MRI 检查示脑组织有异常。

（二）鉴别诊断

（1）智力低下：本病常有运动发育迟缓，动作不协调、不灵活，原始反射异常，在婴儿早期易被误诊为脑瘫，但其智力落后的症状较为突出，肌张力基本正常，无姿势异常。

（2）运动发育迟缓：有些小儿的运动发育稍比正常同龄儿迟缓，特别是早产儿。但其不伴异常的肌张力，无异常的运动模式，无其他神经系统异常反射。运动发育迟缓的症状随小儿年龄增长和着重运动训练后，可在短期内使症状消失。

（3）先天性肌弛缓：患儿出生后即有明显的肌张力低下，随年龄增长肌张力低下得到改善。无中枢神经系统及末梢神经病变。反射正常，无异常姿势，独走后发育正常。

（4）进行性脊髓肌萎缩症：婴儿型脊髓肌萎缩症于婴儿期起病，肌无力呈进行性加重，肌萎缩明显，腱反射减退或消失，常因呼吸肌功能不全而反复患呼吸道感染，肌肉活组织检查可帮助确诊。

（5）先天性韧带松弛症：本病主要表现为大运动发育迟缓，尤其是独自行走延缓，行走不稳。有时误诊为脑瘫，但本病主要表现为关节活动范围明显增大，可过度伸展、屈曲、内旋或外旋，肌力正常，腱反射正常，无病理反射，不伴有智力低下或惊厥，有的患儿有家族史。随年龄增大症状逐渐好转。

五、按摩手法

小儿脑瘫在临床上分为 5 型，以痉挛型多见，故在此仅介绍按摩治疗痉挛型小儿脑瘫。

1. 上肢手法

1）揉患儿掌背肌腱、按掌指关节，同时背伸患儿腕部，上翘患儿手指。

2）患儿手紧握拳者，先使其屈腕90°，握拳手指自然伸开，捏住其手指，使患儿拇指呈外展位，再反向旋转，使手掌平伸。一手点按曲池穴，另一手拨、揉伸肌腱。

3）使患儿前臂平伸外旋，与大臂成90°，一手压住患儿掌根，另一手拨、揉正中神经区。再顺势上推患儿肘部，使上肢上举，拨、揉腋下至腕部尺侧肌腱。

4）屈曲患儿肘部，使其前臂从腋下后伸，逐渐用力向后牵拉，同时另一手拿、揉肩部肌肉。

5）患儿肌张力下降后，可一手拿患儿腕部肌腱，另一手屈动患儿掌指关节。

2. 下肢手法

（1）患儿仰卧位。

1）屈患儿足趾，作屈伸下肢动作3～5次。

2）令患儿屈膝，拨小腿外侧肌群。

3）一手从患儿小腿下穿至内侧，以大鱼际压住踝关节，用手握住患儿足部，另一手拨患足外侧肌群。

4）屈膝外展髋关节，使之着床，一手固定膝关节，另一手拨、揉内收肌群。

（2）患儿俯卧位。

1）对小便控制力差的患儿，拨其臀部肌群。

2）屈曲患儿小腿，使足跟靠近臀部，一手握足，中指点按解溪穴，另一手推梁丘穴，随后上抬患儿膝部。

3）一手拨臀横纹，揉下肢后肌群，另一手点按照海穴。

4）一手点按委中穴，另一手握住患儿小腿研磨膝关节。

5）屈曲患儿小腿，一手拇指压跟腱，食指、中指及无名指、小指夹住足趾向下拉，另一手勾解溪穴处。

6）一手在腓肠肌处施以拉、伸、捏、拿动作，另一手极力屈踝。

7）屈踝，点、按患儿足底。

8）患儿下肢肌张力降低后，一手按压环跳穴，另一手握住踝关节，屈、伸下肢3~5次。

3. 头背部手法

（1）搓、摩头两侧0.5~1分钟。

（2）托起患儿头，使患儿呈半躺位，点风池穴，摩枕后边缘叶视觉区，揉、按颈项部。

（3）顺序按压身柱至命门一段督脉诸穴。若患儿经常发热或伴有呼吸道症状，则加点大椎、哑门穴。

（4）针对颈项萎软、头低垂的患儿，可刺激心俞至膈俞穴。

（5）重刺激华佗夹脊穴，沿脊柱施捏法、叩打法。

（6）流涎者，点揉翳风穴，在枕后边缘叶及发际处施擦法、摩法、揉法或压法3~5遍。

六、注意事项

（1）操作时取患儿舒适体位。

（2）手法不可暴力，应由轻到重，注意保护患儿各关节、韧带，僵直状态下不可强力扭转。

（3）有髋关节半脱位者，髋关节被动旋转动作慎用，以免加重脱位。

（4）伴有癫痫的脑瘫患儿施术时要随时观察患儿神志等各方面情况，手法不宜过重，以耐受为度。

七、功能锻炼

以痉挛型脑瘫为例，训练项目和时间根据患儿个人情况而定，循序渐进，注意避免疲劳。

（1）正确的抱姿及坐姿：①正确的抱姿是一手托住患儿臀部，一手扶住肩背部，将患儿竖直抱在怀里，将其两腿分开，分别搁置在家长两侧髋部或一侧髋部的前后侧。②正确的坐姿是患儿两腿伸直坐和椅坐位，不要呈"W"型坐位。

（2）关节被动运动：对患肢进行各关节各方向的被动活动。关节活动范围以患儿能够承受为度。动作3~5个/组，1~3组/次，2~3次/日。

（3）运动发育促进训练：根据患儿的运动发育情况，按抬头、双手支撑、翻身、坐、爬、跪、立、行的顺序进行运动训练。

（4）功能性活动：具体内容有：①上肢功能训练：可作拍手、玩积木、捏取小物品、画画、拧瓶盖、玩橡皮泥及双手互握等练习。②下肢功能训练：可作蹲起、原地踏步、骑儿童自行车、步行等练习。③日常生活训练：如进食、洗漱、如厕、穿衣等。

参 考 文 献

［1］国家技术监督局．中医病证分类与代码（GB/T15657－1995）．北京：中国标准出版社，1995.

［2］国家中医药管理局．中医病证诊断疗效标准．南京：南京大学出版社，1994.

［3］北京市中医管理局．北京地区中医常见病证诊疗常规．北京：中国中医药出版社，2007.

［4］范炳华主编．推拿学．北京：中国中医药出版社，2008.

［5］俞大方主编．推拿学．上海：上海科学技术出版社，2004.

［6］王之虹主编．推拿手法学．北京：人民卫生出版社，2007.

［7］罗才贵主编．推拿治疗学．北京：人民卫生出版社，2008.

［8］周仲瑛主编．中医内科学．北京：中国中医药出版社，2003.

［9］王和鸣主编．中医伤科学．北京：中国中医药出版社，2004.

［10］李曰庆主编．中医外科学．北京：中国中医药出版社，2002.

［11］张玉珍主编．中医妇科学．北京：中国中医药

出版社，2002.

　　［12］北京按摩医院. 按摩治疗学. 北京：华夏出版社，1990.

　　［13］顾玉东主编. 臂丛神经损伤与疾病的诊治. 上海：复旦大学出版社，2001.

　　［14］洪学滨主编. 婴童按摩要术. 北京：北京出版社，1993.

　　［15］中国残疾人联合会. 盲人医疗按摩技术操作规范. 北京：求真出版社、中国盲文出版社，2010.

　　［16］胡亚美、江载芳主编. 诸福棠实用儿科学. 北京：人民卫生出版社，2005.